疾 病 观 察 与 护 理 技 能 丛 书

妇产科

疾病观察与护理技能

主 编　张靖霄　张志敏

中国健康传媒集团
中国医药科技出版社

内 容 提 要

本书共二十章，第一章至第十四章介绍了产科常见疾病的疾病观察和护理技能，第十五章至第二十章介绍了妇科常见疾病的疾病观察和护理技能。本书以妇产科常见疾病的概念与特点、临床表现、辅助检查及治疗原则为基础，重点突出"主要护理问题"，再针对护理问题给出相应的护理措施。全书条理清晰，重点突出，简洁实用，为妇产科护理的实用工具书。

图书在版编目（CIP）数据

妇产科疾病观察与护理技能／张靖霄，张志敏主编 . —北京：中国医药科技出版社，2019.3

（疾病观察与护理技能丛书）

ISBN 978 - 7 - 5214 - 0788 - 4

Ⅰ . ①妇… Ⅱ . ①张… ②张… Ⅲ . ①妇产科病 - 护理 Ⅳ . ①R473.71

中国版本图书馆 CIP 数据核字（2019）第 023165 号

美术编辑 陈君杞
版式设计 南博文化

出版 **中国健康传媒集团** | 中国医药科技出版社
地址 北京市海淀区文慧园北路甲 22 号
邮编 100082
电话 发行：010 - 62227427 邮购：010 - 62236938
网址 www.cmstp.com
规格 710 × 1000mm $^1/_{16}$
印张 17 $^3/_4$
字数 252 千字
版次 2019 年 3 月第 1 版
印次 2019 年 3 月第 1 次印刷
印刷 三河市万龙印装有限公司
经销 全国各地新华书店
书号 ISBN 978 - 7 - 5214 - 0788 - 4
定价 **38.00 元**

/前言/

护理学是一门综合自然科学与社会科学的应用学科，其理论性高，实践性强。随着社会的发展，法制观念的完善，医药卫生体制改革的不断深入，护理工作面临机遇与挑战。护理操作技术是护理学的重要组成部分。为了适应新形势及现代化医疗护理服务的要求，提高护理人员的整体素质和业务水平，做到工作标准化、管理制度化、技术操作规范化，确保患者安全，促进疾病康复，我们组织有经验的临床一线的医师和护士长编写了"疾病观察与护理技能丛书"。

妇产科护理专业性强，操作项目繁多，近些年随着学科的发展又增添了一些新的产科操作技术及内容，如母乳喂养、新生儿抚触等，为进一步提高护理人员对妇产科疾病的观察能力和护理操作技术水平特编写本书。全书以妇产科疾病特点为基础，论述了妇产科常见疾病的概念、临床表现、辅助检查及治疗原则，列举常见的护理问题，并针对护理问题给出相应的护理措施。全书条理清晰，重点突出，简洁实用，针对性强，是提高广大妇产科护理人员护理技能的实用工具书。

本书共二十章，第一章至第十四章介绍了产科常见疾病的疾病观察和护理技能，第十五章至第二十章介绍了妇科常见疾病的疾病观察和护理技能。参编本书的作者均来自临床一线，实际工作经验丰富，同时还有多位专家对本书稿进行审校，力争为临床护理人员提供切实可行的指导，使妇产科各项护理技术操作更加科学、规范、安全，更好地做好临床护理工作。

由于编者水平有限，不足之处在所难免，恳请广大读者提出宝贵意见，以便我们不断改进。

编　者
2018 年 8 月

/ 目 录 /

第一章

妊娠时限异常

第一节 自然流产

一、疾病概述

【概念与特点】

流产是指妊娠不足 28 周，胎儿体重不足 1000g 而终止者。流产分为自然流产和人工流产。自然流产分早期流产和晚期流产，前者发生于孕 12 周前自然终止者，后者则发生于孕 12 周之后至 27 周自然终止者。自然流产是产科常见的并发症之一。胚胎着床后 31% 发生自然流产，多数为早期流产，占 80%。导致患者发生自然流产的原因较为复杂，包括胚胎发育不正常、免疫功能异常、内分泌功能失调和外界因素的影响等，染色体异常是早期流产的最常见原因，应引起足够重视。

【临床特点】

（1）症状 主要症状为阴道流血和腹痛。①先兆流产，阴道流血少和（或）下腹痛；②难免流产，阴道出血量多，阵发性腹痛加重或阴道流水；③不全流产，流血持续不止，量多；④完全流产，阴道流血逐渐停止，腹痛随之消失；⑤稽留流产，早孕反应消失或孕中期时腹部不增大、胎动消失；⑥复发性流产：同一性伴侣连续发生 3 次及 3 次以上自然流产。

（2）体征 ①先兆流产，宫口闭、子宫大小与停经月份相符；②难免流产，宫颈口扩张，有时见胚胎组织或胎囊堵塞于宫颈口内，子宫大小与停经相符或略小；③不全流产，宫颈口开大，不断有血液自宫口流出，有时可见胎盘组织堵于宫口或部分妊娠产物已排出于阴道内，部分仍留于宫腔内。子宫一般小于停经月份；④完全流产，宫口闭，子宫大小接近正常；⑤稽留流产，宫口闭，子宫较停经月份小，质地不软，未闻及胎心；⑥复发性流产：大多为早期流产，少数为晚期流产。

【辅助检查】

（1）实验室检查　①妊娠试验：胚胎或绒毛滋养细胞存活时，妊娠试验阳性，当妊娠物与子宫壁分离已久失活时妊娠试验阴性。②激素测定：定期测定绒毛膜促性腺激素、胎盘生乳素、雌二醇及孕酮的含量，动态观察其变化情况，如有进行性下降，提示将发生流产。hCG 48 小时增长速度 <66%，提示妊娠预后不良。③细菌培养：疑有感染时做阴道或宫腔拭子的细菌培养及药物敏感试验，有助于感染的诊断和治疗。

（2）特殊检查　①B 超检查：显示子宫增大，明确宫腔内有无孕囊、胚胎、胎心搏动及残留组织或积血，以协助诊断。②病理检查：对于阴道排出的组织，可以用水冲洗寻找绒毛以确定是否为妊娠流产。对于可疑的病例，要将组织物送病理检查以明确诊断。

【治疗原则】

除先兆流产需保胎外，完全流产一般不需处理，其余类型流产均应尽快清除子宫腔内容物，即行清宫术，术后防感染与出血。

二、主要护理问题

（1）有感染的危险　与阴道流血时间长、子宫腔残留组织等有关。

（2）焦虑　与担心胎儿安危有关。

三、护理措施

1. 常规护理

（1）注意休息，先兆流产患者禁止性生活。

（2）加强营养，指导患者进食富含蛋白质、铁质的食物。

（3）保持外阴清洁卫生。

（4）告知患者情绪波动会影响保胎效果，给予患者心理护理，并向患者宣传优生优育的重要意义，鼓励患者面对现实，顺其自然。同时与患者家属沟通，促使其理解与配合。

2. 专科护理 对于不同类型的自然流产患者，应遵循不同的临床护理原则。

（1）先兆流产 ①多休息，禁性生活，避免不必要的妇科检查；②重视患者情绪和心理方面的改变，加强患者的心理护理，以帮助患者树立信心，保持情绪的稳定；③按病情选用安胎药物，例如维生素 E、叶酸、黄体酮和甲状腺素等；④观察腹痛及阴道出血情况，如有组织排出，应送病理检查；⑤加强会阴护理，使用无菌会阴垫以防感染；⑥多食用蔬菜、水果，防止便秘发生。出现便秘时禁用肥皂水灌肠，必要时选用开塞露。

（2）难免流产及不全流产 ①稳定患者情绪，消除因大量出血引起的紧张心理；②主动做好清宫术前的准备；③仔细检查宫腔排出物的性质及完整性；④出现休克状况时，予以输液和输血，配合抗休克抢救；⑤观察阴道出血及子宫收缩情况，酌情使用宫缩药；⑥加强会阴护理，防止感染；⑦做好出院指导，1 个月内禁盆浴及性生活，落实避孕措施。

（3）完全流产 ①做好心理护理；②加强会阴护理，防止感染。

（4）稽留流产 ①处理前应查血常规及凝血功能，并做好输血准备；②根据孕周及病情选择合适的引产方式；③引产过程警惕子宫穿孔、出血及感染等并发症；④术后根据病情使用宫缩剂及抗生素。

（5）复发性流产 ①怀孕前男女双方做详细检查，包括内分泌功能测定、染色体检查等，确定是否可以妊娠；②已经受孕者，多休息，禁止性生活，按先兆流产处理，保胎治疗时间必须超过原先发生流产的妊娠时间；③针对病因治疗。

3. 病情观察 严密观察阴道流血量有无增多、腹痛有无加重、阴道有无肉样组织排出。阴道长时间流血可能合并感染，应定时监测体温、脉搏、血压、呼吸，观察有无发热、贫血及休克征象，及时掌握患者的病情变化，以便及时处理。

4. 健康指导

（1）注意休息，加强营养，保持外阴清洁。

（2）术后禁止盆浴及性生活 1 个月，若阴道流血量增多淋漓不尽超过 10

日或出现发热腹痛等情况，应及时复诊。

（3）指导再孕时预防流产，如避免感染、接触有害物质等；复发性流产患者，一旦确诊妊娠，应立即卧床保胎，保胎时间需超过以往发生流产的妊娠周数。

第二节 早 产

一、疾病概述

【概念与特点】

妊娠满 28 周至不足 37 周终止者，称早产。此时娩出的早产儿各器官发育尚不健全，新生儿期死亡的婴儿约 2/3 为早产儿。研究显示，胎膜早破、妊娠期高血压疾病、多胎妊娠和前置胎盘占早产原因的前 4 位。

【临床特点】

主要是子宫收缩，最初为不规律的宫缩，常伴有少量阴道出血或血性分泌物，以后逐渐发展为规律宫缩，宫颈管逐渐缩短，继而扩张，其过程与足月产相似。

【治疗原则】

若胎膜未破，胎儿存活，母儿一般情况良好，应抑制宫缩，尽量保胎；若胎膜已破，早产不可避免，应适时终止妊娠，尽量提高早产儿存活率。

二、主要护理问题

（1）有新生儿受伤的危险 与早产儿发育不成熟有关。

（2）焦虑 与担心早产儿预后有关。

三、护理措施

1. 常规护理

（1）嘱患者左侧卧位休息，抬高床尾，减轻胎先露对子宫颈的刺激，可减少自发宫缩频率。

（2）禁止性生活，减少不必要的肛门检查与阴道检查。

（3）鼓励进食，增加营养。

（4）保持外阴清洁。

2. 专科护理

（1）预防早产　①做好妊娠期保健，加强营养，保持平静心情。②避免诱发宫缩的活动。③高危孕妇多休息，以左侧卧位为宜，谨慎做直肠指检和阴道检查。④宫颈内口松弛者妊娠 14～18 周行子宫颈内口缝合术。

（2）早产先兆的护理　①注意休息，采取左侧卧位，按时吸氧。②保持环境安静，取得家属心理支持。③严密监测宫缩、胎心、胎动、羊水等情况。④提供高营养、富含膳食纤维的食物，保持大便通畅，必要时遵医嘱使用开塞露。⑤一切活动轻柔、缓慢，保持会阴清洁。⑥定期进行 B 超、胎心监护。⑦遵医嘱给药，注意药物反应。

（3）早产的护理　①做好分娩时的药品、物品、人力的准备。②产程中严密观察胎心、羊水等情况。③产程中遵医嘱吸氧，监测胎心及血压。④临产后慎用吗啡、哌替啶。⑤遵医嘱使用地塞米松 6mg 肌内注射，每日 2 次，共 4 次。⑥第二产程行会阴切开。⑦新生儿出生后，立即结扎脐带。⑧为产妇及家属提供心理支持。早产常出乎意料，向患者讲解早产的原因、发展与处理，让其明白早产与产妇无关，减轻自责心理。向患者家属介绍早产的经过，嘱患者家属细心呵护患者转危为安，健康成长。让产妇以良好的心态承担母亲的角色。

3. 病情观察　密切观察有无阴道排液，观察阵发性腹痛的频率与强度、子宫口扩张程度等。

4. 健康指导

（1）未分娩的孕妇　告知易造成早产的原因，嘱其出院后做好妊娠期保健，加强营养，多食蔬菜和水果，避免因便秘增加腹压。卧床休息，保持平静心态，避免诱发宫缩的活动及各种刺激；有早产征兆及时就诊。

（2）早产先兆的孕妇　严格卧床休息，采取左侧卧位，按时吸氧。鼓励家属给予心理支持。提供高营养、富含膳食纤维的食物，保持大便通畅。尽量减少焦虑和紧张情绪。

（3）分娩过程中，指导产妇正确运用腹压，防止发生阴道壁裂伤和新生儿损害。

（4）指导产妇及家属学习早产儿喂养和护理方法。鼓励并协助母乳喂养，如早产儿转儿科治疗，应给予产妇保持泌乳方法的指导，如挤奶手法、母乳保存方法等。

（5）为新生儿不健康或死亡的产妇及家庭提供心理支持。

第三节　过期妊娠

一、疾病概述

【概念与特点】

平时月经周期规律，妊娠达到或超过 42 周未分娩，称过期妊娠，占妊娠总数的 3%～15%。过期妊娠使胎儿窘迫、胎粪吸入综合征、新生儿窒息等发病率增加，围生儿病死率也大大增加，危险性随着妊娠期延长而升高。

【临床特点】

（1）症状　部分孕妇感到胎动异常，体重不再增加或稍微减轻。

（2）体征　检查时胎体部分清楚，破水时羊水少、黏稠，有时混有胎粪，胎儿有过熟表现，如皮下脂肪减少、皮肤干皱、黄染、脱皮、头颅硬、指（趾）甲过长，巨大儿发生率增加。

【辅助检查】

（1）B 型超声检查　测定胎儿双顶径、股骨长度、腹围值以推断胎龄，同时还可了解羊水量及胎盘成熟度。检查脐动脉血流 S/D 比值，有助于判断胎儿安危状况。

（2）胎盘功能检查　通过胎动计数、尿雌三醇测定、E/C 值测定、胎心监护仪检测，以了解胎盘老化情况。

（3）羊膜镜检查　观察羊水量及颜色以了解胎粪污染程度，确定有无胎儿窘迫。

【治疗原则】

加强产前检查，预防过期妊娠。一旦发生过期妊娠，应尽早终止妊娠。严密监测胎盘功能及胎儿安危，如胎盘功能正常，胎儿无异常，则可行人工破膜引产；如胎盘功能异常或胎儿窘迫，需立即行剖宫产结束分娩。

二、主要护理问题

（1）知识缺乏　缺少对过期妊娠会危害胎儿的认知。

（2）焦虑　与担心胎儿安危有关。

（3）有胎儿受伤的危险　与担心胎盘发生退行性变化，胎盘钙化致胎儿缺氧、新生儿窒息有关。

（4）潜在并发症　胎儿窘迫。

三、护理措施

1. 常规护理

（1）充分休息，多采取左侧卧位。

（2）注意营养，合理搭配食物，以免营养过剩。

（3）协助核实预产期，指导自我监测胎动，积极配合检查与操作。

2. 专科护理

（1）对住院孕妇的监护　①嘱孕妇取左侧卧位，遵医嘱需要时给予吸氧30分钟。②指导孕妇自数胎动。③严密监测胎心变化，如发现异常，及时通知医生处理。④对宫颈评分≥6分采用缩宫素引产者，严格执行缩宫素（引产）静脉滴注护理常规。

（2）产程监测及护理

· **第一产程护理**：①氧气吸入。②左侧卧位。③做好新生儿窒息的抢救准备工作。④严密观察产程进展、羊水性状及胎心音情况，使用胎心监护仪连续监护。⑤宫口开大3cm、产程进展缓慢或胎心音改变时,及时通知医生给予人工破膜,了解羊水性状。

·**第二产程护理**:①宫口开全后,尽量缩短产程。②胎肩娩出前吸净胎儿鼻咽部黏液,同时检查胎儿发育情况。

·**第三产程护理**:①胎盘娩出后检查胎盘胎膜是否完整及胎盘的老化程度。②仔细检查软产道,及时修补裂伤。③按摩子宫和遵医嘱给予缩宫素。

·**新生儿护理**:①分娩时应做好抢救新生儿的准备。②胎儿娩出后立即清理呼吸道。③加强监护,及早发现和处理新生儿异常情况。

3. 病情观察 严密监护胎儿安危,自数胎动,勤听胎心音,必要时行胎心监护,发现异常及时通知医生,尽快终止妊娠。

4. 健康指导

(1)加强妊娠期教育,使孕妇及家属认识过期妊娠的危害性。

(2)向孕妇及家属讲解适时终止妊娠的必要性,以减轻他们的顾虑和矛盾心理,取得合作。

(3)告知孕妇自我监测胎动的重要性,使其自觉遵从医嘱。

(4)告知孕妇静脉滴注缩宫素的必要性,耐心回答提问,消除紧张情绪。

第二章
妊娠特有疾病

第一节 妊娠期高血压疾病

一、疾病概述

【概念与特点】

妊娠期高血压疾病是妊娠期特有的疾病。主要特征为妊娠 20 周以后出现高血压、蛋白尿及水肿,严重时抽搐、昏迷甚至母婴死亡的一组临床综合征。该病严重威胁母婴健康、常伴较高的孕产妇和围生儿病死率。妊娠期高血压疾病分为五类:妊娠期高血压、子痫前期、子痫、慢性高血压并发子痫前期、慢性高血压合并妊娠。

【临床特点】

妊娠期高血压疾病主要表现为妊娠中期或晚期出现高血压、较为严重的水肿、蛋白尿,严重时发生头晕、眼花,甚至抽搐、昏迷等。分类及临床表现如下。

1. 妊娠期高血压 妊娠 20 周后首次出现高血压,收缩压 ≥140mmHg(1mmHg＝0.133kPa)和(或)舒张压 ≥90mmHg,于产后 12 周内恢复正常;尿蛋白检测阴性。收缩压 ≥160mmHg 和(或)舒张压 ≥110mmHg 为重度妊娠期高血压。

2. 子痫前期

(1)子痫前期 妊娠 20 周后出现收缩压 ≥140mmHg 和(或)舒张压 ≥90mmHg,且伴有下列任一项:尿蛋白 ≥0.3g/24h,或尿蛋白/肌酐比值 ≥0.3,

或随机尿蛋白≥（＋）（无法进行尿蛋白定量时的检查方法）；无蛋白尿但伴有以下任何一种器官或系统受累：心、肺、肝、肾等重要器官或血液系统、消化系统、神经系统的异常改变，胎盘－胎儿受到累及等。血压和（或）尿蛋白水平持续升高，发生母体器官功能受损或胎盘－胎儿并发症是子痫前期病情向重度发展的表现。

子痫前期孕妇出现下述任一表现可诊断为重度子痫前期：①血压持续升高：收缩压≥160mmHg 和（或）舒张压≥110mmHg。②持续性头痛、视觉障碍或其他中枢神经系统异常表现。③持续性上腹部疼痛及肝包膜下血肿或肝破裂表现。④肝酶异常：血丙氨酸氨基转移酶或门冬氨酸氨基转移酶水平升高。⑤肾功能受损：尿蛋白 >2.0g/24h；少尿（24 小时尿量 <400ml，或每小时尿量 <17ml），或血肌酐 >106μmol/L。⑥低蛋白血症伴腹水、胸腔积液或心包积液。⑦血液系统异常：血小板计数呈持续性下降并低于 100×10^9/L；微血管内溶血表现有贫血、黄疸或血乳酸脱氢酶水平升高。⑧心功能衰竭。⑨肺水肿。⑩胎儿生长受限或羊水过少、胎死宫内、胎盘早剥等。

（2）子痫 子痫前期基础上发生不能用其他原因解释的抽搐。

3. 妊娠合并慢性高血压 既往存在的高血压或在妊娠 20 周前发现收缩压≥140mmHg 和（或）舒张压≥90mmHg，妊娠期无明显加重；或妊娠 20 周后首次诊断高血压并持续到产后 12 周以后。

4. 慢性高血压并发子痫前期 慢性高血压孕妇，孕 20 周前无蛋白尿，孕 20 周后出现尿蛋白≥0.3g/24h 或随机尿蛋白≥（＋）；或孕 20 周前有蛋白尿，孕 20 周后尿蛋白定量明显增加；或出现血压进一步升高等上述重度子痫前期的任何一项表现。

【辅助检查】

（1）血液检查 ①血液黏稠度检查：若血浆黏度比 >1∶6、全血黏度比 >3∶6、血细胞比容≥0.35，则提示有血液浓缩情况。②凝血功能检查：血小板减少、出凝血时间延长、凝血酶原时间延长、纤维蛋白原下降、3P 试验阳性提示弥散性血管内凝血存在。③血常规化验：可了解贫血程度。④肝肾功能检查：了解肝肾受损程度，白蛋白降低表示有低蛋白血症。⑤电解质及 $CO_2 - CP$ 测定：了解有无电解质紊乱及酸中毒。

（2）尿液化验 包括尿常规及尿蛋白定性、定量测定，凡 24 小时尿蛋白定量≥0.3g 为异常。当尿蛋白（＋＋＋＋）以上时、24 小时尿蛋白 >5g、尿比重 >1.020 提示尿液浓缩。

（3）眼底检查　正常眼底 A∶V 为 2∶3，若变为 1∶2 或 1∶3 表示血管痉挛，重者出现视网膜水肿、剥离，甚至失明。

（4）B 超　了解胎儿发育、胎盘及羊水情况。

（5）胎盘功能测定　测定 24 小时尿雌三醇含量、E/C 比值、胎盘生乳素等，以了解胎盘功能及胎儿安危情况。

（6）胎儿成熟度检查　通过估算胎儿大小，测定羊水中 L/S 比值、肌酐、胆红素类物质、淀粉酶等含量，了解胎儿成熟情况，以便适时终止妊娠。

【治疗原则】

妊娠期高血压疾病的治疗目的和原则是争取母体可以完全恢复健康，胎儿出生后能够存活，以对母儿影响最小的方式终止妊娠。患妊娠期高血压的患者可在家或留院观察，密切监护母儿安危；子痫前期患者应住院治疗，治疗原则为休息、解痉、镇静、降压、合理扩容和必要时利尿，密切监测母儿安危，适时终止妊娠。一旦发生子痫，应控制抽搐、纠正缺氧和酸中毒、控制血压，抽搐控制后终止妊娠。

二、主要护理问题

（1）有孕妇外伤的危险　与子痫时抽搐导致孕妇外伤有关。

（2）有误吸的危险　与子痫患者抽搐频繁、持续时间长而陷入昏迷有关。

（3）焦虑　与担心自身及胎儿安危有关。

（4）有胎儿受伤的危险　与胎盘血流量降低、胎盘早剥、子痫有关。

（5）知识缺乏　缺乏对妊娠期高血压疾病的预防、处理的相关知识。

（6）组织灌注量改变　与全身小血管痉挛有关。

（7）体液过多　与增大的子宫压迫下腔静脉、低蛋白血症等有关。

（8）潜在并发症　如胎盘早剥等。

三、护理措施

1. 常规护理

（1）保持病房安静，保证充足的休息，每天睡眠不少于 10 小时，取左侧卧位，可改善子宫胎盘血供。

（2）间断吸氧，每天 3 次，每次 30 分钟。

（3）指导摄入丰富蛋白质、热量、维生素、纤维素饮食，不限液体和盐，但全身水肿者应当限盐。

（4）嘱咐患者增加产前检查次数，督促孕妇自测胎动、体重，及时发现病情变化。

2. 专科护理

· 妊娠期高血压疾病、轻度子痫前期的产前专科护理

（1）遵医嘱测体重。记录 24 小时出入液量。正确留取血标本、尿标本，并及时送检。

（2）注意询问孕妇有无自觉症状，重视孕妇头晕、头痛、恶心、胸闷、眼花等主诉，及时报告医生。

（3）密切观察血压、脉搏、呼吸变化、水肿分布及程度，及时详细记录。

（4）观察宫缩及阴道出血情况，加强胎儿监护，必要时进行胎心监护。

（5）遵医嘱使用镇静剂或降压药时，预防直立性低血压。

（6）协助患者进行血常规、凝血功能、肝肾功能、尿常规、眼底检查、24 小时动态血压监测、心电图、超声心动图检查。

（7）心理护理　为患者及家属提供相关信息与支持。指导孕妇尽量保持精神放松与心情愉快。

（8）应用硫酸镁的注意事项　①严格观察其毒性，并准确控制硫酸镁的入量，滴速以 1g/h 为宜，不超过 2g/h，总量不超过 30g/h。②随时准备 10% 葡萄糖酸钙注射液 10ml，每次用药前和用药期间均应监测血压，同时监测以下指标：膝腱反射必须存在；呼吸不少于 16 次/分；尿量不少于 400ml/17h。③发现硫酸镁中毒症状，及时报告医生，遵医嘱处理。

· 重度子痫前期的产前专科护理

（1）将孕妇安排在备有呼叫器、安静且光线较暗的病室，医护活动尽量

集中，避免因刺激诱发抽搐。

（2）严密监测生命征及病情变化，注意孕妇安全，准备下列物品：①将呼叫器置于孕妇随手可及之处；②加用床档，防止孕妇坠床、受伤；③准备急救车、吸引器、氧气、开口器等，以备随时使用；④准备急救物品，如硫酸镁、10%葡萄糖酸钙注射液等；⑤备好产包。

（3）防止外伤　①向孕妇解释可能发生外伤的原因及预防措施。②加强安全防护措施。孕妇若需外出、检查、活动、如厕需有人陪伴；告知孕妇起床或改变体位时，动作要缓慢。③告知孕妇减少活动，如有头晕、头痛、眼花表现时立即躺下或坐下休息，防止摔伤。④使用冬眠合剂时，告知孕妇绝对卧床休息，密切监测血压变化。

·子痫的产前专科护理

（1）设单人暗室，避免声、光刺激，嘱孕妇绝对卧床休息，进行各项治疗及护理操作应相对集中进行，动作轻柔。

（2）监测并记录体温、脉搏、呼吸、血压。

（3）观察孕妇精神状态及神志变化，注意有无头晕、头痛、眼花、胸闷、恶心等自觉症状，有异常及时报告医生。

（4）备好抢救物品，如压舌板、开口器、急救车、吸引器、氧气等。

（5）按医嘱使用镇静、解痉、降压药物，观察药物治疗效果，并及时报告医生。

（6）做好孕妇的心理护理。

（7）子痫护理　①按医嘱使用硫酸镁或冬眠合剂静脉注射。②氧气吸入。③加用床档，用开口器或纱布包裹压舌板，置于孕妇上下磨牙间。抽搐时切勿暴力按压患者肢体。④专人监护，监测并记录生命体征，观察抽搐次数、持续及间歇时间、昏迷时间，注意观察瞳孔变化、四肢运动、膝腱反射情况，及早发现脑出血征兆。详细记录病情、检查结果及治疗经过、护理措施。⑤观察有无临产征象，勤听胎心音。⑥昏迷孕妇应禁食，取平卧位，头偏向一侧，取出义齿，随时吸出呼吸道分泌物及呕吐物，必要时用舌钳将舌拉出。⑦留置导尿管，观察尿量及性状，准确记录24小时出入液量，及早发现肾功能障碍或肾衰竭征兆。⑧定时帮助孕妇翻身，按摩受压部位。⑨进行口腔及外阴护理。

·妊娠期高血压疾病的产时专科护理

（1）第一产程 ①建立静脉通道。注意产妇的自觉症状、血压、脉搏、尿量、胎心、宫缩及产程进展情况。②指导产妇减轻宫缩疼痛或建议采用镇痛分娩。③血压升高时及时报告医生，遵医嘱给药。④宫缩弱者，遵医嘱给予静脉滴注缩宫素加强宫缩，注意观察血压变化。⑤遵医嘱给予肌内注射哌替啶（潜伏期）、地西泮（活跃期）镇静。

（2）第二产程 尽量缩短产程，避免产妇用力诱发产时子痫，可行会阴侧切术、胎头吸引或低位产钳助产。

（3）第三产程 预防产后出血。①胎儿前肩娩出后立即肌内注射缩宫素，及时娩出胎盘并按摩子宫。②观察血压变化，重视产妇主诉。

（4）整个产程中应加强母婴安危状况及血压监测，如出现头痛、眼花、恶心、呕吐等症状，立即通知医生，准确执行医嘱。

（5）产后严密监测血压、脉搏变化，注意休息，观察 2 小时，病情稳定后送回病房。

·妊娠期高血压疾病的产后专科护理

（1）遵医嘱继续监测血压及使用硫酸镁。

（2）严密观察子宫复旧及阴道出血情况，严防产后出血。

（3）密切观察并及时处理疼痛。

（4）如产后血压稳定，指导产妇参与新生儿喂养和护理。

（5）如果妊娠失败，帮助孕妇及其家属渡过哀伤期，并提供有关疾病预后相关知识。

·血小板减少综合征

（1）预防出血及静脉通道的护理 ①尽可能避免肌内注射。②静脉穿刺时先消毒，后扎止血带，拔针时局部按压至少 3 分钟。③加强输血管理。

（2）产时护理 ①注意观察胎心、胎动变化，严密监护产程进展、羊水性状、阴道出血量。②注意观察子宫形状和子宫收缩情况。③经阴道分娩护理。第一产程：密切监测产妇血压、脉搏、尿量、胎心、子宫收缩情况以及自觉症状。第二产程：应缩短产程，避免产妇用力，初产妇可行会阴侧切并助产。第三产程：胎儿娩出前肩后静脉注射缩宫素，及时娩出胎盘并按摩宫底，观察血压变化，重视产妇主诉。

（3）产后护理 ①产后 1 小时内每 15 分钟观察 1 次宫底高度、阴道出血及会阴伤口有无渗血情况，观察脉搏、血压。②产后 2~3 小时内每 30 分钟观察 1 次宫底高度、阴道出血、会阴伤口渗血情况，观察脉搏、血压，以后每小时观察 1 次，至每 4 小时观察 1 次并记录。③重视产妇主诉。④剖宫产者腹部切口压沙袋 8 小时，同时观察腹部切口有无渗血。

3. 病情观察 密切注意病情变化，每天监测血压、尿蛋白、体重、水肿情况。注意观察患者，一旦出现头晕、眼花、胸闷等自觉症状，提示病情发展至子痫前期，应警惕子痫的发生，严防抽搐、昏迷出现。同时密切监护胎心音，必要时进行胎心监测，发现异常及时通知医生尽快处理。

4. 健康指导

（1）妊娠期高血压疾病及轻度子痫前期患者的产前健康指导 ①告知孕妇及家属妊娠期高血压疾病相关知识及诊疗、护理措施，减轻产妇的紧张、焦虑情绪，增进护患配合。②指导孕妇及家属配合留取各种标本。③告知孕妇自数胎动的意义和方法，使其能自觉遵从医嘱。④告知孕妇如出现头晕、头痛、恶心、胸闷、眼花等症状，应及时与医生或护理人员联系。⑤指导孕妇左侧卧位，避免平卧。⑥保证充足睡眠，保持心情舒畅。⑦指导孕妇合理饮食，增加蛋白质、维生素以及富含铁、钙、锌的食物，减少脂肪和盐的摄入。⑧督促孕妇监测体重。

（2）重度子痫前期患者的产前健康指导 ①告知孕妇及家属妊娠期高血压疾病——重度子痫前期的相关知识及治疗护理措施，减轻产妇的紧张、焦虑情绪，增进护患配合。②告知孕妇卧床休息的重要性，以取得配合。③向孕妇及家属解释可能发生外伤的原因及预防措施，使孕妇及家属能自觉遵守。④告知孕妇如出现头晕、头痛、恶心、胸闷、眼花等症状，应及时与医护人员联系。

（3）子痫患者的产前健康指导 ①告知孕妇及家属子痫的相关知识及诊疗护理措施，增进护患配合。②告知孕妇和家属子痫对母婴的影响及适时终止妊娠的必要性。

（4）妊娠期高血压疾病患者的产时健康指导 ①指导产妇减轻宫缩疼痛的技巧（如深呼吸、按摩下腹部）或建议采用镇痛分娩。②鼓励产妇口服进食，以补充能量。③指导产妇正确运用腹压，宫缩间歇放松休息。④如产后血压稳定，鼓励产妇参与新生儿喂养和护理。

（5）妊娠期高血压疾病患者的产后健康指导　①告知产妇及家属产后继续使用硫酸镁及监测血压的意义，使其积极配合。②鼓励产妇参与新生儿喂养和护理。③提供有关疾病预后相关知识，指导其定期随访。④如果妊娠失败，帮助产妇及家属渡过哀伤期。⑤指导再次妊娠的时间（间隔 1~2 年）、注意事项，并使其了解妊娠期监护的重要性，坚持定期检查，及时发现异常，给予治疗及纠正。

（6）血小板减少综合征的健康教育　①告知产妇及家属血小板减少综合征的相关知识及诊疗护理措施，增进护患配合。②指导产妇及家属配合留取各种标本。③告知产妇及家属如出现头痛、眼花、胸闷、气急、恶心、呕吐、右上腹或上腹部疼痛等症状，应及时与医护人员联系。④告知产妇，产后注意下肢被动活动，保持大便通畅。⑤鼓励产妇倾诉，预防产后抑郁。⑥做好出院指导，定期门诊复查血压及肝、肾功能。

第二节　妊娠肝内胆汁淤积症

一、疾病概述

【概念与特点】

妊娠肝内胆汁淤积症（ICP）是发生于妊娠中、晚期，以瘙痒和黄疸为特征的疾病，又称特发性黄疸或妊娠复发性黄疸，可导致早产、胎儿窘迫和围生儿死亡。

【临床特点】

（1）症状　①瘙痒：多以孕中、晚期始发，进行性加重、夜重昼轻，多于产后 24~48 小时缓解，少数在 1 周或 1 周以上缓解。②黄疸：多发生于瘙痒后的数日至数周，较轻，于分娩后数日消失。③其他：失眠及情绪变化、乏力、食欲减退、恶心呕吐，个别患者有轻度脂肪痢。④复发性和家族性发病。

（2）体征　①前胸、腹部及上下肢抓痕。②巩膜和皮肤轻度黄染。③有时右肋下可触及肝脏边缘，质软且有轻微触痛。④尿色加深，粪便变浅。

⑤产科检查，胎儿偏小，胎心音一般正常，有时减慢，临产过程中可有胎心音消失。

【辅助检查】

（1）血清胆汁酸测定 血清总胆汁酸测定是诊断 ICP 的最主要实验证据，无诱因、皮肤瘙痒及血清总胆汁酸≥10μmol/L 可作为诊断，≥40μmol/L 提示病情重。

（2）肝功能测定 门冬氨酸氨基转移酶：丙氨酸氨基转移酶升高，为正常水平的2～10倍，一般不超过 1000U/L。

（3）病理检查 诊断不明病情严重时可行肝组织活检。

（4）分娩后瘙痒症状消失，肝功能恢复正常。

【治疗原则】

缓解瘙痒症状，恢复肝功能，降低血胆酸。注意胎儿宫内状况的监护，及时发现胎儿缺氧并采取相应措施，以改善妊娠结局。

二、主要护理问题

（1）睡眠形态紊乱 与全身皮肤瘙痒有关。

（2）知识缺乏（特定的） 缺乏有关本病的知识。

（3）焦虑 与担心自身及胎儿安危有关。

（4）有胎儿伤亡的危险 与胎盘绒毛间隙变窄，胎儿供血不足致窘迫有关。

三、护理措施

1. 常规护理

（1）适当休息，取左侧卧位。保持病室环境安静、舒适，床单位整洁。

（2）清淡饮食，禁食辛辣刺激性食物，多食水果、蔬菜，补充维生素及微量元素。

（3）指导孕妇选择宽松，舒适、透气性及吸水性好的纯棉内衣裤和袜子，禁用过热水洗浴，勿使用肥皂擦洗瘙痒部位。

2. 专科护理

（1）每次产前检查时应常规询问是否有皮肤瘙痒，及时跟踪检查。

（2）一旦确诊 ICP 应视为高危妊娠，在高危门诊定期随访。

（3）定期复检肝功能、血清总胆汁酸。B 超检查胎盘成熟度及生物物理评分。

（4）指导孕妇自数胎动，如 12 小时胎动数 < 10 次或减少到平日的 50% 以下，应及时就诊。

（5）妊娠 34 周开始每周行 NST 试验。

（6）妊娠 32 周内发病的 ICP 孕妇，应住院监护，每日吸氧 2 次，每次 30 ~ 60 分钟，左侧卧位。

（7）术前预防性使用维生素 K，预防产后出血。

（8）遵医嘱给药，做好药物治疗的护理。

（9）产后需退乳者，禁用雌激素。

（10）做好孕妇及家属心理疏导。

（11）讲解疾病相关知识，介绍缓解皮肤瘙痒的方法，减轻孕妇及家属的不良情绪。

3. 病情观察

（1）加强胎儿监测，如自数胎动，孕 34 周每周行胎儿电子监护（NST 检查）。

（2）评估孕妇皮肤瘙痒、黄疸情况，有无恶心、呕吐、失眠等症状。勿搔抓皮肤，避免使用刺激性化学护肤品。

（3）观察有无皮下出血点、皮下瘀斑等凝血功能障碍情况。

（4）按医嘱正确使用腺苷蛋氨酸、地塞米松、熊去氧胆酸等药物，必要时予吸氧、静脉营养治疗。

（5）做好终止妊娠的准备。注意观察产后恶露的，出现出血异常增多，颜色变红及时就诊。

4. 健康指导

（1）告知孕妇如妊娠期出现皮肤瘙痒，持续 3 日仍未消失，需就诊。

（2）指导孕妇自数胎动，如 12 小时胎动数 < 10 次或减少到平日的 50% 以下，应及时就诊。

（3）向孕妇及家属解释 ICP 发生的原因、相关知识及诊疗护理措施，取得孕妇及家属的理解与支持。

（4）告知孕妇禁用过热水洗浴，勿使用肥皂擦洗瘙痒部位。

（5）清淡饮食，禁食辛辣刺激性食物，多食水果、蔬菜，补充维生素及微量元素。

（6）指导孕妇放松心情，帮助其正确认识和对待自己的妊娠与分娩，消除紧张情绪。

第三节　妊娠剧吐

一、疾病概述

【概念与特点】

少数孕妇早孕反应严重，频繁恶心呕吐，不能进食，以致发生体液平衡失调及新陈代谢障碍，甚至危及孕妇生命，称为妊娠剧吐，发生率为 0.5% ~ 2%。

【临床特点】

多见于年轻初孕妇，停经 40 天左右出现早孕反应，逐渐加重直至频繁呕吐不能进食，呕吐物中有胆汁或咖啡样物质。严重呕吐引起失水及电解质紊乱，动用体内脂肪，其中间产物丙酮聚积，引起代谢性酸中毒。患者体重明显减轻，面色苍白，皮肤干燥，脉搏细数，尿量减少，严重时出现血压下降，引起肾前性急性肾衰竭。

【治疗原则】

（1）心理治疗　对于精神情绪不稳定的孕妇，给予心理治疗，解除思想顾虑。

（2）根据检验报告，酌情补充水分和电解质。必要时静脉补充营养。

（3）根据病情使用止吐药。

二、主要护理问题

（1）精神状态差　与反复呕吐、脱水、电解质平衡失调有关。

（2）焦虑　与担心剧烈呕吐影响胎儿生长发育有关。

（3）潜在并发症　受伤与不能进食，低血糖导致的头晕、体力不足、跌倒等有关。

（4）酮症酸中毒　与不能进食导致的机体体液平衡失调及新陈代谢障碍有关。

三、护理措施

1. 常规护理　安置孕妇在安静、清洁、舒适的病室中，消除一切可能引起呕吐的因素，嘱患者卧床休息。轻症患者，护士应鼓励其少食多餐，适当进食；对重症患者，嘱暂不进食，待病情好转后才能进少量流质食物。

2. 专科护理

（1）指导孕妇饮食　鼓励少量多餐，避免辛辣、油腻以及有刺激性气味的食品，在起床前30分钟进食少量饼干或者面包，就寝前进食富含高蛋白的点心，避免边饮水边进食。

（2）心理护理　由责任护士根据患者不同的心理状态，有针对性地与患者进行交流，主要讲解妊娠剧吐的发生、发展及转归特点，让患者了解该疾病的相关知识，解除思想顾虑，以正常的心态对待妊娠。

（3）对于不能起床活动的患者做好生活护理　协助洗脸、床上浴、床上如厕等，呕吐物及时清理，并予以漱口。保持房间清洁、安静、舒适、温馨。

3. 病情观察　定时测量体温、脉搏、呼吸、血压。密切观察呕吐情况，巩膜、皮肤变化，记录24小时出入量。出现异常情况，应及时报告医生。遵医嘱及时送检血、尿等标本，检测肝、肾功能及尿酮体等。

4. 健康指导

（1）保持口腔清洁，呕吐后用淡盐水漱口，及时清除呕吐物，并注意观察呕吐物的色、质、量及尿量、进食量等。

（2）饮食宜清淡富有营养，易于消化，随喜好选择食物，少量多餐。避免油腻生冷之品及其他刺激气味。

（3）注意保暖，避免受寒，忌当风直吹。

（4）保持心情舒畅，劳逸有度，多听优美的音乐。

（5）保持大便通畅，便秘时可予蜂蜜调服。

第四节　异位妊娠

一、疾病概述

【概念与特点】

受精卵在子宫体腔以外着床发育称为异位妊娠，俗称宫外孕。异位妊娠是妇科最常见的急腹症之一。由于吸烟、盆腔感染、辅助生殖技术等原因，其发病率有所增加，由于其发病急，一旦发生妊娠破裂导致出血，就有导致孕产妇死亡的危险。

异位妊娠根据受精卵在子宫体腔外种植的部位不同可分为：输卵管妊娠、卵巢妊娠、腹腔妊娠、阔韧带妊娠、宫颈妊娠，其中以输卵管妊娠最多见。

【临床特点】

输卵管妊娠流产或破裂后，根据病情缓急分为急性和陈旧性两种类型。

1. 急性异位妊娠

（1）症状　①停经。②腹痛：破裂时，患者突感一侧下腹部撕裂样疼痛，常伴恶心、呕吐，然后因血液由局部、下腹流向全腹，疼痛遍及全腹者占44%；刺激横膈下或放射至肩部疼痛者占22%，当血液积聚于直肠子宫陷凹处，可出现肛门坠胀感。③阴道出血：胚胎死亡后，由于内分泌发生变化，使子宫内膜开始脱落导致阴道出血，量不多，往往淋漓不净，个别阴道出血较多，似月经，有时排出内膜碎片或蜕膜管型，当病灶清除后，出血则停止。④晕厥与休克：输卵管妊娠破裂，腹腔内急性出血，加之剧烈腹痛，轻者可以晕厥，出血多者出现休克，严重程度与腹腔内出血量成正比。

（2）体征　①一般情况：出血较多时，呈急性贫血貌，大量出血时有休克症状。②腹部检查：下腹部有明显压痛及反跳痛，患侧尤其剧烈，叩诊有移动性浊音，历时较长后形成血凝块，下腹可触及软性肿块。③盆腔检查：阴道后穹窿饱满、触痛，宫颈有明显举痛，子宫稍大而且软，但不随妊娠期限增长，内出血多时，子宫有漂浮感。

2. 陈旧性异位妊娠 陈旧性异位妊娠指输卵管妊娠流产或破裂后病程长，经反复内出血病情逐渐稳定，此时胚胎死亡，绒毛退化，内出血停止，腹痛减轻，形成的血肿逐渐机化变硬，与周围组织及器官粘连。临床特点为阴道不规律出血、阵发性腹痛、附件肿块及低热，低热为腹腔内血液吸收引起，如并发感染则表现为高热。

【辅助检查】

（1）实验室检查 在怀疑异位妊娠时，一般先进行妊娠试验检查。可以用尿液进行定性试验，阳性者要进一步鉴别是宫内妊娠还是异位妊娠；阴性者如果临床症状提示有异位妊娠的可能性，还需要重复测定或是抽血进行定量 β-hCG（人绒毛膜促性腺激素）检测，因为尿试验有假阴性的可能。对于停经时间较短，不能判断是宫内妊娠还是异位妊娠时，要连续测定血 β-hCG。一般情况下，宫内妊娠时，β-hCG 倍增时间小于 48 小时；异位妊娠时，β-hCG 倍增时间往往会大于 48 小时。

（2）特殊检查 ①后穹窿穿刺：腹腔内血液易积聚在子宫直肠陷凹处，多能经后穹窿穿刺抽出。18 号长针自阴道后穹窿刺入子宫直肠凹，抽出暗红色不凝血为阳性，说明有腹腔内出血。②超声检查：B 超诊断异位妊娠准确率为 70%~94%，如在输卵管部位看到妊娠囊或胎心搏动即可确诊。③腹腔镜检查：适用于早期和诊断有困难，但无腹腔大出血和休克的病例。腹腔镜检查若为早期病例，可见一侧输卵管肿大，表面紫蓝色，腹腔内无血液或少量血液。陈旧性异位妊娠时可见一侧输卵管肿大，周围有血肿形成或与邻近器官粘连。④子宫内膜病理检查：阴道出血较多的病例，为排除宫内妊娠，应做诊断性刮宫，刮出物送病理检查，呈 A-S 反应可协助诊断，结果仅见蜕膜未见绒毛者应考虑输卵管妊娠，但不能确诊，需要结合病情做出诊断。

【治疗原则】

输卵管妊娠未流产或破裂、病情轻，可行期待疗法或药物治疗。一旦发生输卵管妊娠流产或破裂，应抗休克同时尽快手术治疗，术中根据患者的病情及有无生育要求选择合适的手术方式。

二、主要护理问题

（1）疼痛　与输卵管膨胀和血液局部刺激及放射有关。

（2）恐惧　与生命受到威胁及今后受孕障碍有关。

（3）潜在并发症　①出血性休克：与腹腔内大出血有关。②感染：与出血多身体虚弱及手术切口有关。

（4）有体温升高的危险　与无菌性组织损伤、感染有关。

三、护理措施

1. 常规护理

（1）行期待疗法治疗的患者应嘱其绝对卧床。

（2）护士应经常巡视为其提供生活护理，患者应减少活动。

（3）患者宜摄入富含营养、维生素的半流质饮食，避免腹压增加与便秘，以免诱发活动性出血。

（4）密切注意有无出现腹痛、出血、保持外阴清洁。

2. 专科护理

（1）非手术治疗的护理　①基础护理：绝对卧床休息，避免一切引起腹压增加的行为，如咳嗽、便秘等。②严密观察：定时监测生命体征的变化，详细记录腹痛的性质和伴随症状，阴道出血情况。如有异常及时报告医生，并做好术前准备。嘱咐患者注意是否有阴道排出物，如有及时通知医护人员察看。③药物不良反应护理：保持口腔清洁，可每日用生理盐水漱口；病房内温、湿度适宜，空气流通性良好，以防上呼吸道感染引发继发感染；若药物引起腹泻、恶心等不适症状时，需积极对症处理；用药期间动态监测血hCG 的变化情况。B 超复查包块消退情况。④饮食护理：宜食含粗纤维、易消化、营养丰富的食物，以保持大便通畅，避免因腹压增大引起妊娠包块破裂。⑤心理护理：对患者进行有针对性的心理疏导，告知非手术治疗的成功率高，对后续继续妊娠无影响，消除患者的后顾之忧。

（2）手术治疗的护理 ①术前护理：破裂出血者应绝对卧床休息，休克者取平卧或中凹位，保暖，吸氧，出血少者暂时观察。严密监测患者生命体征的同时，开放静脉，做好输血、输液的准备，以便配合医生积极纠正休克，补充血容量，并迅速做好术前准备。②术后护理：全身麻醉未清醒者应去枕平卧头偏向一侧，密切监测生命体征变化，切口以腹带加压包扎，随时观察有无渗血，必要时通知医生。保持尿管通畅，外阴清洁。6 小时后（患者清醒，生命体征平稳）可协助其床上翻身活动，进食流质饮食，有肛门排气后可进食高蛋白、高热量、富含维生素等营养丰富、易消化的食物。做好心理护理，如实告知手术情况，使其安心接受治疗。

3. 病情观察 输卵管妊娠流产或破裂的患者病情发展迅速，应定时监测体温、脉搏、血压、呼吸并做好记录。注意观察腹痛的部位、性质及有无伴随症状，了解阴道流血的量、色等，及时掌握患者的病情变化，正确处理。

4. 健康指导

（1）保持外阴清洁，积极治疗盆腔炎，减少再次异位妊娠的发生率。

（2）禁止盆浴及性生活 1 个月。采取有效的避孕措施，再次妊娠至少应在术后 6 个月，妊娠后及早检查。

（3）注意休息、加强营养与锻炼。

第三章
妊娠晚期出血

第一节 胎盘早剥

一、疾病概述

【概念与特点】

妊娠 20 周后或分娩期，正常位置的胎盘在胎儿娩出前部分或全部从子宫壁剥离，称为胎盘早剥。胎盘早剥是妊娠期一种十分严重的并发症。国内报道其发生率为 4.6‰ ~ 21‰。

胎盘早剥分为显性剥离，即胎盘后血液冲开胎盘边缘，沿胎膜与宫壁间经宫颈管向外流出；隐性剥离，胎盘后血液不能外流，而积聚于胎盘与子宫壁之间；混合性出血，随着胎盘后积血增多，血液最后冲开胎盘边缘与胎膜，经颈管外流。

胎盘早剥发生内出血时，由于局部压力大，血液侵入子宫肌层而发生子宫胎盘卒中，易发生产后出血。严重胎盘早剥可发生凝血功能障碍。

【临床特点】

（1）症状 ①轻型，以外出血为主，多见于妊娠晚期，剥离面 <1/3 者，可有阴道出血，较多，色暗红；轻微腹痛或无；贫血症状不明显。②重型，以内出血为主，剥离面 >1/3，多见于妊娠期高血压疾病患者，可有突然发生持续性腹痛和（或）腰酸、腰痛；恶心、呕吐、出汗；可有少量或无阴道流血。

（2）体征 ①轻型，贫血体征不显著。腹部检查子宫软，与停经月份相符；宫缩有间歇，胎位清楚，胎儿多正常；仅局部压痛。产后检查胎盘见有凝血块及压迹。②重型，面色苍白、脉弱及血压下降；可见少量阴道出血或无。腹部检查子宫硬如板状，压痛，子宫比妊娠月份大；子宫底渐升高，压痛渐明显；宫缩偶见，间歇期子宫不完全松弛，胎位触不清；胎心弱、慢或无。

【辅助检查】

（1）实验室检查 ①血常规检查：可以出现不同程度的血红蛋白水平下降，但是阴道出血量不一定和血红蛋白下降程度呈正比。血小板减少，出、凝血时间延长。②尿常规检查：在出血量比较多，导致肾脏受损害时，可以表现出不同程度的肾功能减退。③凝血功能检查：如怀疑有 DIC，应进行纤维蛋白原定量、凝血酶原时间、部分凝血活酶时间测定，在纤溶方面可进行凝血时间及血浆鱼精蛋血副凝试验（3P 试验）。

（2）特殊检查 B 超检查底蜕膜区回声带消失，常为早剥的最早征象。在胎盘及子宫壁之间出现液性暗区或界限不清，常提示胎盘后血肿存在。如见胎盘绒毛板向羊膜腔内凸出，乃胎盘后血肿较大的表现。然而，B 型超声检查阴性，不能除外胎盘早剥。仅 25% 的胎盘早剥病例可经 B 超证实，但 B 超检查有助于除外前置胎盘。

【治疗原则】

胎盘早剥的治疗以防治休克、及时终止妊娠、控制并发症为原则。胎盘早剥一旦发生，病情发展迅速，常出现休克，危及母儿生命，因此，应在防治休克的基础上尽快终止妊娠，目前多采取剖宫产术结束分娩；Ⅰ度胎盘早剥一般情况良好，短时间内能经阴道分娩者，可考虑试产。产后易发生产后出血、DIC、急性肾衰竭、新生儿窒息等并发症，应积极处理，避免对母儿造成严重的损害。

二、主要护理问题

（1）疼痛 与胎盘早剥后积血越来越多，血肿增大刺激及膨胀有关。

（2）焦虑 与担心自身及胎儿安危等有关。

（3）有胎儿受伤的危险 与胎盘功能障碍、胎盘剥离面积有关。

（4）有感染的危险 与大出血、抵抗力低有关。

（5）潜在并发症 出血性休克、弥散性血管内凝血（DIC）。

三、护理措施

1. 常规护理

（1）绝对卧床休息，协助左侧卧位，提供一切生活护理。

（2）加强营养，纠正贫血。

（3）定期间断吸氧以改善胎儿宫内供氧。

（4）加强会阴护理。

（5）保持会阴部清洁卫生。

2. 专科护理

（1）心理护理　建立良好的护患关系，允许孕产妇及家属表达心理感受，并给予心理方面支持。尤其是产妇因病情严重失去孩子，或产妇因产后出血各种处理无效而行子宫切除者，护士要多安慰，使其接受现实。

（2）治疗的护理

·治疗要点　纠正休克，及时终止妊娠，防治并发症。①纠正休克：对处于休克状态的危重患者，应吸氧、开放静脉通道，迅速补充血容量。②及时终止妊娠：确诊胎盘早剥后，无论剥离面积的大小，应及时终止妊娠。终止妊娠的方式：根据孕妇病情轻重、胎儿宫内状况、产程进展、胎产式等决定终止妊娠的方式。ⓐ阴道分娩：患者一般情况良好，出血少，宫口已扩张，估计短时间内能结束分娩者，可行人工破膜后经阴道分娩。ⓑ剖宫产：适用于重型胎盘早剥、估计短时间内不能从阴道分娩、胎儿窘迫，产妇情况恶化者。

·急救护理　①确诊为胎盘早剥，立即做好阴道分娩或剖宫产手术的准备及抢救新生儿准备。②采取中凹卧位、给氧、保暖，迅速建立静脉通道，遵医嘱输血、输液、补充血容量，尽快维持生命体征的平稳。③为防止 DIC 发生，遵医嘱及时输入足量新鲜血，补充血容量和凝血因子。④当出现少尿或无尿症状时，应考虑肾衰竭的可能。遵医嘱用呋塞米 20～40mg 静脉推注，必要时重复使用。⑤分娩过程中及胎盘娩出后，遵医嘱立即肌内注射宫缩剂，加强宫缩，防止产后出血。⑥胎死宫内或死产者遵医嘱给予退乳。

3. 病情观察

（1）患者病情急重，应密切监测体温、脉搏、血压、呼吸并及时记录。

（2）密切观察阴道流血量的变化、腹痛的程度，有无头晕及早期休克表现。

（3）监测胎心音，必要时胎心监护，了解胎儿宫内安危情况。

（4）注意观察有无阴道流血不止、牙龈出血、皮下点状出血及注射部位淤血，有无少尿、无尿等，以及早发现 DIC、急性肾衰竭等并发症。

4. 健康指导

（1）加强妊娠期保健，指导孕妇在妊娠晚期避免长时间仰卧位及腹部外伤。

（2）做好预防教育，对妊娠期高血压疾病孕妇或合并慢性高血压、肾病的孕妇，应增加产前检查次数，积极配合医生进行治疗。

（3）向孕妇及家属解释胎盘早剥发生的原因、相关知识及诊疗护理措施，取得孕妇及家属的理解与支持。

（4）指导孕妇绝对卧床休息，保持会阴清洁，预防感染。

（5）指导孕妇如有腹痛、鼻出血、皮下瘀斑或阴道出血等表现，及时告知医护人员。

（6）指导出院后注意休息，加强营养，纠正贫血。

（7）为胎儿死亡和子宫切除的产妇提供心理支持，鼓励家属陪伴，帮助渡过哀伤期。

第二节　前置胎盘

一、疾病概述

【概念与特点】

胎盘正常附着位置为子宫体部，如边缘达子宫下段，甚或覆盖子宫颈内口的部分或全部，其位置低于胎儿的先露部称为前置胎盘。因子宫下段随妊娠进展而不断伸展，附着于子宫下段的胎盘与子宫壁发生错位可引起出血，故本病是妊娠晚期流血的主要原因之一，为妊娠期严重并发症，其发生率为0.24%~1.57%。

【临床特点】

1. 临床表现

（1）症状　妊娠晚期或临产时，发生无诱因的无痛性反复阴道流血，偶有发生于妊娠20周左右者。出血多时出现贫血甚至休克症状，亦可有胎动、胎心消失或胎动频繁。

（2）体征　①休克时面色苍白，脉细弱、血压下降；②腹部检查，子宫大小与停经月份相符，先露部高浮，可有胎位异常。临产后，宫缩为阵发性，间歇期子宫可完全松弛。有时在耻骨联合上可闻及胎盘杂音。胎心音可有不同的改变甚至消失。

2. 辅助检查

（1）实验室检查　查血常规、血小板、出凝血时间以了解贫血的程度及排除凝血功能障碍性疾病。

（2）超声检查　B超已成为诊断前置胎盘的最基本方法，从胎盘显像可看到其边缘与宫颈内口的关系，从而确定前置胎盘的诊断和类型，其最大优点为准确，无创伤及可重复性。在妊娠中期，B超检查约1/3的胎盘位置较低甚至越过内口，但是以后随子宫长大，宫体上升、下段形成、胎盘随之上移，故妊娠中期B超检查发现胎盘低置时，不宜过早做出诊断，应嘱患者随访，以观察其位置的变化。

（3）产后检查胎盘　见胎盘边缘或部分胎盘有凝血块，胎膜破口距胎盘边缘在7cm以内提示胎盘前置。

【治疗原则】

前置胎盘的处理以止血、纠正贫血、预防感染为原则。当妊娠不足34周，胎儿体重小于2000g，阴道流血量不多，胎儿存活，胎儿一般情况良好时，适于采取期待疗法。当反复大量阴道流血甚至休克或胎儿窘迫甚至死亡时，需及时终止妊娠；如实施期待疗法过程中，病情稳定，胎龄达到36周，胎儿发育基本成熟，应考虑适时终止妊娠，以避免病情变化危及母儿生命。剖宫产术可以迅速结束分娩，对母儿比较安全，是目前处理前置胎盘的主要手段。

二、主要护理问题

(1) 自理能力缺陷　与疾病需卧床休息有关。

(2) 有大出血危险　与完全性前置胎盘或部分性前置胎盘有关。

(3) 有胎儿伤亡的危险　与大出血时胎儿窘迫以致死亡有关。

(4) 有感染的危险　与反复出血、贫血、抵抗力低、有伤口存在有关。

(5) 焦虑、恐惧　与反复阴道出血，担心自身及胎儿安危有关。

(6) 组织灌注量不足　与反复阴道流血有关。

三、护理措施

1. 常规护理　期待疗法患者，应取左侧卧位，卧床休息，出血停止后方可轻微活动。减少刺激，禁止肛门检查、阴道检查及性生活，医务人员行腹部检查时动作应轻柔。进食富含蛋白质及铁质的食物，如动物肝脏、鸡蛋、绿叶蔬菜及豆类等。

2. 专科护理

(1) 增进孕妇与胎儿的健康　①期待疗法：嘱孕妇绝对卧床休息，左侧卧位；间断吸氧或需要时，每日 2 次，每次 30 分钟；严密观察阴道出血情况，常规配血备用；注意观察有无宫缩，如阴道出血增多或出现宫缩应立即通知医生；指导正确计数胎动，必要时进行胎心监护；指导孕妇进食高蛋白、富含维生素、富含铁及粗纤维食物；禁止直肠指检，慎做阴道检查；妊娠不能继续时遵医嘱给予地塞米松促胎肺成熟。②休克患者：立即开放静脉，遵医嘱输液或输血，给予止血剂；持续吸氧。③严密监测血压、脉搏、呼吸及阴道出血量，记录24 小时出入液量。④严密监测胎儿宫内情况，必要时进行连续胎心监护，做好新生儿抢救准备。⑤术前准备。

(2) 预防感染　①严密观察与感染有关的体征，发现异常及时通知医生。②会阴护理，使用消毒卫生巾，勤换内衣裤。③遵医嘱使用抗生素，并观察药物疗效。④鼓励患者进食，注意摄入高蛋白食物。⑤产后鼓励产妇勤翻身、早下床活动。

（3）加强生活护理 ①加强巡视，将呼叫器及生活用品置于患者伸手可及之处。②协助进食，提供吸管。③大小便后会阴护理。

（4）提供心理支持，做好解释、安抚工作。

3. 病情观察

（1）测量生命体征，注意阴道出血时间及量，注意孕妇有无头晕、眼花、心悸等症状。

（2）定时听诊胎心或进行电子胎心率监护，注意宫缩情况。遵医嘱使用宫缩抑制药。

（3）禁止肛查和灌肠，慎做阴道检查。

（4）防止便秘，避免过度使用腹压。

（5）出现阴道出血增多，立即报告医生，按病情需要配合行术前准备。

（6）按医嘱使用抗生素，保持外阴清洁。

4. 健康指导

（1）做好计划生育知识宣传教育，指导避孕，防止多产，避免多次刮宫或宫内操作，减少子宫内膜损伤和子宫内膜炎的发生。

（2）加强产前检查及教育，对妊娠期出血及时就医。

（3）向孕妇及家属解释前置胎盘发生的原因、相关知识及诊疗护理措施，取得孕妇及家属的理解与支持。

（4）指导孕妇卧床休息，进食高营养、富含维生素、铁及高纤维素的食物，避免便秘和增加腹压的动作。

（5）指导孕妇自数胎动，按时吸氧。

（6）保持会阴清洁，预防感染。

（7）指导孕妇保持平静心态、精神愉快。

第四章
多胎妊娠与巨大儿

第一节　多胎妊娠

一、疾病概述

【概念与特点】

多胎妊娠是指一次妊娠宫腔内同时有两个或两个以上胎儿。人类的多胎妊娠中以双胎妊娠多见，三胎少见、四胎及四胎以上罕见。本节主要讨论双胎妊娠。双胎类型可分为双卵双胎及单卵双胎。两个卵子分别受精形成的双胎妊娠称双卵双胎，约占双胎妊娠的70%，与应用促排卵药物、多胚胎宫内移植及遗传因素有关。由一个受精卵分裂形成的双胎妊娠称单卵双胎，约占双胎妊娠的30%，形成原因不明。单卵双胎由于受精卵在早期发育阶段发生分裂的时间不同，可形成4种类型：①双羊膜囊双绒毛膜单卵双胎，分裂发生在受精后3日内占单卵双胎的30%；②双羊膜囊单绒毛膜单卵双胎，分裂发生在受精后4~8天内占单卵双胎的68%；③单羊膜囊单绒毛膜单卵双胎，分裂发生在受精后9~13天内占单卵双胎的1%~2%；④联体双胎，分裂发生在受精13天后占单卵双胎的1/1500。

【临床特点】

多有家族史，孕前曾用促排卵药或体外受精多个胚胎移植。早孕反应重。中期妊娠后体重增加迅速，腹部增大明显，下肢水肿、静脉曲张等压迫症状出现早且明显，妊娠晚期常有呼吸困难，活动不便。自诉多处有胎动。

【辅助检查】

1. 产科检查　子宫大于停经周数，妊娠中、晚期可触及多个小肢体或3

个以上的胎心；胎头较小，与子宫大小不成比例；不同部位可听到两个胎心，其间有无音区或同时听诊 1 分钟，两个胎心率相差 10 次以上。

2. B 型超声检查 孕 6 ~ 7 周，同时宫腔内可见两个妊娠囊，孕 9 周时可见两个原始心管搏动，孕 13 周后清楚显示两个胎头光环及各自拥有的脊柱、躯干、肢体等。胎儿性别不一致，可确诊为双卵双胎；胎儿性别一致，根据两个羊膜囊间隔厚度估计，间隔厚度 >2mm 提示双羊膜囊、双绒毛膜双胎，间隔厚度 <2mm 提示双羊膜囊、单绒毛膜双胎。

【治疗原则】

（1）妊娠期 及早诊断出双胎妊娠，加强孕期的管理，增加产前检查的次数。注意休息，加强营养。预防贫血、妊娠期高血压疾病的发生；预防早产、产前出血的发生；及时发现羊水过多的症状和体征，及时处理。

（2）分娩期 密切观察产程进展和胎心变化。若双胎为双头位可行阴道自然分娩；非头位双胎以剖宫产为宜。

（3）产褥期 第二个胎儿娩出后立即肌内注射或静脉滴注缩宫素，以防止产后出血的发生，同时腹部放置沙袋，防止腹压骤降引起休克。

二、主要护理问题

（1）舒适改变 与双胎妊娠导致腹部明显增大所导致的压迫症状有关。

（2）焦虑 与担心孕期及分娩时母儿的安危有关。

（3）知识缺乏 缺乏双胎妊娠保健及分娩的相关知识。

（4）潜在并发症 如早产、脐带脱垂、胎盘早剥等。

（5）有围生儿受伤的危险 与早产、新生儿发育不良、畸形、产伤等有关。

三、护理措施

1. 常规护理

（1）加强营养，摄取足够热量、蛋白质、维生素、必需脂肪酸及富含铁的食物，适当增加铁剂、钙剂、叶酸，一般以控制体重增加 16 ~ 18kg 为宜。

（2）嘱增加产检次数，密切注意血压、子宫底高度、腹围和体重的变化，检查有无贫血。

（3）注意休息，减少活动量，防止跌伤意外，每日增加卧床时间，取左侧卧位，抬高下肢，增加子宫胎盘血供，避免早产、胎膜早破的发生，腰背部不适可行局部按摩、热敷。

2. 专科护理

（1）妊娠期　①补充足够营养。②避免过多运动，预防早产。③防止妊娠期并发症，注意血压及尿蛋白变化，注意孕妇瘙痒等主诉。④监测胎儿生长发育情况及胎位变化。

（2）分娩期　①保证足够饮食摄入量及睡眠。②严密观察胎心、宫缩变化，做好输液、输血、新生儿急救准备。③第二产程行会阴侧切；第1个胎儿娩出后，胎盘侧脐带立即夹紧，防止第2个胎儿失血。④助手在腹部固定第2个胎儿为纵产式，密切观察胎心、宫缩情况，15分钟仍无宫缩，遵医嘱静脉滴注低浓度缩宫素。若发生脐带脱垂、胎儿窘迫、胎盘早剥等，立即通知医生，给予相应处理。⑤第2个胎儿前肩娩出后立即使用缩宫素，腹部放置沙袋。⑥正确处理第三产程。

（3）产褥期护理　①严密观察生命体征变化，严密观察子宫收缩及阴道出血情况，准确测量产后出血量。②按摩子宫15~30分钟1次，产后2小时或术后4小时按护理级别执行。③产后4小时内督促产妇排空膀胱。④鼓励母乳喂养，促进母婴亲情建立。

3. 病情观察　及时发现并发症，及时处理。

4. 健康指导

（1）定期进行产前检查，早期确诊多胎妊娠，尽早完成母亲角色转换。

（2）加强营养，防止负重，保持大便通畅，以防腹压增加，引起胎膜早破。

（3）妊娠期保证休息和睡眠，保持心情舒畅，预防早产。

（4）提早住院待产，如有腹痛、阴道出血或阴道流液、呼吸困难等应及时就诊。

（5）注意产后营养补充，协助产妇进行母乳喂养。

（6）保证产妇充分休息，指导产妇家属参与护理，预防产后抑郁症的发生。

第二节　巨大儿

一、疾病概述

【概念与特点】

胎儿体重达到或超过 4000g 称巨大胎儿。国内发生率约 7%，国外发生率为 15.1%。男胎多于女胎。糖尿病孕妇，孕妇营养过剩、肥胖、体重过重，身材高大的父母，经产妇，过期妊娠胎盘功能正常者，羊水过多孕妇巨大儿发生率高。

【临床特点】

1. 临床表现

（1）病史　患有糖尿病，孕妇肥胖，过期妊娠而胎盘功能正常者，另外，孕妇营养及遗传因素与胎儿体重也有一定关系。

（2）症状　孕期体重增加迅速，常在孕晚期出现呼吸困难，腹部沉重及两肋部痛胀等症状。

（3）腹部检查　腹部明显膨隆，宫高 >35cm。触诊胎体大，先露部高浮，若为头先露，多数胎头跨耻征为阳性。听诊时胎心清晰，但位置较高。

2. B 型超声检查　B 超常提示羊水过多，胎体大，胎儿双顶径 >10cm。腹径/股骨长度 >1.385 时，80% ~85% 为巨大儿。

【治疗原则】

（1）孕期行糖尿病筛查，坚持运动，科学摄取营养。

（2）对糖尿病孕妇进行疾病治疗，妊娠 38 周后，根据胎儿成熟度、胎盘功能及糖尿病控制程度，择期引产或行剖宫产，合并胎位不正者应行剖宫产。

（3）巨大儿阴道分娩前应及时行会阴侧切。另外，阴道分娩时，注意肩难产。

二、主要护理问题

（1）知识缺乏　初次妊娠，无经验，新出现的健康问题，操作程序，治疗等知识缺乏。

（2）潜在并发症　母儿受伤、头盆不称、肩难产、新生儿臂丛神经损伤、胎儿畸形、产道撕裂伤、产后出血、产褥期感染等。

（3）焦虑　与担心胎儿发育有关。

（4）有感染的危险　与糖尿病或手术等有关。

（5）预感性悲哀　与得知胎儿异常有关。

三、护理措施

1. 常规护理

（1）休息。

（2）提供产妇及家属的情绪支持，针对他们的疑问，应给予相应的解释，护理人员可以通过摸触方式、手拉手方式为产妇提供较为舒适的感觉，以增强其对分娩的信心。

2. 专科护理

（1）妊娠期　①加强孕期营养教育，转变观念，告知孕妇巨大儿的发生率是可以通过人为努力降低的，指导合理饮食，使新生儿平均出生体重保持在3100g左右。②设立孕期营养门诊，指导孕妇定期去接受医生的营养指导，科学摄取营养，调整生活节奏，合理选择每天的饮食。③孕期坚持运动，指导孕妇参加适当的运动，比如散步、做孕妇保健操，以消耗掉过多的热能，避免营养过剩，形成巨大儿。④诊断为妊娠期糖尿病者，应行严格饮食控制及血糖监测。

（2）分娩期　①密切监测产程的进展情况，巨大儿常使产程延长，增加胎儿窘迫的机会。临产过程中，行持续胎心监测，及早发现异常及胎儿窘迫，随时做好剖宫产准备。②若胎头双顶径已达坐骨棘平面以下3cm，宫口已开全者，可在会阴侧切后，以产钳助产，尽快经阴道娩出胎儿，同时做好处理肩难产的准备工作。分娩后检查有无软产道损伤，并预防产后出血。

（3）新生儿处理 ①预防新生儿低血糖，于出生后 30 分钟内监测血糖，并开始喂糖水，每次喂糖水 10~20ml，及早开奶。②按要求新生儿娩出后 1、4、8、12、24、48、72 小时分别进行微量血糖测定，如有异常及时报告医生。对巨大儿应常规按高危儿护理。

3. 病情观察 密切监测产程进展。

4. 健康指导 加强孕期保健指导，指导孕妇合理饮食，科学营养，防治过期妊娠，降低巨大胎儿的发生率。

第五章
羊水量异常

第一节 羊水过多

一、疾病概述

【概念与特点】

妊娠期的任何时期羊水量超过 2000ml 时称羊水过多。其中在数周内或更长时间，羊水缓慢增加者，为慢性羊水过多；而羊水量在数日至 2~3 周内急剧增加者为急性羊水过多。本病病因尚不清楚，但多与胎儿畸形、双胎或多胎妊娠、母儿血型不合、孕妇糖尿病等因素有关。

【临床特点】

（1）症状　一般羊水量超过 3000ml 时才出现临床症状。急性羊水过多约占 2%，由于羊水急剧增加，子宫过度膨胀，横膈上抬，引起腹部胀痛，不能平卧，呼吸困难，甚至发生发绀，膨大的子宫压迫下腔静脉，影响静脉回流，可引起下肢及外阴部水肿和静脉曲张，患者行走不便，喜侧卧，有时伴消化不良和便秘。慢性羊水过多占 98%，由于羊水增长较慢，子宫逐渐膨大症状比较缓和，多数孕妇能逐渐适应。

（2）体征　腹部检查时，可见腹部明显大于正常妊娠月份，腹壁皮肤发亮，触诊时，皮肤张力大，有液体震颤感，胎位不清，有时触及胎儿部分浮沉感，胎心音遥远或听不到。由于子宫过度膨大，易发生胎膜早破、早产，胎位异常发生率高，破水时，极强的宫内压变化，易发生脐带脱垂及胎盘早剥，分娩后因子宫收缩不好易发生产后出血，围生儿病死率增加。

【辅助检查】

（1）实验室检查 如有羊水过多，通常需考虑有无胎儿畸形可能。有开放性神经管缺陷的胎儿（如无脑儿、脊柱裂及脑脊膜膨出等），羊水中 AFP 值超过同期正常妊娠平均值 3 个标准差以上，而母血清 AFP 值超过同期正常妊娠平均值 2 个标准差以上。

（2）特殊检查 ①B 超检查：以单一最大羊水暗区垂直深度（AFV）测定表示羊水量的方法，超过 8cm 即可考虑为羊水过多；若用羊水指数法（AFI），则 >25cm 为羊水过多。经比较，AFI 法显著优于 AFV 法，当 AFV 法发现羊水过多时需以 AFI 法测定羊水量。B 超可见胎儿在宫腔内只占小部分，胎儿与子宫壁间的距离增大，肢体呈自由体态，漂浮于羊水中，并可同时发现胎儿畸形、双胎等。②胎儿疾病检查：可做羊水细胞培养或脐带血红胞培养。

【治疗原则】

主要取决于胎儿有无畸形、孕周和孕妇自觉症状的严重程度。

（1）羊水过多合并胎儿畸形 选择合适的方法及时终止妊娠。

（2）羊水过多合并胎儿正常 寻找病因，积极治疗母体疾病。若胎肺不成熟需延长孕周，而压迫症状明显者，可在 B 超检测下行羊水减量治疗。胎儿方面应进行促胎肺治疗。

二、主要护理问题

（1）低效性呼吸形态 与腹部过度膨胀，膈肌上升，胸腔体积减少有关。

（2）焦虑 与担心胎儿有出生缺陷有关。

（3）便秘 与腹胀痛、进食减少有关。

（4）有胎儿受伤的危险 与胎儿发育异常有关。

三、护理措施

1. 常规护理

（1）休息　嘱孕妇多卧床休息，左侧卧位。有压迫症状者可取半卧位以改善呼吸情况，必要时遵医嘱用镇静药。若胎膜早破，立即嘱孕妇平卧，抬高臀部，防止脐带脱垂。

（2）吸氧　每日吸氧1～2次，每次30分钟，以改善胎儿缺氧症状。

（3）饮食　指导孕妇低盐饮食，注意多食蔬菜、水果，保持大便通畅，防止用力排便导致胎膜破裂。勿刺激孕妇乳头或腹部，以免诱发宫缩导致早产。

2. 专科护理

（1）心理护理　向孕妇及家属讲解羊水过多的有关知识，耐心听取和解答孕妇和家属的疑问，做好心理疏导，取得孕妇和家属的理解，使其积极参与并配合治疗、护理。

（2）治疗护理　①羊膜腔穿刺放羊水：如胎儿无畸形，压迫症状严重，未足月者，可在B型超声监测下行羊膜腔穿刺放羊水，以改善压迫症状。应做好：向孕妇和家属介绍穿刺的目的、过程，并取得同意；术前测生命体征，做好输液和腹部皮肤准备；嘱孕妇排空膀胱，取平卧或半卧位，用B超监测，确定穿刺部位；协助医生完成羊膜腔穿刺，缓慢放出羊水，羊水流出的速度每小时不超过500ml，一次放羊水量不超过1500ml；要严格执行无菌操作技术，防止感染；放羊水过程中注意询问孕妇自觉症状，观察生命体征、有无宫缩、胎心变化、阴道流血等，以便及时发现胎盘早剥、早产等异常情况的发生；遵医嘱用镇静药、宫缩抑制药、抗生素等。②终止妊娠：妊娠已足月或有胎儿畸形可行人工破膜，终止妊娠。应做到以下几点：做好输血、输液准备；严格无菌操作，协助医生进行高位人工破膜，使羊水缓慢流出，若羊水流出速度过快，可抬高孕妇臀部，将手裹上多层纱布，堵住阴道口，控制羊水流速，防止脐带脱垂；在放羊水过程中，孕妇腹部放置沙袋或加压包扎，以免因腹压骤降引起胎盘早剥、休克，同时应将胎位控制为纵产式；监测母儿情况，注意观察孕妇血压、脉搏、阴道流血、腹痛以及胎心、胎位的变化；遵医嘱给药，破膜24小时仍无宫缩，静脉滴注缩宫素引产。破膜12小时未分娩，给予抗生素预防感染。产后注射宫缩药预防产后出血。

3. 病情观察

（1）测量生命体征，注意孕妇的自觉症状，有无心慌、气短、不能平卧等不适。

（2）测量子宫高度、腹围，监测胎心、宫缩情况，观察有无胎盘早剥征象。

（3）对破膜引产者，注意保持外阴清洁卫生，观察有无脐带脱垂。

（4）产后加强子宫收缩，腹部加压沙袋 6～12 小时，密切观察阴道出血情况，应用宫缩剂、按摩子宫等方法防治宫缩乏力性产后出血。

4. 健康指导

（1）告诉孕妇及家属羊水过多的相关知识及诊疗护理措施，让孕妇及家属有充分的心理准备。

（2）未分娩的孕妇应注意卧床休息，采取低盐饮食。做好妊娠期保健，严密观察羊水量的变化。注意避免诱发宫缩的活动及各种刺激。寻找引起羊水过多的原因，及时治疗。

（3）如阴道流液应立即采取卧位，避免脐带脱垂。出现呼吸困难者，取半卧位，并及时就诊。

（4）产后注意个人卫生，预防感染。

（5）为新生儿不健康或死亡的产妇及家庭提供心理支持。

（6）合并胎儿畸形者，应建议查明原因，指导再次妊娠前进行孕前咨询。

第二节　羊水过少

一、疾病概述

【概念与特点】

妊娠足月时羊水量少于 300ml 者，称为羊水过少。临床多发生于妊娠 28 周以后，发生率约占分娩总数的 0.4%～4%。其原因尚不清楚，多与胎儿畸形、过期妊娠、双胎、胎膜早破及本身病变有关。羊水过少可导致胎儿发育畸形（如胎体粘连、肢体短缺、斜颈、曲背等）、胎儿宫内生长受限，还可引起胎儿窘迫、新生儿窒息，因而新生儿发病率和围生儿病死率均较高。

【临床特点】

（1）症状　孕妇于胎动时常感腹痛，腹部增大不明显，胎动异常，临产后阵痛剧烈。

（2）体征　宫高、腹围均小于妊娠月份；子宫敏感性高，紧裹胎体、宫内胎体呈"实感"，羊水振荡感不明显；临产后宫缩不协调，宫口扩张缓慢，产程延长，听胎心有异常。破膜时见羊水少；量＜300ml，甚至只有几毫升黏稠、黄绿色液体。娩出的胎儿部分可有肢体缺如、畸形；泌尿发育异常；肺发育不良等各种出生缺陷。

【辅助检查】

（1）B超检查　①AFV法：测最大羊水池与子宫轮廓相垂直径线≤2cm为羊水过少，≤1cm为严重羊水过少。②AFI法：测子宫4个象限的最大羊水池径线之和≤8cm作为诊断的临界值，5cm为诊断羊水过少的绝对值。B超下可见胎儿与子宫壁之间几乎无液性暗区，胎儿肢体有挤压卷曲等征象。B超可以发现合并存在的胎儿肾脏畸形。

（2）胎盘功能检查　通过超声的生物物理评分、胎心监护、尿雌三醇以及胎盘泌乳素的检查，常发现在羊水过少时会同时合并胎盘功能减退。

【治疗原则】

根据胎儿有无畸形及孕周大小选择治疗方案。

（1）羊水过少合并胎儿畸形　确诊胎儿畸形应尽早终止妊娠。

（2）羊水过少合并胎儿正常　去除病因，自我检测，严密检查胎儿宫内情况。足月者应及时终止妊娠，未足月及胎肺不成熟者可行羊膜腔灌注治疗。

二、主要护理问题

（1）疼痛　与子宫敏感性较高，轻微刺激引起宫缩有关。

（2）焦虑　与担心胎儿先天发育异常或疾病对胎儿不利影响有关。

（3）有胎儿受伤的危险　与胎儿发育异常和胎儿缺氧有关。

三、护理措施

1. 常规护理

（1）嘱孕妇取左侧卧位休息。

（2）教会孕妇自测胎动及自我监护胎儿安全。

（3）遵医嘱每天吸氧2次，每次30分钟。

（4）嘱孕妇加强营养。

2. 专科护理

（1）心理护理　与患者进行良好沟通，使其积极配合治疗，对于羊水过少且合并胎儿畸形者，应多关心、多陪伴，鼓励其接受现实与配合治疗。

（2）分娩期护理　①做好终止妊娠的准备，临产后严密观察宫缩及胎心率。②做好剖宫产和抢救新生儿窒息的准备。③为孕产妇及家属提供连续心理支持。

3. 病情观察

（1）教会孕妇自我监测胎儿宫内情况，如自数胎动，评估胎动后腹痛部位、性质、持续时间、强度，有无其他伴随症状。

（2）每周至少2次胎儿电子监护了解胎儿宫内情况。

（3）终止妊娠者，根据其分娩方式给予分娩期护理。阴道试产者试产过程须警惕胎儿窘迫征象。做好新生儿急救准备，产后认真检查新生儿有无畸形。

（4）按医嘱配合完成羊膜腔内输液治疗。

4. 健康指导

（1）告知孕妇及家属羊水过少的相关知识及诊疗护理措施，让孕妇及家属有充分的心理准备，以取得配合和理解。

（2）未分娩的孕妇应做好妊娠期保健，严密观察羊水量的变化，指导孕妇自数胎动，按时吸氧。

（3）指导孕妇左侧卧位，多饮水。

（4）告知产科相关知识。

（5）为新生儿不健康或死亡的产妇及家庭提供心理支持。

第六章
胎儿发育异常及死胎

第一节　胎儿生长受限

一、疾病概述

【概念与特点】

胎儿生长受限是指胎儿受各种不利因素影响，未能达到其潜在所应有的生长速率。表现为足月胎儿出生体重 <2500g；或胎儿体重低于同孕龄平均体重的两个标准差；或低于同孕龄平均正常体重的第 10 百分位数。病因多而复杂，约 40% 病因尚不明确。

主要危险因素有以下几点。

（1）孕妇因素　最常见，占 50%～60%。包括：①遗传因素：胎儿遗传性疾病；②营养因素：孕妇偏食、妊娠剧吐等；③妊娠病理：妊娠期高血压疾病、多胎妊娠、前置胎盘、胎盘早剥、过期妊娠、妊娠肝内胆汁淤积症等；④其他：孕妇年龄、体重、身高、子宫发育（如畸形）、吸毒、酗酒、接触放射线或有毒物等。

（2）胎儿因素　胎儿基因或染色体异常、胎儿代谢紊乱、各种因子缺乏等。

（3）胎盘脐带因素　胎盘的各种病变导致胎盘血流量减少、胎儿血供不足，脐带过长过细、脐带扭转、打结等。

国内外报道胎儿宫内生长受限发生率为 4.5%～10%。胎儿宫内生长受限分为三型：①内因性匀称型；②外因性不匀称型；③外因性匀称型，亦称混合型。

【临床特点】

（1）症状　感觉腹部增大缓慢或不明显。

（2）体征　妊娠期，测量宫高及腹围落后于正常生长的胎儿，子宫小于相应妊娠周数；孕妇体重增长缓慢或不增长；可有胎动及胎心音改变，甚至消失。临产后，羊水可有污染，胎心率异常。新生儿可有窒息；低血糖、低钙、体温偏低；如为内因匀称型者，其身长、体重、头围相称，但小于同龄儿，外表无营养不良，但半数以上有先天畸形。外因不匀称型，身长、头围与胎龄相符，体重低；外表有营养不良。外因匀称型者，其身长、头围、体重均小，同时有营养不良表现。

【辅助检查】

（1）B超检查　主要测量的指标有胎儿双顶径、头面积、头围、躯干面积、躯干围长、躯干横截面直径、坐高、坐高×躯干面积、头面积/躯干面积、长骨长度等。许多B超内的软件系统可对胎儿的各测量值进行计算，预测胎儿体重以及胎龄，一般误差在±2周内。更精确的计算方法是将母亲的各种数据输入，得到更加准确的计算值。

（2）多普勒超声　脐动脉多普勒超声可作为诊断胎儿宫内生长受限的筛选方法。约50%的胎儿生长受限被认为是胎盘滋养细胞侵蚀性差，表现为子宫胎盘的血管阻力增大。

（3）雌三醇（E_3）测定　动态观察E_3在整个妊娠期的水平可以鉴别对称型和非对称型的胎儿宫内生长受限。非对称型的胎儿宫内生长受限其E_3在妊娠前半期在正常范围，而以后渐渐偏离正常范围，对称型的E_3水平持续在较低值。

【治疗原则】

治疗越早，效果越好，<孕32周开始治疗效果好，孕36周后疗效差。

（1）避免胎儿生长受限的危险因素　积极治疗妊娠合并症及并发症，并避免应用对胎儿生长有影响的药物。

（2）一般治疗　卧床休息，左侧卧位为主，改善子宫胎盘的血液循环，必要时予吸氧。

（3）补充营养物质　口服氨基酸片、多种维生素、钙剂、铁剂及进食富含蛋白质的食物等；静脉用脂肪乳注射剂、葡萄糖注射液加维生素 C 或能量合剂。

（4）药物治疗　针对病因选择合适的药物，妊娠期高血压疾病，慢性肾炎合并妊娠或慢性高血压者可用 β 肾上腺素受体激动药，如沙丁胺醇（舒喘灵）等，也可用其他扩血管药物，如氨茶碱或静脉滴注硫酸镁；因抗磷脂抗体综合征引起胎儿生长受限者可用低分子肝素、阿司匹林。

（5）胎儿安危状况监测　胎儿无负荷试验（NST）、胎儿生物物理现象综合评分（BPS）、产科 B 超检查。

（6）产科处理　适时终止妊娠，根据检查结果进行综合评估，选择分娩方式。孕周未达 34 周终止妊娠者，应促胎肺成熟后再终止妊娠。

二、主要护理问题

（1）营养失调，低于机体需要量　与营养物质需要量增加，而孕妇因各种原因摄入不足有关。

（2）焦虑　与担心胎儿畸形或遗留脑功能障碍有关。

（3）有胎儿受伤的危险　与胎儿发育异常及胎盘供血不足有关。

三、护理措施

1. 常规护理

（1）卧床休息　左侧卧位，可使肾血流量和肾功能恢复正常，从而改善子宫胎盘的供血。必要时间歇吸氧。

（2）增加营养，均衡膳食，保障胎儿生长发育需要。

（3）定期产前检查，早发现、早诊断、早治疗。

（4）孕早期避免接触各种有害理化物质。

（5）保持平静心态、精神愉快。

2. 专科护理

（1）记录胎动及胎心率，注意胎心音强弱及规则性。

（2）产程中加强监测，注意胎心、羊水情况，做好新生儿窒息的抢救准备。

（3）胎儿娩出后注意保暖，做好新生儿监护。

（4）心理护理　评估孕妇的心理状态，鼓励孕妇诉说心理的担忧，讲解相关知识，指导正确的应对方式。鼓励和指导家人的参与和支持。将成功的病例介绍给她们，让她们重建信心，消除其心理上的紧张情绪。

（5）积极配合医生　去除引起胎儿生长受限的高危因素。

（6）药物治疗的护理配合　遵医嘱给胎儿生长受限孕妇营养物质，如氨基酸片、脂肪乳注射剂、能量合剂、叶酸、维生素 E、B 族维生素、钙、铁、锌剂等。另外，丹参能促进细胞代谢、改善微循环、降低毛细血管通透性，有利于维持胎盘功能，用法：右旋糖酐 40 注射液 500ml 加复方丹参注射液 4ml 静脉滴注。用药过程中应注意药物用量、用法正确，在采取静脉滴注时应加强巡视，及早发现异常，及时停药。

（7）终止妊娠的护理配合　协助医生确定终止妊娠的指征，积极做好终止妊娠的准备，加强分娩过程中的护理配合，新生儿娩出后加强监护，出现窒息者应积极配合抢救。

3. 病情观察　密切注意胎心、胎动、体重和宫高等变化。每天行胎儿电子监护，发现异常及时报告医生。

4. 健康指导

（1）告知孕妇及家属胎儿生长受限的相关知识及诊疗护理措施，让孕妇及家属有充分的心理准备，以取得配合和理解。

（2）妊娠早期避免各种感染、避免接触各种有害理化物质，积极治疗各种慢性病。

（3）妊娠期均衡膳食，摄入足够蛋白质、糖类和各种维生素、矿物质，以保证充足营养。

（4）孕妇在妊娠期保持平静心态、精神愉快。

（5）指导孕妇自数胎动，按时吸氧，指导孕妇左侧卧位。

（6）指导产妇及家属学习新生儿护理的相关知识和技能。

第二节　胎儿先天畸形

一、疾病概述

【概念与特点】

胎儿先天畸形是指胎儿在子宫内发生的结构或染色体异常。它是出生缺陷的一种，也是造成围生儿死亡的主要原因。

【临床特点】

在妊娠 18 ~ 24 周进行 B 型超声筛查能检查出一些常见的胎儿先天畸形。而及时检查出严重胎儿先天畸形并进行引产是提高出生人口质量的重要手段之一。人类的出生缺陷发生率国外约15‰，我国 2012 年由相关部门最新统计的结果为 5.6%。胎儿先天畸形的种类繁多，致病因素多种多样，仅单基因病就有上百种之多。

【治疗原则】

胎儿先天畸形为无脑儿、严重脊柱裂、脑积水应终止妊娠，羊水过多及羊水过少合并胎儿先天畸形经确诊后应终止妊娠。处理时应以产妇免受伤害为原则。

二、主要护理问题

(1) 焦虑　与担心胎儿先天畸形或遗留脑功能障碍有关。

(2) 潜在并发症——感染　与手术操作有关。

(3) 疼痛　与手术有关。

三、护理措施

1. 常规护理

(1) 引产后，女性注意休息，加强营养。引产手术后应按医嘱在观察室休息，无特殊情况方可返家，引产后最好休息 2 ~ 3 天，以后可下床活动，逐渐增加活动时间。

(2) 做好心理护理，解除患者的心理顾虑，取得患者合作。

2. 专科护理　注意保持外阴清洁，严禁夫妻生活，引产后第一天有低热，术后 2 ~ 3 天内有轻度、阵发腹痛且趋向缓解，术后 1 周之内有少量阴道出血，术后 1 个月左右不来月经及术后 2 ~ 3 个月内月经偏多，此为引产后的正常情况。但是如果引产后不适的感受持续不退，要及时去医院进行检查，这也是引产后的护理要点。

3. 病情观察　在引产后的护理中如果引产后发生以下任何一种情况者，可能是某种手术并发症的表现，应及时到医院复诊。①阴道出血超过月经量或持续时间超过 10 天。②腹痛、发热、阴道分泌物混浊味臭。③月经过少或术后超过 40 天不来月经或者还有妊娠反应。④突然发生剧烈腹痛、面色苍白、出汗、心慌、脉快弱、血压下降。

4. 健康指导

（1）查明胎儿先天畸形的原因，必要时进行全面的检查，在医护人员指导下，选择适宜时机再次妊娠。

（2）产妇应心情舒畅，树立信心，尽快恢复身体健康。

第三节　死　胎

一、疾病概述

【概念与特点】

妊娠 20 周后，胎儿在宫内死亡，称为死胎。胎儿在分娩过程中死亡称为死产，亦属死胎的一种。约 80% 的死胎在胎儿死之后 2～3 周自然娩出。如死亡后 3 周仍未排出，可合并弥散性血管内凝血，胎死宫内 4 周以上，DIC 发生机会明显增多，可引起分娩时严重出血，甚至危及生命。

【临床特点】

1. 临床表现

（1）症状　孕妇自觉胎动消失，数日后乳房缩小，腹部缩小、乏力、食欲差，腹部不适。

（2）体征　子宫小于孕龄，宫高、腹围不增加反而较之前减少，胎心音消失，无胎动，胎死数周仍未排出，即可释放凝血活素进入母体循环，大量消耗凝血因子，发生 DIC，引起产后大出血。

2. 辅助检查

（1）B 超检查　胎儿心跳停止，可确认为死亡。死亡时间较长时可出现颅骨重叠、胎头变形塌陷等征象。

（2）尿雌三醇检查　孕妇的 24 小时尿雌三醇含量在 3mg 以下，提示胎儿可能死亡。

（3）凝血功能检查　可早期发现胎儿死亡后继发 DIC 的情况。

【治疗原则】

（1）确诊后引产。根据不同病例选择引产方法。

（2）凝血功能障碍者，可用肝素或纤维蛋白原治疗；临产时备新鲜血；抗生素治疗；对症支持治疗。

二、主要护理问题

（1）恐惧　因已知胎儿死亡而引起。

（2）孤独　因胎儿死亡，丈夫和家庭其他成员及社会的不理解而引起。

（3）有体液不足的危险　因胎死宫内过久未排出，出现凝血功能障碍致产后大出血的可能而引起。

三、护理措施

1. 常规护理

（1）休息。

（2）加强营养。

（3）指导退乳。

（4）心理护理　尽量不安排与有新生儿的产妇在同一间病房。

2. 专科护理

（1）确诊死胎后，孕妇易产生悲哀、焦虑、自卑心理。护士应充分关心孕妇，取得其信任，做到双方有效的沟通，鼓励其积极配合引产。

（2）加强分娩期的护理和监护，减少并发症。①维持产妇良好的营养状况，遵医嘱必要时补充纤维蛋白原或血小板，及时应用抗生素，预防感染或分娩时出血。②指导产妇合理用力，避免体力消耗，避免产伤。③若死胎接近足月，协助医生进行毁胎术，以避免产妇受伤害为原则。④产后遵医嘱及时应用宫缩剂，预防产后出血。⑤死胎娩出后仔细检查胎盘、脐带和胎儿，分析死胎发生的原因，必要时进行病理学检查。

3. 病情观察　注意观察有无出血征象，如齿龈出血、注射部位出血，如有出血应及时报告医生。

4. 健康指导

（1）查明死胎原因，必要时夫妇双方应作全面检查，如血型、Rh 因子，积极治疗合并症，在医护人员指导下，选择适宜时机再次妊娠。

（2）产妇应心情舒畅，树立信心，尽快恢复身体健康。

第七章
胎儿窘迫及胎膜早破

第一节　胎儿窘迫

一、疾病概述

【概念与特点】

胎儿在宫内有缺氧征象危及胎儿健康和生命者，称为胎儿窘迫。胎儿窘迫主要发生在分娩过程中，也可发生在妊娠后期。根据胎儿窘迫发生速度可分为急性胎儿窘迫及慢性胎儿窘迫两类。

【临床特点】

（1）症状　①慢性胎儿窘迫，孕妇有引起胎盘功能不全的全身疾病及妊娠并发症的症状；②急性胎儿窘迫，部分患者有宫缩过强、胎盘早剥等症状，两者都可有胎动异常。

（2）体征　①慢性胎儿窘迫，宫高腹围小于妊娠周数；②急性胎儿窘迫，胎心率 >160 次/分，尤其是 >180 次/分；胎心率 <120 次/分，尤其是 <100 次/分，羊水不同程度污染。

【辅助检查】

1. 胎心率电子监护　胎心电子监护能连续监护胎心率，并了解胎心率与胎动、宫缩的关系，可及早发现胎儿窘迫。有内、外 2 种监护方法。内监护法适用于已破膜者，优点是对宫腔内压力的监测较为准确，缺点是导致宫内感染机会增多。外监护法不受破膜与否的影响，但对宫腔内压力的监测准确性相对较差。胎心电子监护出现下列波形之一，提示有胎儿窘迫。

（1）持续胎心率过速　胎心率 > 160 次/分，排除了孕妇心动过速及应用阿托品等药物因素后，提示胎儿轻度缺氧。若同时并发有周期性或非周期性胎心率减慢或基线变异消失，则提示胎儿窘迫。

（2）胎心率曲线变异消失或静止型　振幅 < 5 次/分，频率 < 3 次/分，表示胎儿缺氧。

（3）频发出现的早期减速　胎心率 < 100 次/分，表示胎儿窘迫。

（4）变异减速　一般认为是子宫收缩时脐带或胎头受压引起迷走神经反射所致。偶发的变异减速意义不大，若反复出现，提示脐带受压严重，胎儿缺氧。如改变孕妇体位后不好转，且合并有基线变异消失，提示胎儿预后不良。

（5）晚期减速　频发的晚期减速提示子宫胎盘功能减退，胎儿有缺氧、缺血存在，应引起重视，但偶发的晚期减速意义不大。

（6）持续的胎儿心率过缓　胎心率持续 < 110 次/分，常是胎儿窘迫的征象。

（7）为了及时发现胎儿宫内缺氧，尚可在妊娠晚期进行以下试验　①无应激试验（NST），每次至少应用胎心监护仪监护 20 分钟。一般认为 20 分钟内至少有 2 次以上胎动伴胎心率加速 > 15 次/分，持续时间 > 15 秒为正常，属有反应型；异常是指胎动数与胎心率加速数少于前述情况或胎动时无胎心率加速，属无反应型。经重复监测仍属无反应型，表示胎儿宫内缺氧。②缩宫素激惹试验，又称宫缩应激试验，适用于 NST 无反应型。原理为用缩宫素诱发宫缩并用胎儿监护仪监护胎心率变化。若多次宫缩后重复出现晚期减速，胎心率基线变异减少，胎动后无胎心率增快为阳性，表示胎盘功能减退。宫缩后未见减速者为阴性，提示胎盘功能尚佳，1 周内无胎儿死亡之虑。

2. 羊水胎粪污染　胎膜已破者，可直接观察羊水性状。未破膜而宫口开大 1cm 以上者，可用羊膜镜窥视羊水性状或行羊水穿刺观察羊水颜色。一般认为羊水清亮表明胎儿良好，羊水 Ⅱ 至 Ⅲ 度污染肯定与胎儿缺氧有关，羊水 Ⅰ 度污染除可为胎儿窘迫早期征象外，亦可能为胎儿成熟的一种表现。羊水 Ⅲ 度污染者提示胎儿缺氧严重，应尽快终止妊娠。

3. 胎儿头皮血血气分析　胎儿窘迫时胎儿缺氧引起胎儿代谢性酸中毒，胎儿血 pH 值降低，缺氧程度与 pH 值的高低呈负相关。胎儿头皮血血气分析适用于宫口开大 1.5cm 以上的产妇。正常胎儿头皮血 pH 值在 7.25~7.35，若 pH 值在 7.20~7.24，提示胎儿轻度缺氧。pH < 7.20，则胎儿有严重酸中毒存在，应尽快娩出胎儿。此法常与胎心监护仪联合使用。胎心率异常者，胎儿头皮血 pH 值异常率高。

4. 胎儿心电图检查 通过胎儿心电图观察，有助于胎儿窘迫的诊断。胎儿缺氧时，其心电图 ST 段抬高或压低，QRS 时限延长 > 0.10 秒。但缺氧不严重时或持续时间不长时，由于胎体的代偿作用，血液再分配，上述心电图改变可不明显。

5. B 超监测

（1）胎盘老化 根据胎盘钙化的多少，B 型超声将胎盘成熟度分为 4 级。①0 级：胎盘内光点分布均匀，绒毛板平滑，无钙化，为未成熟胎盘，常见于孕 29 周前。②1 级：胎盘内出现散在强光点，绒毛板呈微波状起伏，钙化现象开始出现，并随孕周有所增多，胎盘逐渐成熟，常见于 29~36 孕周。③2 级：胎盘内强光点聚集，因而出现线状强回声，绒毛板部分陷入胎盘，钙化更明显，为成熟胎盘，常见于孕 33~40 周。④3 级：胎盘小叶清晰可见，胎盘中心为无回声区而周边回声很强，呈现环状钙化区，绒毛板不齐，此即老化胎盘，多数在孕 37 周后出现。B 超显影作为单一指标判断胎盘功能减低的可靠性差，应结合临床及其他指标综合判断。但若已孕足月，尤其是过期妊娠，B 超发现胎盘老化，应警惕有胎儿缺氧的可能，采取积极的处理措施。

（2）羊水量 利用 B 超可观察羊水暗区的大小，若最大羊水池垂直深度小于 2cm 且局限，或羊水指数 ≤ 5cm，则为羊水过少，应视为羊水状况不良，予以处理。

（3）脐带 有时可发现脐带隐性脱垂、缠绕、打结等引起胎儿窘迫的病因。

（4）胎儿呼吸运动 妊娠晚期如发现胎儿的呼吸呈现喘息型，常提示胎儿宫内缺氧。

（5）胎动 B 超可以观察到胎儿躯干及肢体的活动情况。若 30 分钟内无胎动而有胎心，排除了药物影响及胎儿睡眠因素，则胎儿有死亡危险，应尽快处理。

（6）胎心 B 超下可直接观察到胎心的活动状态及心跳频率，并可对后者计数。

6. 尿雌三醇测定　妊娠晚期多次测定 24 小时尿雌三醇值在 10mg 以下或短期内骤减 30%～40%，表示胎盘功能减退，有慢性胎儿窘迫存在的可能。

【治疗原则】

1. 慢性胎儿窘迫　应针对病因，视孕周、胎儿成熟度和窘迫的严重程度决定处理。

（1）一般处理　多取左侧卧位休息，积极治疗妊娠合并症及并发症。

（2）期待疗法　孕周小，估计胎儿娩出后存活可能性越小，尽量保守治疗以期延长胎龄，同时促胎肺成熟，争取胎儿成熟后终止妊娠。

（3）终止妊娠　接近足月妊娠，估计在娩出后胎儿生存机会极大者，可考虑行剖宫产。

2. 急性胎儿窘迫　应采取果断措施，改善胎儿缺氧状态。

（1）一般处理　左侧卧位，吸氧，纠正脱水、酸中毒及电解质紊乱。

（2）病因治疗　若因使用缩宫素宫缩过强造成胎心率异常减缓者，应立即停止用药，继续观察是否能转为正常。

（3）终止妊娠　病情紧迫或经上述处理无效者。①宫口未开全：应立即行剖宫产术。②宫口开全：胎先露部已达坐骨棘平面以下 3cm 者，应尽快助产经阴道娩出胎儿。

二、主要护理问题

（1）气体交换受损（胎儿）　与子宫、胎盘、胎儿供血供氧不足有关。

（2）焦虑　与担心胎儿生命安全有关。

（3）预感性悲哀　与胎儿可能死亡有关。

三、护理措施

1. 常规护理

（1）立即改变体位，如侧卧、俯卧、直立、坐、站等。如胎膜早破先露部未衔接者应卧床，并适当垫高臀部。

（2）报告医生及给予吸氧，严密监测胎心变化，持续胎心监护。

2. 专科护理

（1）降低胎儿受伤程度的护理

·**急性胎儿窘迫的护理**：①密切监测胎心率，如出现晚期减速，立即通知医生并吸氧、做好剖宫产准备。②因缩宫素使用不当，应遵医嘱立即停用。③宫口开大 3cm 以上可行人工破膜，观察羊水性状。④直肠指检或阴道检查有隐性脐带脱垂或脐带先露时，应立即协助医生在数分钟内结束分娩。⑤宫口开全估计可经阴道分娩，尽量缩短第二产程，做好新生儿窒息抢救准备。⑥胎盘娩出后，仔细检查胎盘、脐带是否异常。

·**慢性胎儿窘迫的护理**：①教会孕妇自数胎动，定时吸氧。②遵医嘱定时听胎心或行胎儿电子监护。③正确留取血尿标本、行胎盘功能检查。④协助医生积极治疗原发病或妊娠合并症。⑤遵医嘱做好剖宫产准备。⑥做好新生儿窒息抢救准备。

（2）纠正胎儿缺氧的护理　①吸氧：孕妇取左侧位，面罩间断吸氧，每次吸 30 分钟。②严密监测胎儿情况：胎心监护或每 10～15 分钟听胎心音 1 次，同时计数胎动，正常胎动次数每小时 3～5 次，12 小时在 30 次以上，若 12 小时低于 10 次，说明胎儿宫内缺氧，监测胎盘功能。③做好终止妊娠准备：经处理缺氧未改善者，及时做好阴道助产手术及剖宫产手术准备，立即结束分娩。同时做好新生儿窒息的抢救准备。

（3）心理护理　①减轻焦虑：向孕产妇提供相关信息，耐心解释胎儿目前状况，产程进展、治疗措施、预期后果及需要孕妇的配合。②提供心理支持：对胎儿不幸死亡的夫妇，护士及家人多陪伴他们，鼓励他们诉说悲伤，给予产妇精神安慰和细心照顾，帮助他们缓解心理压力，接受现实，尽快度过悲伤期，恢复正常工作和生活。

3. 病情观察　观察孕产妇生命体征的变化，严密监测胎心、胎动及羊水情况：一般每 15 分钟听胎心 1 次，慢性胎儿窘迫可行胎盘功能检查和胎心监护，必要时剖腹后取胎儿头皮血行血气分析。

4. 健康指导

（1）向孕妇及家属讲解胎儿窘迫的病因及临床表现。教会自我监测胎动。告知孕妇相应的治疗与护理措施，耐心解答疑问。

（2）向孕妇解释保持心情愉快、情绪放松的重要性，鼓励家属给予爱的表达。

（3）告知吸氧与体位改变对改善胎儿缺氧状态的必要性，请产妇积极配合治疗。

（4）分娩过程中，告知产妇勿大声喊叫，以免引起耗氧增加、酸中毒等不良反应，加重胎儿缺氧。

第二节　胎膜早破

一、疾病概述

【概念与特点】

在临产前胎膜破裂，称为胎膜早破，其发生率占分娩总数的 2.7% ～ 17%。发生在早产者约为足月产的 2.5 ～ 3 倍。胎膜早破可致早产、胎儿窘迫、胎儿肺炎、新生儿肺炎、围生儿病死率增加等，可使孕产妇宫内感染和产褥感染率增加。

【临床特点】

（1）孕妇突然感觉到有较多液体从阴道排出，继而为持续少量阴道流液，或在咳嗽、打喷嚏等腹压增加时阴道流液量增多。有的患者感觉腹部子宫略变小、胎体较原先清楚。阴道流液也可能自行终止。大多孕妇胎膜早破继而诱发宫缩临产。

（2）对母亲的影响主要是增加宫内感染，如羊膜炎和绒毛膜炎以及产褥感染的发病率，严重者可发生败血症，甚至感染性休克死亡。

（3）对胎儿的影响　①诱发早产，增加围生儿的病死率和患病率；②胎儿宫内感染率增高，发生胎儿窘迫，出生后延续为新生儿感染和败血症；③易并发脐带脱垂，死产的发病率增高。

【辅助检查】

（1）实验室检查　①阴道流液 pH 值测定：阴道自身分泌物的 pH 值为 4.5 ～ 5.5，羊水的 pH 值为 7 ～ 7.5。用 pH 值试纸测定阴道液体时，如果 pH≥6.5，胎膜早破的可能性极大。但是一些污染因素，例如精液、尿液、宫颈黏液等，会导致假阳性的出现。②阴道液涂片检查：用消毒吸管吸取阴道液，滴于玻片上，干燥后用显微镜观察。如果见到羊齿植物叶状结晶，就可以确定液体是羊水。③阴道液染色检查：吸取的阴道液，经用 0.5% 硫酸尼罗蓝染色，在显微镜下找到毳毛、橘黄色胎儿上皮细胞即可以证实为羊水，证实胎膜已破。

（2）特殊检查 ①羊膜镜检查：在外阴消毒后，将羊膜镜放入阴道观察胎儿先露部，如果看不到前羊膜囊，即可以诊断胎膜早破。②超声检查：通过超声检查，可以了解羊水量，如果羊水量比较少，而且在先露部位以下未发现羊水，则有可能是胎膜早破。不过超声检查只能辅助检查，不能进行确诊。

【治疗原则】

妊娠 <24 周应终止妊娠；妊娠 28~35 周的孕妇若胎肺不成熟，无感染征象、无胎儿窘迫可期待治疗；若胎肺成熟或有明显感染时，应及时终止妊娠；足月胎膜早破，6 小时未临产者，予以药物引产。

二、主要护理问题

（1）有感染的危险 与胎膜破裂，细菌乘机侵入，造成宫腔感染有关。

（2）有胎儿受伤的危险 与脐带易脱垂，吸入感染羊水发生新生儿肺炎等有关。

（3）自理能力缺陷 与平卧活动受限有关。

（4）焦虑 与担心胎儿及自己的安危有关。

三、护理措施

1. 常规护理 嘱患者提早住院待产，应卧床休息，抬高臀部，保持外阴清洁，防止上行性感染。

2. 专科护理

（1）心理护理 多陪伴产妇，鼓励产妇说出心中的感受和焦虑，及时解答疑问，给予精神安慰，以减轻产妇紧张、恐惧心理，告知产妇及家属在分娩中可能发生的问题、处理措施和注意事项，取得他们的理解和配合。

（2）治疗护理

·**期待疗法**：适当延长孕周，用于妊娠 28~35 周无感染患者。①绝对卧床：取左侧卧位，抬高臀部，防止脐带脱垂造成胎儿宫内窘迫。②应用宫缩抑制剂：常选用硫酸镁、利托君、沙丁胺醇等药物。③密切观察：观察产妇的体温、心率、宫缩、白细胞计数与胎心变化。④促胎肺成熟：妊娠<34周，1周内有可能分娩的孕妇，应用地塞米松6mg肌内注射，1次/12小时，共4次。妊娠32周后选用单疗程治疗。⑤预防感染：保持外阴清洁，避免不必要的肛诊与阴道检查；破膜时间超过12小时以上者，应预防性使用抗生素。⑥脐带脱垂：若宫口开全，先露已达坐骨棘下，应立即协助接产；若宫口未开全，应立即让产妇取头低臀高位，做好剖宫产及抢救新生儿的准备。

·**终止妊娠**：孕35周，胎先露已衔接，胎肺成熟者，如未临产，无感染征象，待其自然分娩；若破膜超过72小时未临产，且宫颈成熟，应引产。如有胎位异常、头盆不称、胎儿窘迫等情况，行剖宫产结束分娩。

3. 病情观察

（1）了解破膜的时间，观察阴道流液的量、性质、颜色、气味，有异常气味或颜色时报告医生处理。如检查未见明显阴道流液，可进一步行阴道窥器检查。

（2）胎儿监护（每日1次），观察胎心、宫缩情况。

（3）注意感染迹象，测量生命体征，每天测体温4次，配合完成血常规检查，注意白细胞计数及C反应蛋白、降钙素原的指标等。

（4）保持会阴清洁卫生，勤换会阴垫。每天消毒液擦洗会阴2次。

（5）胎膜早破超过12小时者，按医嘱预防性使用抗生素；超过24小时者，按医嘱于产后留取胎盘、胎膜、新生儿口鼻分泌物行细菌培养，胎盘进行病理检查。

（6）终止妊娠者，根据其分娩方式给予分娩期护理。

4. 健康指导

（1）积极预防和治疗下生殖道感染。

（2）注意妊娠期卫生，妊娠晚期禁止性生活和盆浴。

（3）避免负重和腹部受撞击。

（4）宫颈口松弛者，应卧床休息，妊娠中期就医。

第八章
妊娠合并内科疾病

第一节　心脏病

一、疾病概述

【概念与特点】

妊娠合并心脏病是产科严重的合并症，因为妊娠和分娩均会增加心脏负担，导致原有心脏病进一步恶化，诱发和加重心力衰竭，占孕产妇死亡原因的第2位，其中以风湿性心脏病最常见，其次是先天性心脏病、妊娠期高血压疾病性心脏病、围生期心肌病等。在妊娠32~34周，分娩期及产褥期的最初3日内，心脏负担最重，是心脏病孕妇最危险期，极易发生心力衰竭，由于缺氧可引起子宫收缩，易致流产、早产、胎儿生长受限、胎儿窘迫甚至胎儿死亡。

【临床特点】

1. 临床特点

（1）症状　①严重或进行性呼吸困难；②进行性端坐呼吸；③阵发性夜间呼吸困难；④咯血；⑤劳力性呼吸困难；⑥与劳力或情绪有关的胸痛、胸闷、心悸、气短；⑦疲乏无力。

（2）体征　①休息时心率超过每分钟110次，呼吸超过每分钟20次；②有舒张期杂音或Ⅲ级和Ⅲ级以上收缩期杂音，性质粗糙，时限较长，尤其有震颤并存；③舒张期奔马律，持续性第二心音分裂，P_2亢进；④有发绀、杵状指（趾）；⑤胸骨左缘隆起；⑥叩诊心浊音界增大，肺底湿啰音。

2. 辅助检查

（1）心电图和心向量图　根据不同的疾病有不同的表现。二尖瓣狭窄显示二尖瓣型"P"波，即 P 波时限延长并呈双峰；房间隔缺损可有完全性右束支传导阻滞、不完全性右束支传导阻滞和右心室肥大，伴心电轴右偏；室间隔缺损可示左心室肥大，左右心室合并肥大，不完全性右束支传导阻滞等变化。肺动脉显著高压时，心电图和心向量图示右心室肥大伴有劳损的变化。发展到心力衰竭时可出现心房颤动、心房扑动、ST 段及 T 波异常改变等。

（2）X 线检查　胸部心、肺相所见与病情轻重有直接关系。轻度病变可无明显改变。中度以上病变可呈现不同的 X 线变化。如二尖瓣狭窄患者可示肺静脉高压，肺静脉扩张、肝淤血，肺野透明度下降，心胸比例增大，右心缘扩大等表现；室间隔缺损可示肺野充血，肺动脉增粗，肺总动脉明显突出，肺门血管影粗而搏动强烈，形成所谓肺门舞蹈症，右心房及右心室增大，主动脉弓影则缩小等。

（3）超声心动图　早期 M 型超声心动图可发现瓣膜病变的图像，但不能诊断瓣膜狭窄的程度、瓣口大小，更不能判断瓣叶的运动及瓣下结构的病变情况。近年来，彩色多普勒血流显像技术广泛采用，可随时观察瓣膜结构整体运动情况、病变位置、病变性质及程度。测定房、室腔大小，血流方向、速度、压力及反流量等。不但在解剖结构而且在血流动力学方面都可提供诊断依据。同时对心内其他结构及功能异常亦可确定，以诊断可能合并存在的病症，是为当前最佳的无创检查方法。

【治疗原则】

1. 非妊娠期　做好心脏病育龄妇女的宣教工作，使其了解妊娠、分娩与心脏病之间的相互影响。并根据心脏病种类、心功能情况及病情决定能否妊娠，对不宜妊娠者，应指导避孕。

（1）可以妊娠　心脏病病情较轻，心功能Ⅰ～Ⅱ级，无心力衰竭史且无其他并发症者，一般可以妊娠。

（2）不宜妊娠　心脏病病情较重，心功能Ⅲ～Ⅳ级，既往有心力衰竭史、肺动脉高压、右向左分流型先天性心脏病，严重心律失常，风湿热活动期；心脏病并发细菌性心内膜炎、心肌炎遗留有严重的心律不齐；围生期心肌病遗留有心脏扩大，不宜妊娠。

2. 妊娠期

（1）终止妊娠　对不宜妊娠者，应在妊娠 12 周前控制心力衰竭后行人工流产术。若妊娠超过 12 周，则应密切监护，积极预防心力衰竭。对于顽固性心力衰竭孕妇，应与内科医生配合，在严密监护下行剖宫产取胎术。

（2）严密监护，预防心力衰竭　对可以妊娠者，应加强产前检查，动态观察心脏功能，正确评估母儿状况，积极预防和治疗各种引起心力衰竭的诱因，适时终止妊娠。

3. 分娩期

（1）心功能Ⅰ～Ⅱ级　胎儿不大，胎位正常，子宫颈条件良好者，可考虑在严密监护下经阴道分娩。

（2）心功能Ⅲ～Ⅳ级　胎儿偏大，产道条件不佳或合并其他并发症者，均应选择剖宫产术终止妊娠。

4. 产褥期　产后 3 日尤其是产后 24 小时内仍是发生心力衰竭的危险时期。应严密监护并指导产妇充足休息，遵医嘱应用广谱抗生素预防感染，直至产后 1 周，无感染征象时停药。心功能Ⅲ级或以上者不宜哺乳。不宜再妊娠者，可在产后 1 周行输卵管结扎术。

二、主要护理问题

（1）心排血量减少　与心脏负担加重，心力衰竭有关。

（2）活动无耐力　与心脏功能不良，缺氧有关。

（3）体液过多　与心脏功能不良有关。

（4）自理能力缺陷　与病情需绝对卧床休息有关。

（5）焦虑、恐惧　与害怕死亡及担心胎儿安危有关。

（6）有心力衰竭的危险　与心脏负荷过重有关。

（7）知识缺乏　缺少与妊娠合并心脏病的自我保护健康知识。

三、护理措施

1. 术前护理

（1）休息　保证充足睡眠，孕妇每天睡眠时间不少于 10 小时，每餐后休息半小时，休息时应采取左侧卧位或半卧位。避免过度劳累和情绪激动，以防诱发心力衰竭。室内保持安静、整洁、空气清新、温湿度适宜。

（2）合理营养　摄取高蛋白、富含维生素、低盐、低脂，且富含多种微量元素如铁、锌、钙等的食物，少食多餐，多食蔬菜、水果，防止便秘。防止体重增加过多，整个妊娠期体重增加不宜超过10kg。自妊娠16周起，每日食盐量不超过4~5g。

（3）心理护理　向孕产妇及家属详细解释妊娠合并心脏病的相关知识，能够识别早期心力衰竭的常见症状及体征。耐心听取孕产妇的主诉，缓解或消除其焦虑、恐惧等心理，使孕妇保持心情开朗、情绪稳定。

2. 专科护理

（1）非妊娠期　对心脏病变较重，心功能Ⅲ级或Ⅲ级以上者，不宜妊娠，严格避孕。

（2）妊娠期　①妊娠20周前每2周1次，20周后每周1次接受心血管内科和产科高危门诊共同监护。心功能Ⅲ级以上有心力衰竭表现者，应住院治疗。②孕妇每日保证8~10小时睡眠，左侧卧位，避免过劳和增大精神压力。③合理营养，妊娠期体重增加<10kg。妊娠4个月限盐，每日量<5g。④防止并纠正贫血、心律失常、妊娠期高血压、各种感染性疾病。⑤指导孕妇及家属了解妊娠合并心脏病有关知识，掌握自我监护方法。

（3）产前住院期间护理　执行产前一般护理常规，并做好以下护理。①卧床休息，必要时半卧位吸氧。②低盐饮食，防止便秘，多食水果及新鲜蔬菜。③做好生活护理，防止孕妇情绪激动。④每日测量体温、脉搏、呼吸4次，脉搏需测量1分钟。⑤严密观察病情变化，特别注意心力衰竭及肺水肿的发生。⑥服用洋地黄者，应严格遵守给药时间及剂量，观察洋地黄中毒反应（恶心、呕吐、黄视、绿视、心率减慢、心律失常）。脉搏低于60次/分时，应及时报告医生。⑦定时听取胎心音，必要时行胎儿电子监护，有产兆者送产房分娩。⑧心力衰竭者应严格控制输液量，以1000ml/24h为宜，输液速度以20~30滴/分为宜。⑨适度安抚，倾听诉说，提供心理支持。

（4）分娩期护理　①评估产妇心功能状态。②协助左侧卧位，上半身抬高30°，持续吸氧。③给予产妇安慰、鼓励，遵医嘱使用镇静剂。④第一产程护理：每15~30分钟测血压、脉搏、呼吸、心率及心律1次；临产后遵医嘱使用抗生素至产后1周左右；使用胎儿电子监护仪评估胎心率变化；鼓励产妇多休息，在 2 次宫缩间歇尽量放松；运用呼吸及腹部按摩缓解宫缩痛；严格控制液体滴速；助产士应始终陪伴产妇身旁，随时解答问题。⑤第二产程护理：避免过早屏气用力；宫口开全后及时行会阴侧切术，经阴道助产缩短第二产程；做好抢救新生儿准备；分娩时指导孕妇于宫缩时张口哈气，间歇时完全放松。⑥第三产程护理：胎儿娩出后，立即在腹部放置 1kg 重沙袋持续 24 小时；遵医嘱肌内注射哌替啶，严密观察血压、脉搏、子宫收缩情况；静脉或肌内注射缩宫素 10 ~ 20U，禁用麦角新碱；产后出血多时，遵医嘱及时输血、输液，并严格控制速度；在产房观察 3 小时，病情稳定后送母婴同室。

（5）产褥期护理　①产后 24 小时内必需静卧，尽量住小房间，保暖、备氧气，遵医嘱给予镇静剂。②遵医嘱继续使用抗生素。③产后 72 小时严格监测心率、心律、呼吸、血压、体温变化，详细记录出入液量。注意识别早期心力衰竭症状。④补液量每日不超过 1500ml，滴数控制在 30 滴/分。⑤注意观察子宫收缩及阴道出血情况。注意观察会阴及腹部切口情况。每日擦洗会阴 2 次。⑥进食低盐、易消化食物，少食多餐，保持大便通畅。⑦注意洋地黄中毒反应，服药前监测心率，如心率 60 次/分以下应立即报告医生。⑧对心功能Ⅰ级、Ⅱ级者，鼓励母乳喂养；心功能Ⅲ级、Ⅳ级者宜退乳，指导人工喂养。⑨出院指导，不适随时复诊。

3. 病情观察

（1）妊娠期　①注意产妇主诉，观察有无气促、发绀、端坐呼吸、咳嗽、颈静脉怒张等。②动态评估心功能，及早发现早期心力衰竭及产科并发症的征兆。③监测胎心音，及早发现胎儿窘迫。指导自我监测的方法，每天数胎动，发现异常及时就诊或报告医务人员。④加强产前检查，一般孕 20 周前每 2 周 1 次，孕 20 周后每周 1 次，有条件者在预产期前 1 ~ 2 周住院待产，心功能Ⅲ级或以上者均应住院治疗。

（2）分娩期　①第一产程：指导减轻宫缩痛的技巧，按医嘱给予地西泮、哌替啶镇痛；监测血压、脉搏、呼吸、心率、心律，若发现早期心力衰竭，按医嘱高浓度面罩给氧，并给去乙酰毛花苷（西地兰）0.4mg 加 50% 葡萄糖 20ml，缓慢静脉注射；必要时 4 ~ 6 小时重复 1 次，注意观察产程进展，监测胎心音。如产程进展受阻、胎儿窘迫或心功能不全进一步恶化，按医嘱做好剖宫产术前准备。指导呼吸减痛法，缓解宫缩疼痛。②第二产程：宫口开全时指导产妇张嘴哈气，避免屏气用力，配合医生行产钳术或胎头吸引术以缩短产程。做好新生儿复苏准备。③第三产程：腹部置 1～2kg 沙袋 24 小时；按医嘱产后立即给予皮下注射吗啡 5～10mg，静脉滴注缩宫素 10～20U；产后需输血、输液时，应控制输入速度。

（3）产褥期 产后 72 小时内严密观察产妇心率、脉搏、呼吸的变化及心功能状态，发现异常及时通知医生。按医嘱正确应用强心药、镇静药和抗生素等药物。心功能Ⅰ级、Ⅱ级产妇可以哺乳，但避免劳累。告诫心功能Ⅲ级或以上者不宜哺乳，并退乳。

4. 健康指导

（1）心脏病妇女，妊娠前应征求内科医生意见，评估心脏功能、病变程度及性质，决定能否承受妊娠及分娩。

（2）心功能Ⅲ级或Ⅲ级以上者，建议不宜妊娠，严格避孕。

（3）加强妊娠期保健，妊娠 20 周前每 2 周 1 次、20 周后每周 1 次接受心血管内科和产科高危门诊共同监护。保证每日至少 10 小时睡眠，2 小时午休，易取左侧卧位或半卧位。减少体力劳动，保持情绪稳定、心情愉快。

（4）低盐饮食，多食水果及新鲜蔬菜，避免便秘。妊娠期体重增加 <10kg。

（5）应避免到公共场所及与传染病患者接触，预防上呼吸道感染；妊娠 5 个月起服用维生素 C 及铁剂预防贫血；20 周起补钙，防止妊娠期高血压疾病的发生。

（6）指导孕妇及家属了解妊娠合并心脏病的相关知识，掌握自我监护方法，告知心力衰竭的诱因及预防方法；学习识别早期心力衰竭的表现，若出现咳嗽、咳粉红色泡沫痰等，应及时住院治疗。

（7）指导产妇在第二产程避免过早屏气用力，于宫缩时张口哈气，间歇时完全放松。

（8）产后 24 小时内必须静卧。指导心功能Ⅰ级者、Ⅱ级者进行母乳喂养，心功能Ⅲ级、Ⅳ级者退乳，并指导家属学习人工喂养的技能及注意事项。

（9）制订出院计划，告知按时复诊。

第二节 急性病毒性肝炎

一、疾病概述

【概念与特点】

病毒性肝炎是严重危害人类健康的传染病，也是孕产妇常见传染病之一，病原主要包括甲型、乙型、丙型、丁型及戊型 5 种病毒。以乙型病毒性肝炎为常见，可发生在妊娠各期，以妊娠晚期发生率高，病情严重。

【临床特点】

（1）症状　全身症状，可有乏力、畏寒、发热及皮肤一过性瘙痒；消化道症状，有食欲减退、恶心、呕吐、便溏、腹胀、肝区疼痛。

（2）体征　妊娠早、中期可触及肝大，有触痛，肝区有叩击痛。重症者可叩有移动性浊音，肝脏进行性缩小；轻者可有皮肤、黏膜黄疸，重者进行性加深，皮肤黏膜有出血点，有肝性脑病史，神志不清、嗜睡、昏迷或烦躁不安。

【辅助检查】

（1）周围血常规　急性期白细胞常稍低或正常，淋巴细胞相对增多，偶可有异常淋巴细胞，但一般不超过 10%，慢性肝炎白细胞常减少。急性重型肝炎则白细胞计数及中性粒细胞百分比均可显著增加。

（2）肝功能试验　能反映肝脏情况的血清酶的种类繁多，临床主要检查反映肝实质损害的酶类。丙氨酸氨基转移酶（ALT）、门冬氨酸氨基转移酶（AST）虽然特异性不强，但较灵敏，国内应用也较广泛，如能除外其他引起升高的因素，特别是当数值很高（大于正常值 10 倍以上）、持续时间较长时，对肝炎的诊断价值很大。AST 有两种，一种是位于细胞质的 ASTs，另一种为 ASTm，存在于肝细胞线粒体中，重型肝炎时以 ASTm 增加为主。由于 ASTm 的半衰期短于 ASTs，故恢复也较早，急性肝炎中 ASTm 持续升高时，有变为慢性的可能。慢性肝炎中 ASTm 持续增多者，应考虑为慢性活动性肝炎。

（3）凝血酶原时间及其活动度的测定　可以判定重型肝炎，如注射维生素 K 后仍明显异常，常表示肝细胞严重受损，预后不良。此外，如胆固醇、胆固醇酯明显降低，亦常提示预后不良，血氨测定有助于肝性脑病的诊断。

【治疗原则】

病毒性肝炎患者原则上不宜妊娠。

1. 妊娠期

（1）轻型病毒性肝炎　治疗原则与非妊娠期病毒性肝炎相同。①妊娠早期：急性病毒性肝炎应积极治疗，可继续妊娠。若为慢性活动性病毒性肝炎，妊娠后对母儿威胁较大，应在适当治疗后终止妊娠。②妊娠中、晚期：尽量避免终止妊娠，避免手术、药物对肝脏的影响。注意休息，积极治疗，预防感染，加强胎儿监护，防治妊娠期高血压疾病，避免妊娠延期或过期。出现黄疸者应立即住院，按重型肝炎处理。

（2）重型肝炎　保护肝脏，积极预防及治疗肝性脑病，改善氨基酸及氨的异常代谢；限制蛋白质的摄入；保持大便通畅；预防 DIC 及肾衰竭。妊娠末期重型肝炎患者经积极治疗 24 小时后以剖宫产终止妊娠。

2. 分娩期

（1）分娩前 1 周肌内注射维生素 K_1，准备好新鲜血浆。

（2）缩短第二产程，子宫开全后行胎头吸引术或产钳术助产。

（3）胎肩娩出后立即静脉注射缩宫素，减少产后出血。

（4）防止产道损伤和胎盘残留。

3. 产褥期

（1）选用对肝脏损害较小的广谱抗生素预防感染；禁用雌激素退乳。

（2）注意新生儿隔离。

（3）进行免疫接种，以防止母婴传播。

二、主要护理问题

（1）营养失调，低于机体需要量 与病毒性肝炎致食欲不振有关。

（2）腹泻 与肝炎病毒感染引起的胃肠功能紊乱有关。

（3）焦虑 与担心疾病对自身及胎儿的影响有关。

（4）活动无耐力 与肝炎病毒感染后消化道功能紊乱，摄入不足，发热、腹泻等消耗增多有关。

（5）有大出血的危险 与凝血功能障碍及胎盘剥离面存在有关。

（6）有感染的危险（新生儿） 与分娩过程及产后接触母体血液、分泌物或乳汁有关。

（7）母乳喂养中断 与母亲病情重和需隔离有关。

（8）知识缺乏 缺乏对肝炎传播途径、传播方式及防治措施等知识。

三、护理措施

1. 常规护理

（1）**休息** 每天保证 9 小时睡眠和适当午睡，避免体力劳动。注意个人卫生与饮食卫生，增强机体抵抗力。急性期应卧床休息，取左侧卧位。

（2）**饮食** 加强营养，给予高碳水化合物、富含维生素、低脂肪食物。对有胆汁淤积或肝昏迷者，应限制蛋白质及脂肪的摄入，必要时静脉输液，纠正水、电解质紊乱。

（3）**心理护理** 向孕妇及家属进行有关病毒性肝炎的知识宣教。讲解妊娠与肝炎的相互影响，消毒隔离的重要性及方法，消除孕妇的思想顾虑，减轻心理负担，树立战胜疾病的信心，积极配合医护治疗。

2. 专科护理 肝炎患者原则上不宜妊娠。妊娠早期发生病毒性肝炎，应行人工流产术。若发生在妊娠中、晚期，一般不主张终止妊娠，经保守治疗无效，病情继续发展时，应考虑终止妊娠。

（1）**妊娠期** ①轻型肝炎：妊娠早期，积极治疗，待病情稳定后行人工流产术；妊娠中、晚期，注意休息，积极治疗，加强监护，避免应用可能损伤肝脏的药物（如雌激素、镇静麻醉药），并预防感染，有黄疸者立即住院，按重型肝炎处理。②重型肝炎：保肝治疗，积极预防及治疗肝性脑病，如改善氨异常代谢，限制蛋白质的摄入，保持大便通畅，减少氨及毒素的吸收。预防弥散性血管内凝血及肾衰竭。妊娠末期重型肝炎患者，经积极治疗24小时后以行剖宫产终止妊娠为宜。因母儿耐受能力差，过度体力消耗可加重肝脏负担，术中尽可能减少出血及缩短手术时间。

（2）分娩期　重型肝炎在短期内行保肝治疗及纠正凝血功能后，选择剖宫产结束分娩。宫颈条件成熟，估计能在短时间内顺利结束分娩者，可选择经阴道分娩。分娩期主要在于防治出血。在预产期前一周每日给予维生素 K_1 20～40mg 肌内注射，并配好新鲜血备用。防滞产，宫口开全后可行胎头吸引术或产钳术助产，缩短第二产程；做好抢救休克和新生窒息准备；必要时留脐血测新生儿乙型肝炎表面抗原。当胎肩娩出后给予宫缩剂，防止产后出血。

3. 病情观察

（1）妊娠期　①妊娠早期观察早孕反应程度，妊娠中、晚期注意血压变化情况，定时产前检查，加强孕期监护。②观察孕妇有无厌油、恶心、腹胀、肝区疼痛、乏力、皮肤巩膜黄染、尿色深黄等现象。③对妊娠合并重型肝炎者应严密监测生命体征，准确记录24小时出入量。严密观察并及时发现性格改变，行为异常，扑翼样震颤等肝性脑病前驱症状。及时发现凝血机制障碍或 DIC 发生的迹象，预防 DIC 及肝肾综合征。

（2）分娩期　密切观察产程进展，持续电子监测胎儿宫内情况。正确处理产程，减少孕妇体力消耗。必要时应用缩宫素或给予阴道助产。观察出血倾向，防止出血。遵医嘱抽血监测凝血功能，密切观察产妇有无口鼻、皮肤黏膜出血倾向。

（3）产褥期　产后每30分钟观察子宫收缩和阴道出血，观察2小时稳定后改为1小时观察1次，再观察4小时稳定后再改为每班1次。每天会阴擦洗消毒2次，保持会阴清洁。仅 HBsAg 阳性者，新生儿经过被动免疫后建议母乳喂养，母血 HBsAg、HbeAg 及抗－HBc 三项阳性及后两项阳性产妇均不宜哺乳。

4. 健康指导

（1）加强教育，重视妊娠期监护。注意营养，摄入富含蛋白质、糖类和维生素的食物以增加抵抗力。

（2）向孕产妇及家属讲解肝炎对母婴的影响，消毒隔离的重要性，以取得孕产妇及家属的理解与配合。

（3）已患肝炎的育龄妇女应避孕，待肝炎痊愈 2 年后再妊娠。乙型、丙型病毒性肝炎患者应在 HBV–DNA 或 HCV–DNA 转阴后妊娠。

（4）患乙型病毒性肝炎的产妇分娩的新生儿，应在完成乙肝疫苗全程免疫接种后抽血检查乙型肝炎病毒感染情况，如表面抗体未产生应就医。

（5）产后母婴应定期到医院随诊。

（6）根据不同类型肝炎的传播方式，指导孕妇及家属做好预防性隔离。

第三节　糖尿病

一、疾病概述

【概念与特点】

妊娠合并糖尿病是指在原有糖尿病的基础上合并妊娠，或妊娠前为隐性糖尿病，妊娠后发展为临床糖尿病者或妊娠期出现糖尿病 3 种情况的孕妇。妊娠合并糖尿病的孕妇在孕期和产期易发生酮症酸中毒，产褥期易发生低血糖；孕妇易并发妊娠期高血压疾病、孕期及产时感染，常发生产程延长及产后出血，胎膜早破致早产，并且孕妇的巨大儿和先天畸形儿、死胎、死产、新生儿呼吸窘迫综合征、新生儿死亡等明显增高。

【临床特点】

1. 临床表现

（1）多饮、多尿、多食及体重减轻　合并感染时可有皮肤化脓感染、真菌性阴道炎、泌尿道、胆道感染症状及其他心血管等慢性并发症症状。腹部过大、羊水过多、巨大儿症状和胎动异常等。

（2）肥胖，宫高、腹围测量大于妊娠周数及其他如羊水过多、巨大儿体征。

【辅助检查】

1. 实验室检查

（1）尿糖及酮体测定　尿糖阳性者应排除妊娠期生理性糖尿，需做糖筛查试验或糖耐量试验。由于糖尿病孕妇妊娠期易出现酮症，故在测定血糖时应同时测定尿酮体以便及时诊断酮症。

（2）糖筛查试验（GCT）　对于以往无糖尿病病史的孕妇，均应进行糖筛查。由于胎盘分泌的各种对抗胰岛素的激素于妊娠 24～28 周快速升高，孕 32～34 周达高峰，导致胰岛素拮抗变得明显或极其明显，所以孕期常规糖筛查时间定为妊娠 24～28 周，而对于有糖尿病高危因素的孕妇则应于首次产前检查时行 GCT。如本次筛查正常但有糖尿病高危因素存在，应该在妊娠 32～34 周再行复查。最常用方法为 50g 葡萄糖负荷试验：将 50g 葡萄糖粉溶于 200ml 水中，5 分钟内喝完，从开始服糖水时计时间，1 小时抽静脉血测血糖值，若 ≥7.8mmol/L 为筛查阳性，应进一步行口服葡萄糖耐量试验（OGTT）；GCT 血糖值在 7.2～7.8mmol/L，如果有糖尿病高危因素存在，应行 OGTT；GCT 血糖值 ≥11.1mmol/L，则患有糖尿病可能性极大，这部分孕妇应首先检查空腹血糖，空腹血糖正常者再行 OGTT，而空腹血糖异常者，不应再做 OGTT，这样既减少了不必要的 OGTT，又避免给糖尿病孕妇增加一次糖负荷。

（3）OGTT　试验前晚 22：00 后禁食，试验日晨将 100g 葡萄糖粉溶于 200ml 温开水中，5 分钟内服完，取空腹及服糖后 1 小时、2 小时静脉血测定血糖值。空腹血糖值上限为 5.1mmol/L，1 小时为 10.0mmol/L，2 小时为 8.5mmol/L。有一项达到或超过，可做出糖尿病的诊断。

（4）肾功能检查　糖尿病孕妇初诊时应详细检查肾功能，以后 1～2 个月复查，包括血尿素氮、肌酐、尿酸、肌酐清除率，24 小时尿蛋白定量，尿培养等，以便及时了解糖尿病孕妇有无合并糖尿病肾病，泌尿系统感染。每次产前检查时应查尿常规。

（5）糖化血红蛋白（HbA$_1$c）测定　正常血红蛋白 A 经糖化后生成 HbA$_1$，HbA$_1$ 在体内缓慢连续生成而且不需要酶的作用，它的水平反映取血前 1～2 个月平均血糖水平。HbA$_1$c 是葡萄糖与血红蛋白发生反应形成的主要产物，为 HbA$_1$ 的主要组成部分，约占 70%，所以 HbA$_1$c 水平测定较 HbA$_1$ 更能直接反应近 1～2 个月血中葡萄糖水平。HbA$_1$c ≥6.5% 为异常。HbA$_1$c 测定是一种评价人体内长期糖代谢情况的方法，早孕期 HbA_1c 升高反映胚胎长期受高血糖环境影响，胎儿畸形及自然流产发生率明显增高。产后应取血测定 HbA_1c，可了解分娩前大约 8 周内的平均血糖值。

（6）果糖胺测定　果糖胺是测定糖化血清蛋白的一种方法，正常值为 0.8% ~2.7%，能反映近 2 ~3 周血糖控制情况，对管理糖尿病、监测需要胰岛素的患者和识别胎儿是否处于高危状态有意义，但不能作为糖尿病的筛查方法。

2. 特殊检查

（1）眼底检查　不论妊娠前有无视网膜病变，妊娠各期均应进行眼底检查。早期呈静脉扩张，有均匀性扩张与不均匀性收缩和扩张两种；继以静脉屈曲而形成动静脉交叉，静脉端毛细血管上常扩张形成微血管瘤。出现微血管瘤后几个月，有渗出物、出血、水肿为第二期，视网膜出血较多时呈不规则片状，渗出物有硬而蜡样及软而棉絮样两种，前者为糖尿病特征之一，可影响患者视力。第三期为增生性视网膜病变，由于玻璃体内出血后增生许多新生小血管与纤维组织而发生，可导致视网膜剥离，视力丧失，常见于 1 型糖尿病久病者或控制较差的 2 型糖尿病患者。

（2）羊水胰岛素及羊水 C 肽测定　可直接反映胎儿胰岛素分泌水平，判断胎儿宫内受累程度，指导临床治疗较孕期血糖监测更有价值。许多研究表明，羊水 C 肽水平在预测胎儿发育及新生儿并发症方面较羊水胰岛素更为可靠。由于取材困难，多次测定不易为患者所接受，目前尚不能广泛用于临床。

【治疗原则】

在妊娠前、孕期、产时、产后都应考虑糖尿病所产生的特殊问题，以预防为主，降低母婴并发症及病死率。

（1）若已有严重心血管病史，肾功能减退或眼底有增生性视网膜炎者，不宜妊娠，如已妊娠，宜早日终止。

（2）继续妊娠者，定时产前检查，积极控制糖尿病，通过饮食控制或药物治疗，使血糖控制在 6.11 ~7.77mmol/L（110 ~140mg/dl），在治疗过程中严密观察母儿情况，选择终止妊娠的最好方案，通常于妊娠 37 ~38 周终止妊娠最为理想。一般从阴道分娩，若胎儿大于 4000g，胎盘功能不良或有其他产科指征应考虑剖宫产术，产褥期需预防感染，防止因巨大儿羊水过多发生产后出血，并监测血糖值，指导治疗。

二、主要护理问题

（1）有感染的危险　与糖尿病时白细胞多种功能缺陷，杀菌作用明显降低有关。

（2）焦虑　与担心胎儿安危有关。

（3）排尿异常　与疾病本身或并发泌尿道感染有关。

（4）有皮肤完整性受损的危险　与疾病并发皮肤感染或阴道炎分泌物刺激、搔抓有关。

（5）有胎儿受伤的危险　与糖尿病胎儿畸形和巨大儿及肺表面活性物质缺乏有关。

三、护理措施

1. 常规护理　注意卫生清洁、预防感染，如保护皮肤清洁、避免破损；勤清洗会阴、勤换内裤。

2. 专科护理

（1）加强围生期保健，及早发现　实行饮食控制与胰岛素治疗，控制血糖水平。教会产妇如何注射胰岛素并能自觉控制饮食。

（2）加强对产妇及胎儿的监测，防止胎死宫内，教会产妇自测胎动的方法。

（3）分娩时行胎心监测，注意巨大儿和肩难产，警惕产后出血的发生。定时观察产妇的子宫收缩和出血情况。

（4）产时和产后需根据血糖水平随时调整胰岛素用量。使用胰岛素时应严格核查制度，防止低血糖的发生。

（5）根据需要使用地塞米松促进胎肺成熟，并做好新生儿的抢救准备工作。

（6）糖尿病患者抵抗力低，易受细菌和真菌的感染，因此，要保持良好的休养环境，产时、产后给予抗生素预防感染，并需注意口腔及皮肤的清洁卫生。

（7）加强新生儿的观察与护理，注意呼吸情况，保暖，加强哺乳，预防低血糖的发生。

（8）鼓励产妇母乳喂养，可降低产后血糖水平。

（9）因妊娠期糖尿病患者易发生糖尿病，建议产妇产后于内科随诊，便于及早发现及早治疗。

3. 病情观察

（1）监测血糖　按医嘱定时监测血糖值，一般在妊娠 10 周前及妊娠 32 周后每周测定 1 次，妊娠中期每 2 周测定 1 次，若超出正常范围，报告医师。新生儿娩出时取脐血检测血糖。

（2）监测胎儿健康状况　妊娠 20 周后，遵医嘱 B 超检查胎儿有无畸形，必要时配合医师检查孕妇的血、尿、羊水，监测胎儿发育、胎儿 - 胎盘功能、胎儿成熟度。妊娠 30 周后进行胎动计数、胎儿电子监测。

（3）监测病情进展及并发症　妊娠 20～32 周，每月做肾功能、眼底、糖化血红蛋白含量检查；妊娠 32 周后，每周检查上述项目 1 次，并及时发现并发妊娠期高血压疾病。

4. 健康指导

（1）生育咨询　对糖尿病妇女的生育问题，应指导其咨询专科医师。对不宜妊娠者，建议用避孕套避孕；若已受孕，劝导其尽早终止妊娠。告知宜妊娠者，须配合治疗，严格控制血糖值，以确保受孕前、孕期、分娩期血糖值在正常范围。

（2）妊娠期保健　对可妊娠者受孕后，检查其执行医嘱情况及血糖值，有异常者，立即复诊。同时，给患者进行与疾病相关的知识讲座，使其配合治疗及护理。

（3）产后复查　交代孕期空腹血糖明显异常的患者，产后尽早复查空腹血糖，血糖值异常者应为糖尿病合并妊娠；血糖值正常者应在产后 6～12 周做葡萄糖耐量试验，若仍异常为患糖尿病；正常者每 3 年检查血糖 1 次。

第四节 妊娠期急性脂肪肝

一、疾病概述

【概念与特点】

妊娠期急性脂肪肝是一种妊娠晚期特有、母婴预后极差的罕见疾病。发病率约为 1/1000 ~ 1/20000，以初产妇及妊娠期高血压疾病居多，有与重型肝炎相似的消化道症状、黄疸、出血倾向和肝、肾衰竭，易误诊为急性重型肝炎，病因不明。本病虽有明显黄疸，但尿胆红素多为阴性，可能与肾小球基底膜增厚、胆红素不能滤过有关。B 型超声显示强回声的"亮肝"，CT 见肝大片密度减低区，对诊断极有帮助。肝活检小叶中心肝细胞急性脂肪变性与急性重型肝炎时肝细胞广泛坏死截然不同。

【临床特点】

（1）大多在妊娠晚期的 32 ~ 38 周发病，一般为初产妇。

（2）起病急骤，大多突然恶心、呕吐，伴上腹痛等。

（3）发病 1 周左右出现黄疸，呈进行性加重。

（4）重症可有腹水及高血压、蛋白尿、水肿等。常并发少尿、胃肠道出血及弥散性血管内凝血。也可出现意识障碍、昏迷等肝性脑病症候。大多在产后数日内死亡。

（5）轻症主要为腹痛、呕吐、黄疸，无少尿、腹水等表现。

【辅助检查】

（1）白细胞增高，达（20 ~ 30）×10^9/L，血小板减少；可见幼红细胞、巨血小板、嗜碱性点彩细胞。

（2）血清胆红素增高 100 ~ 200μmol/L，尿胆红素阴性。

（3）丙氨酸氨基转移酶 100 ~ 500U/L，很小达到 1000U/L。

（4）其他检测 低蛋白血症，可 <15g/L（1.5g/dl）；血尿酸升高；尿素氮增高；低血糖，可 < 0.55 ~ 2.2mmol/L；凝血酶原及部分凝血活酶时间延长。纤维蛋白原降低。

（5）超声检查　肝脏缩小，B超显示弥漫性回声增强，呈雪花状，强弱不均，远场回声衰减，特称亮肝。

（6）CT扫描显示脂肪肝图形。

【治疗原则】

1. 综合治疗

（1）饮食　禁脂肪，低蛋白、高碳水化合物饮食。纠正低血糖。

（2）使用保肝药和维生素C、维生素K、ATP、辅酶A等。

（3）输入新鲜血、血浆、血浆冷沉淀，以纠正凝血因子的消耗。输入新鲜冰冻血浆可补充凝血因子。输入人血白蛋白可纠正低蛋白血症，降低脑水肿的发生率。

（4）早期短期应用糖皮质激素。氢化可的松静脉滴注，每日200～300mg。

（5）防治并发症　①产前发生DIC时可使用肝素抗凝疗法，然后补充凝血因子。②肾衰竭时，腹膜透析或血液透析。③纠正休克，改善微循环障碍。

2. 产科处理

（1）经积极支持疗法后，及早终止妊娠。终止妊娠后可减轻肝脏负担，有可能制止病情的进一步发展。

（2）分娩方式　①剖宫产适用于短期内无分娩可能者。②引产适用于宫颈已成熟、胎儿较小、估计能在短期内分娩者。

二、主要护理问题

（1）焦虑　与担心胎儿安危有关。

（2）有出血的危险　与凝血功能障碍及胎盘剥离面存在有关。

（3）头痛，意识模糊　与肝性脑病有关。

（4）感染　与伴有的多器官功能衰竭，机体抵抗力低下有关。

三、护理措施

1. 常规护理

（1）休息　每天保证9小时睡眠和适当午睡，避免体力劳动。注意个人卫生与饮食卫生，增强机体抵抗力。急性期应卧床休息，取左侧卧位。

（2）饮食　加强营养，给予高碳水化合物、富含维生素、低蛋白食物。对有胆汁淤积或肝昏迷者，应限制蛋白质及脂肪的摄入，必要时静脉输液，纠正水、电解质紊乱。

（3）心理护理　向孕妇及家属进行有关脂肪肝的知识宣教。讲解妊娠与脂肪肝的相互影响，消除孕妇的思想顾虑，减轻心理负担，树立战胜疾病的信心，积极配合医护治疗。

2. 专科护理

（1）出血护理　肝脏是合成凝血因子的重要器官，脂肪肝时患者肝功能降低，有凝血功能障碍。严重者发生 DIC，产后出血超过 1000ml，且为不凝血。应仔细估算出血量及记录性状，这对患者的预后至关重要。于剖宫产后将患者置入 ICU 由专人护理，在患者臀下放置贮血盆，认真计算出血量及性状，发现异常及时通知医生。注意观察子宫收缩及宫底高度，以及注射部位皮肤的瘀斑、瘀点；严密监测凝血时间和凝血酶原时间、纤维蛋白原等，及时送检标本并迅速反馈结果。

（2）肾功能不全的护理　妊娠期急性脂肪肝患者产后易发生急性肾衰竭，由于有效循环血容量不足引起。护士除了监测生命体征、中心静脉压外，给予留置导尿，每小时记录尿量；按医嘱补液输血，监测实验室检查结果，观察高钾血症。

（3）感染的预防　妊娠期急性脂肪肝患者因抵抗力低下，容易合并各种感染。患者置于 ICU 内，层流环境洁净度高并减少来访者，保证患者充足的睡眠和休息；遵医嘱使用对患者肾功能影响小的药物，并注意药物作用和副作用；严格无菌操作，保持切口敷料清洁干燥，保持有创监测管道通畅和所测结果准确；做好会阴部护理，保持导尿管通畅和无菌；同时做好口腔护理及各项基础护理，指导有效咳嗽，防止肺部感染。

（4）用药护理　妊娠期急性脂肪肝患者的支持疗法非常重要。应开通静脉通路，既要有效扩容，又要避免输注速度过快诱发心力衰竭。故需监测中心静脉压以指导输血、输液，在输注血液制品时应严格执行查对制度，避免过分震荡造成浪费；输血过程中密切观察有无输血反应。用药前应仔细查看药品说明书，了解药物的作用和副作用，以在输注时更为得心应手。

3. 病情观察

（1）密切观察患者的生命体征，意识改变，有无扑翼样震颤等。

（2）护理人员还应注意患者的主诉，有无心慌，出冷汗等低血糖症状，并应与肝性脑病的前驱症状相鉴别。

4. 健康指导

（1）了解脂肪肝的病因、发展及预后。

（2）饮食调护。是脂肪肝的重要治疗环节。①注意营养的搭配。重视脂肪的质和量，糖类饮食应适量。②选择有助于降脂的药物。如燕麦、海带、大蒜、洋葱、胡萝卜、山楂等。③养成良好的生活习惯，戒除不良生活习惯。实行一日三餐，过量的摄食、零食、夜食以及追求过分高品质、高热量的调味浓的食物会引起脂肪过度蓄积，应尽量避免。

（3）运动疗法。坚持锻炼身体，以有氧运动为主，如慢跑、中快速步行、骑自行车、上下楼梯等。脂肪肝患者应根据劳累程度和心率选择适当的运动量。运动量以呼吸加快、微微出汗后再坚持锻炼一段时间为宜。运动时间宜在下午或晚上进行。散步最佳时间是晚餐后 45 分钟。运动频率应以每周 3 ~ 5 天为宜。

（4）保持理想体重的重要性。

（5）病情加重时应及时来院就诊。

（6）高血脂、糖尿病、病毒性肝炎患者应及时治疗原发病，监测肝功能及血脂。对肝毒性较大的药物应在医师指导下合理使用。

第五节　急性肾盂肾炎

一、疾病概述

【概念与特点】

急性肾盂肾炎是妊娠常见的一种并发症，发病率占所有孕产妇的 1% ~ 4%。常是细菌从膀胱向上扩散或通过血管与淋巴直接感染的结果。妊娠期泌尿系统解剖生理的特殊变化，更有利于肾盂肾炎的发生，以妊娠晚期和产褥早期为多见。一般为双侧性，以右侧较明显。妊娠期肾盂肾炎有两种表现，一种是无症状性菌尿症，即菌尿确实存在，但无任何尿路感染的症状出现，是妊娠期急性肾盂肾炎发作的重要原因。此类患者占孕期 4%～7%，容易被忽视，如不及时恰当处理，孕期将有 30% 出现急性肾盂肾炎症状。有人认为无症状性菌尿症可引起贫血，20% 菌尿孕妇会发生早产、无脑儿，胎儿脊柱椎裂及脑积水。另一类为症状性肾盂肾炎，除菌尿以外，还有全身临床表现，严重者可发生中毒性休克。急性肾盂肾炎高热引起流产、早产，妊娠早期还可致胎儿神经管发育障碍，故无脑儿的发病率远较正常妊娠者高。

【临床特点】

（1）症状　①无症状菌尿症，只有腰酸痛，易忽视；②症状性肾盂肾炎，高热、寒战、头痛、周身酸痛、恶心、呕吐，有些仅有低热，腰痛、尿频、尿急、尿痛、排尿未尽感。

（2）体征　急性病容，体温可高达 40℃ 以上，肋腰点（腰大肌外缘与第 12 肋骨交叉处）压痛，肾区叩击痛。

【辅助检查】

（1）血细胞计数　血白细胞计数增高，中性粒细胞比例增高。

（2）尿常规　尿色一般无变化，如为脓尿则呈混浊。尿沉渣有成堆的白细胞或脓细胞，红细胞每高倍视野可超过 10 个。偶有发病之初尿检查未发现异常者，需要再次送检。

（3）尿细菌培养　尿细菌培养多数为阳性，常见病原菌为大肠埃希菌，占 75%～85%；其次为副大肠埃希菌、变形杆菌、产气荚膜杆菌、葡萄球菌及粪链球菌，铜绿假单胞菌少见。如细菌培养阳性应做药敏试验。如细菌培养阴性，应想到患者是否使用过抗生素，因为许多肾盂肾炎患者以前曾有过尿路感染，故可能患者已自行开始抗生素治疗，即使抗生素单次口服剂量，也可使尿细菌培养阴性。

（4）血培养　对体温超过 39℃ 者需做血培养，血培养可阳性，细菌种类与尿培养相同。如阳性应进一步做分离培养及药敏试验。

（5）其他检查　①血清肌酐在约 20% 急性肾盂肾炎孕妇中可升高，而同时有 24 小时尿肌酐清除率下降。②有些患者出现血细胞比容下降。

【治疗原则】

（1）有肾盂肾炎史者，初次产前检查时做尿常规及尿细菌培养，以筛选无症状性菌尿。如为阳性可在 2 周内使用有效抗生素治疗，以防妊娠后期发生急性肾盂肾炎。

（2）急性期　需注意休息，注意营养，并给予多量水分，每日尿量宜保持在 2000ml 以上，以利肾盂和输尿管的冲洗和引流。一侧肾盂肾炎时，侧身对侧卧；双侧肾盂肾炎时，则左、右侧轮换侧卧，以减轻对患侧输尿管的压迫。

（3）抗生素的应用　①无症状性菌尿选用副作用小、尿中浓度高的抗菌药，做短程 3～5 日治疗。ⓐ头孢拉定胶囊：250～500mg 口服，每 6 小时一次。ⓑ阿莫西林胶囊：0.5～0.1g 口服，每日 3 次。②急性期病情较急者，则在检查尿的同时给予抗生素治疗，首先给予革兰阴性杆菌敏感或广谱抗菌药物，待细菌培养及药敏试验提示敏感抗生素后再更改药物，一般以 10～14 日为 1 疗程。③伴高热者，可选用下列药物：ⓐ氨苄西林 0.5～1.0g 肌内注射，每 6 小时 1 次；或 2～4g 加入 5% 葡萄糖注射液 1000ml 中静脉滴注，每日 1 次。ⓑ头孢拉定注射剂 4～6g，加入 5% 葡萄糖注射液 1000ml 中静脉滴注，每日 1 次。ⓒ头孢噻肟注射剂 4～6g，加入 5% 葡萄糖注射液 1000ml 中静脉滴注，每日 1 次。ⓓ头孢曲松钠（头孢三嗪）注射剂 2g，稀释后每日静脉滴注 1 次。ⓔ急性肾盂肾炎时最常见的致病菌是大肠埃希菌，可联合应用抗生素，一般先用青霉素加头孢氨苄或氨苄西林，2 周为 1 疗程；若治疗后细菌培养仍为阳性，需继续治疗，直至尿培养 3 次为阴性为止。④对妊娠及胎儿有不良影响的常用抗菌药物需慎用或不用。ⓐ磺胺类药物可致胎儿发生高胆红素血症、胆红素脑病，估计在 2 周内要分娩者不用。ⓑ四环素易致孕妇发生肝脏急性脂肪坏死，胎儿易发生黄齿综合征等，故禁用。ⓒ氨基糖苷类可引起胎儿的听力及前庭损害。⑤急性肾盂肾炎经治疗 3～5 日后即使体温已下降至正常，仍不宜立即停用抗生素，须经多次培养均转阴后才可停药，一般持续用药 10～14 日。

二、主要护理问题

（1）体温过高　与细菌感染引起全身中毒相关。

（2）排尿异常　与泌尿道炎性刺激有关。

（3）焦虑　与担心婴儿安危有关。

（4）有胎儿受损的危险　与胎盘功能减退有关。

三、护理措施

1. 常规护理

（1）加强产前卫生宣教，注意个人卫生，保持外阴部清洁。

（2）急性期应卧床休息，向健侧卧，减少妊娠子宫对输尿管的压迫，使尿液引流通畅。

（3）多饮水，保证入量，使尿量保持在2000ml/d以上，高热者应静脉补液，以稀释尿液，减少刺激症状。

（4）做尿培养选用合适的抗生素，防止体温过高。

（5）定时测体温、脉搏，体温过高应以物理或药物降温。

（6）宜食富含营养、清淡的饮食，多食蔬菜、水果，保持大便通畅。

2. 专科护理

（1）心理护理　医护人员要耐心讲解妊娠急性肾盂肾炎的相关知识，避免患者由于担心胎儿安危、胎儿早产或胎儿发育不良而产生的焦躁、烦恼及不安等消极情绪。应时刻观察患者的情绪变化，适时开展知识宣传，耐心与患者沟通，细心解答患者的提问。将病情好转的实时信息告知患者，缓解患者不安情绪；及时与患者家属沟通并取得患者家属的支持。

（2）尿路刺激的护理　站立或坐位会因肾脏受牵拉而引发疼痛，所以医护人员应嘱咐并监督患者尽量向着未发生感染的体位进行卧床休息，确保尿液排出通畅；嘱咐患者加大饮水量，每天保持3000ml以上的饮水量，加快冲洗尿路的速度；鼓励患者参与能分散注意力的活动，例如聊天、听音乐等。

（3）胎儿妊娠期的监护　急性肾盂肾炎多发生于妊娠期，是一种合并型的疾病。因而在进行护理时，要特别关注细菌毒素及高热因素，这两种因素是引起胎儿流产、发育不良或畸形的主要因素，因此，要加强妊娠期胎儿监护，应每 2 小时进行一次多普勒监测胎心，进行监测时动作要轻柔避免引起宫缩；护理人员如发现孕妇阴道出现流液、流血、孕妇腹痛、宫缩或腹胀等异常情况应马上报告医生，配合医生对其进行处理，若发生保胎失败或胎儿早产的情况，应及时做好接生准备及抢救新生儿工作。

（4）遵医嘱使用抗生素控制感染 最好根据中段尿培养和药敏试验结果而定。首选氨苄西林或头孢菌素类不仅对革兰阴性杆菌起效而且对胎儿和新生儿无不良影响的药物。治疗重症患者使用二联用药联合静脉滴注效果最佳。若发现患者双肾功能不良，要根据病情减少用药量，避免发生药物蓄积中毒。嘱患者及时排尿，并提供必要排尿环境，协助孕妇如厕。

（5）出院后护理要点 妊娠期急性肾盂肾炎是复发率较高的疾病，如在治疗急性肾炎时不及时，急性肾炎转化为慢性肾炎的概率将大大增加，严重危害孕妇及胎儿，因此，在办理出院手续时，医护人员要嘱咐患者坚持用药，按时检查尿常规及按时进行尿培养；患者应大量饮水，保持尿量每日>2500ml；便后清洗外阴，保持外阴清洁、干燥。

3. 病情观察

（1）定时观察胎心及有无子宫收缩和阴道出血情况，防止流产、早产、胎膜早破、胎死宫内等。

（2）医护人员要密切观察患者反应，监测患者呼吸、体温、脉搏及血压应为每 4 小时 l 次；体温如持续在 39℃的患者，医护人员要嘱咐并监督患者卧床休息并采取物理降温的方法，患者出现排汗量大的情况时，要及时更换床单和衣裤，确保患者所处环境的干净整洁；关心患者腰痛情况，观察患者排尿量及尿色，了解患者尿中是否带有坏死组织，提高警惕，谨防并发症的发生。如发现有患者体温持续高于 39℃，医护人员尽快使用冰袋或乙醇擦浴，直到患者体温降到 39℃以下，避免母婴发生高热惊厥及中毒性休克的现象。

4. 健康指导

（1）加强营养，防止贫血，增强机体抵抗力。

（2）积极治疗感染性疾病，注意个人卫生。

（3）确诊后患者需入院治疗。

第六节 肾病综合征

一、疾病概述

【概念与特点】

肾病综合征是由多种原因引起的以蛋白尿、低蛋白血症、高胆固醇血症及明显水肿为特征的一组综合征。妊娠合并肾病综合征是妊娠高血压疾病的一种特殊类型,是由多种肾脏疾病引起的一组综合征,临床上除具有妊娠期高血压疾病表现外,同时伴有大量蛋白尿(尿蛋白 3.5g/24h)、低蛋白血症(血浆蛋白 30g/L)、高胆固醇血症(胆固醇 7.77mmol/L)及高度水肿,后期出现贫血及肾功能障碍。

【临床特点】

(1)蛋白尿 正常成人每天尿蛋白质排泄量不超过 150mg。大量蛋白尿的产生是由于肾小球滤过膜异常所致。正常肾小球滤过膜对血浆蛋白有选择性滤过作用,能有效阻止绝大部分血浆蛋白从肾小球滤过,只有极小量的血浆蛋白进入肾小球滤液。

(2)心血管系统患者血压偏低、脉压小,易昏厥。当不适当使用降压、利尿药时可出现明显低血压甚至循环衰竭、休克等。

(3)水肿 初多见于踝部,呈凹陷性,继则延及到全身,清晨起床时面部水肿明显。水肿时常伴乏力、头晕、食欲不振、恶心、呕吐等。

(4)高脂血症 肾病综合征时脂代谢异常的特点为血浆中几乎各种脂蛋白成分均增加,血浆总胆固醇和低密度脂蛋白胆固醇明显升高,三酰甘油和极低密度脂蛋白胆固醇升高。

【治疗原则】

(1)孕前 严重肾病综合征伴有肾功能不全者不宜妊娠,宜采用避孕措施。

(2)妊娠期 ①一般治疗:ⓐ饮食:以高蛋白、低钠饮食为主。每天摄入蛋白总量按 1~2g/kg 体重,再加上尿中蛋白丧失量来计算。宜摄入蛋、奶等高质量蛋白质。有氮质血症时,蛋白摄入量必须适当限制。ⓑ适当应用利尿剂,可以控制水肿,改善患者一般情况。ⓒ纠正低蛋白血症:间断静脉滴注血浆或人血白蛋白。②孕 32 周后应定期检查胎儿胎盘功能,B 超生物物理评分,多普勒脐动脉、肾动脉、大脑中动脉检查,积极防治妊娠期高血压疾病。如经过治疗,妊娠达到 36 周时应考虑终止妊娠。③定期检查尿蛋白、血浆蛋白、胆固醇以及肾功能,如病情恶化必须考虑终止妊娠。④中医中药综合治疗由于某些肾病综合征对免疫抑制剂治疗反应不佳,持续地从尿中丢失大量蛋白。对于这些患者除对症治疗外,可试用中药治疗。肾病综合征按中医理论,在水肿期,主要表现为脾肾两虚与水津积聚于组织间质,呈本虚而标实的表现,因而治疗宜攻补兼施,即在温肾健脾的基础上利尿消肿。辨证论治为:ⓐ脾肾阳虚型,治则以温肾实脾,兼以利水。方药可用真武汤、济生肾气丸加减。ⓑ脾肾气虚型:治则为益气健脾温肾,方药可用实脾饮或防己茯苓汤合参苓白术散加减。ⓒ肾阴阳俱虚:治则为阴阳双补,方剂可用济生肾气丸、地黄饮子加减。

二、主要护理问题

(1)皮肤损伤和感染 与妊娠合并肾病综合征患者水肿、低蛋白血症有关。

(2)头痛、视物模糊 与妊娠合并肾病综合征患者血压升高有关。

(3)尿量改变、膝反射消失、呼吸加快 与硫酸镁中毒有关。

(4)胎死宫内 与长期高血压、胎盘供血减少,大量蛋白尿,低蛋白血症导致的胎儿生长发育迟缓有关。

(5)心理负担重 与患者长期治疗疗效差,经济负担重有关。

三、护理措施

1. 常规护理

(1)加强皮肤护理 妊娠合并肾病综合征患者由于水肿,低蛋白血症,容易发生皮肤损伤和感染。因此护理人员应加强巡回,保持病房整齐、清洁,每日通风 2 次,协助患者翻身,做好生活护理。严格执行无菌操作,限制陪客,尽量安排患者住单人房间,注意体温变化,及时发现感染征象,及时治疗。

（2）及时准确地执行医嘱，观察药物的疗效和副作用，掌握用药注意事项　硫酸镁是治疗妊娠期高血压疾病的首选解痉药，应用硫酸镁过程中应严格掌握给药速度，观察尿量、膝反射、呼吸。应用柳胺苄心定时，应根据血压调整速度，维持血压在 150/100mmHg 左右为宜，嘱患者不能随意调整速度，起床动作要缓慢，防止直立性低血压。激素治疗时要严格按时按量用药，同时还要注意病室消毒，减少院内交叉感染。白蛋白输注过程中应适当减慢输液速度，防止过多过快进入体内，引起血浆胶体渗透压短时间内急剧升高，大量体液进入血管内增加心脏负担，导致心力衰竭、肺水肿。利尿药一般在输注白蛋白后使用，用药后应注意观察尿量、水肿、腹围、体重变化，通过腹围测量，若发现治疗后症状无明显改善，腹水明显增加时，及时报告医生，终止妊娠。

（3）加强胎儿监测　长期高血压，胎盘供血供氧减少，加上大量蛋白尿，低蛋白血症导致胎儿宫内发育迟缓，经治疗后病情无明显缓解，容易导致胎死宫内。应指导产妇左侧卧位，吸氧、测胎动，改善胎盘供血、供氧，同时加强胎心监护，一旦出现胎动频繁或减少，立即汇报医生。

2. 专科护理

（1）加强心理护理　妊娠合并肾病综合征患者病程长，治疗效果不明显，经济负担重，担心胎儿的预后，易使产妇产生焦虑、悲观的心理。因此，应热情接待患者，加强护患沟通，构建和谐的护患关系，鼓励患者表达内心想法，进行有针对性的心理护理。向患者介绍主治医生，医院设备、技术、既往治疗经验，告诉产妇胎儿娩出后，肾功能有可能恢复，使产妇能坚持配合治疗，树立战胜疾病的信心。

（2）产科处理及护理　妊娠合并肾病综合征患者随孕周增加而逐渐加重，容易导致心、肾衰竭等严重并发症及胎死宫内，适时终止妊娠是保证孕产妇安全及预防围产儿死亡的关键。如果病情无明显恶化，一般于 36 周左右终止妊娠。如果病情显著恶化，肌酐清除率明显增加或出现胎儿窘迫，应及时终止妊娠。通常采取剖宫产或水囊引产终止妊娠，终止妊娠前遵医嘱使用地塞米松促进胎儿肺成熟，预防新生儿肺透明膜病，产后继续监测患者病情变化及肾功能，应用缩宫素预防产后出血。

3. 病情观察　密切观察患者有无头痛、视物模糊。定期测量生命体征，根据患者病情调整测量时间，尤其是开始使用降压药时，每 15～30 分钟测量 1 次，血压降至理想水平时，适当延长测量时间有利于患者休息。详细了解病史、症状、体征、治疗后体重、腹围、水肿改善情况，及时为医生诊断提供第一手资料，使患者得到及时治疗。备齐抢救药品器材，以便应急使用。此外，妊娠合并肾病综合征患者容易与妊娠期高血压疾病相混淆。研究表明，妊娠合并肾病综合征发病早，一般在 28 周左右，多伴有低蛋白血症、高脂血症，胎儿体重明显低于妊娠期高血压疾病患者。

4. 健康指导

（1）积极慎重应对感染　肾病综合征患者血液中的蛋白大量从尿液中流失，流失的物质中，就包括了构成免疫防线的重要成分，如免疫球蛋白、补体等。同时体内白细胞功能下降、锌等微量元素也丢失。这些都严重削弱了机体对外界致病因子的抵御能力。鼓励产妇适当增加蛋白质摄入，纠正低蛋白血症，每日摄入量约为 1g/kg 左右，根据肌酐清除率调整蛋白质摄入量，以优质蛋白为主，如牛奶、鸡蛋、鱼、瘦肉，补充足够热量，少食富含饱和脂肪酸的食物，如动物脂肪。多食富含纤维素、维生素、微量元素食物。适当限制钠盐的摄入，摄盐量 ＜3～5g/d，以减轻水肿，但不可过分，以免影响食欲，加重低蛋白血症。

（2）指导产妇出院后继续按医嘱用药，向产妇说明服用方法、剂量，用药注意事项及用药后反应。定期肾内科门诊随诊。注意休息，避免受凉、上呼吸道感染、重体力劳动、剧烈运动。水肿明显者进低盐饮食；肾功能不良时应限制蛋白质摄入，以优质蛋白为主。保持乐观情绪，有利疾病康复。患者应密切配合医生诊治，尽早明确诊断。有条件者可作肾活检，从细胞结构水平确定疾病性质，然后制定有针对性的治疗方案。

第七节　慢性肾炎

一、疾病概述

【概念与特点】

肾炎是一种溶血性链球菌感染后引起的一种全身性的变态反应性疾病，

最常见的是慢性肾小球肾炎。慢性肾炎分为三型：Ⅰ型以蛋白尿、水肿为主，无高血压，肾功能正常。Ⅱ型有蛋白尿和高血压、肾功能易受损。Ⅲ型有蛋白尿和明显肾功能损害或氮质血症。妊娠使大多数肾小球病变加重，可发生肾衰竭，轻者对母儿影响小，重者则妊娠期高血压疾病发生率高，可有胎儿生长受限、流产、死胎。

【临床特点】

（1）症状　水肿、高血压、贫血、肾功能不全的症状，有时有血尿。

（2）体征　全身或面部可凹性水肿，高血压、贫血、肾功能不全的体征。

【辅助检查】

（1）实验室检查　①尿常规：常在孕前或妊娠 20 周前持续有蛋白尿而发现本病，肾病型的尿蛋白最多。慢性肾炎晚期，肾小球多数毁坏，蛋白漏出反而逐渐减少，因而尿蛋白减少不一定说明疾病的好转，也不能以尿蛋白的多少作为引产的标准。健康肾脏应能浓缩尿液使尿比重达 1.020 以上，而慢性肾炎晚期时因浓缩及稀释能力减退常使尿比重固定于 1.010 左右。视病变轻重程度不同，尿中可出现多少不等的红、白细胞管型。②血常规：慢性肾炎因蛋白质大量丧失和肾脏实质的损坏使肾脏红细胞生成素减少，所以常伴有贫血，属于正常血红蛋白及红细胞型贫血。③肾功能：在疾病早期，肾功能受影响较少，至晚期，各种肾功能检查如酚红试验、内生肌酐和尿素廓清及尿浓缩稀释功能等均有不同程度的减退。参照 Lindheimer 及 Katz（1994）所述，肾功能不全的分度为：①轻度，血肌酐 <132.6μmol/L，舒张压 ≤90mmHg（12kPa）。②中度，血肌酐 ≥132.6μmol/L 和（或）高血压者。③重度，血肌酐 ≥265.2μmol/L 或尿素氮 >10.7mmol/L，表明肾功能丧失 ≥50%。④抗 O 测定：滴度可能升高。

（2）特殊检查　①眼底检查：可见出血及典型符合肾炎之网膜炎。轻度慢性肾炎患者的眼底检查可以正常。②肾活组织检查：国内已有医院在妊娠期做肾脏活组织检查，此对明确诊断、了解病变程度有很大帮助。但妊娠期做此检查，各学者意见不一，主要顾虑是活检后出血不止，反而弊多利少。③B 超检查：可见肾脏缩小。

【治疗原则】

本病治疗以防止或延缓肾功能进行性损害、改善或缓解临床症状及防治严重并发症为主，而不是以消除蛋白尿、血尿为目的。一般采取综合治疗措施，强调休息，避免剧烈运动，限制饮食，预防感染。

二、主要护理问

（1）营养失调，低于机体需要量　与摄入减少、尿蛋白损失及代谢紊乱有关。

（2）体液过多　与肾功能减退、血浆白蛋白过低、饮食蛋白摄入过少及钠盐摄入过多有关。

（3）焦虑　与长期卧床，治疗效果不显著，又因水肿，高血压的影响，使患者感到明显不适有关。

（4）潜在并发症　①药物中毒：与慢性肾炎患者常需应用利尿、激素、细胞毒类药、降压药物，多有不良反应有关。②感染：与营养不良免疫功能低下，长期使用糖皮质激素等因素有关。③肾功能不全：与肾小球病变引起肾功能损害有关。④心功能不全：与长期血压升高致动脉硬化，引起心脏扩大，心律失常，甚至心力衰竭有关。

（5）知识缺乏　与患者对本病相关的危险因素，如感染、高血压、劳累等可促使病情发展的知识缺乏，影响自我防护有关。

三、护理措施

1. 常规护理

（1）适当休息，增加营养，宜补充低蛋白、低盐饮食，给予富含必需氨基酸的高质蛋白，补充维生素。

（2）定期产前检查及尿常规化验、肾功能监测，严密观察病情发展及胎儿生长情况。

（3）取左侧卧位，保证胎儿营养物质的供给。

（4）当血压升高时孕妇有自觉症状，严防子痫发生，并做好抢救准备。

2. 专科护理

（1）根据病情决定是否妊娠，重症者不宜妊娠，已怀孕者应终止。

（2）用药护理　有明显水、钠潴留的患者遵医嘱用利尿剂，注意观察利尿剂的效果、不良反应，如有无出现电解质紊乱、有无出现高凝状态和加重高脂血症等。肾功能不全的患者在使用血管紧张素转化酶抑制剂时，要注意监测有无出现高血钾等。合理应用抗生素。

（3）加强生活护理　①保持清洁的病区环境，定期做好病室空气消毒。②减少病区的探访人数，有上呼吸道感染的探视者应限制探视。③指导和协助患者做好全身皮肤黏膜的清洁卫生，同时保护好水肿部位的皮肤。

（4）促进身心休息　卧床休息能增加肾血流量和尿量，减少蛋白尿，改善肾功能。对有明显水肿、大量蛋白尿、血尿、高血压或急性发作期患者，应指导卧床休息为患者创造一个安静、舒适的环境。对患者出现的不良情绪，鼓励其说出原因，协同家属帮助解决问题。使患者减轻思想负担，解除烦躁、焦虑情绪，安心休息。对轻症者亦应增加卧床时间，避免过劳、受凉，防止呼吸道感染。

（5）维持体液平衡　轻度水肿患者通过适当休息、低盐饮食，水肿可消退或减轻。重度水肿伴少尿量，应限制液体摄入量，每日 1500ml 左右，或按 24 小时液体出入量记录，补充每日所排出液体量，必要时按医嘱应用利尿剂，或间歇补充白蛋白制剂，提高血浆胶体渗透压，以加强利尿效果。

（6）并发症的预防和护理　①感染的预防和护理：加强环境和个人卫生防治措施，保持室内清洁和良好通风，每日紫外线消毒或消毒剂喷雾 1 次，加强个人卫生，保持口腔和皮肤清洁，注意保暖，预防上呼吸道感染，若有咽痛、鼻塞等症状，应卧床休息及时治疗。②心功能不全：积极治疗高血压，严密观察血压变化情况，按医嘱及时调整降压药物，指导患者重视身心休息，限制水盐摄入，经常检查患者心率、心律、呼吸情况，如发现心率增快、心律不规则、呼吸困难、烦躁不安等现象，应立即按医嘱给药，并进行心功能不全的护理。

3. 病情观察

（1）严密观察体温、脉搏、呼吸、血压、尿量，并记录出入量，观察有无腹痛、阴道出血，防止胎盘早剥。

（2）密切观察患者水肿的情况，包括水肿的分布、部位、特点及消长等，注意观察患者有无出现胸腔积液、腹腔积液等全身水肿的征象。密切观察血压的变化，定期测量体重。

（3）严格记录 24 小时的出入量，尤其是尿量的变化情况。

4. 健康指导

（1）让患者了解引起慢性肾炎反复发作及加重的因素，如感染、劳累、妊娠、使用肾毒性药物，这些因素往往会使肾脏功能进一步恶化，应注意避免。

（2）向患者解释低蛋白饮食的重要性，尤其是对于有氮质血症的患者，更应注意蛋白质的合理摄入，以免加重肾衰竭。饮食应注意易消化、热量充足和富含维生素，热量一般为 125.5kJ/（kg·d），碳水化合物和脂类在饮食热量中的比例应适当增加。明显水肿、高血压患者应限制水、钠的摄入。对有氮质血症的患者，应限制蛋白质的摄入量为 0.5～0.8g/（kg·d），其中 60% 以上应为优质蛋白。

（3）让患者了解慢性肾炎的疾病过程及治疗方案，药物治疗的目的及观察用药的治疗反应及不良反应。

（4）指导患者注意休息，避免长期的精神紧张、焦虑、抑郁等，以免加重病情、加速肾功能的衰退。

（5）病情重，病程长、不宜妊娠者应及早人工流产或行绝育术。

第八节　甲状腺功能亢进

一、疾病概述

【概念与特点】

甲状腺功能亢进（简称甲亢）是一种自身免疫性疾病，常由于精神刺激诱发，有家族遗传倾向。由于甲状腺激素分泌过多，产生多方面的影响，使神经－肌肉的兴奋性刺激增加，抑制垂体促性腺激素的作用，以及影响三羧酸循环的氧化磷酸化过程，能量不能以 ATP 的形式予以贮存而消耗殆尽，故在妊娠期间常引起流产、早产、胎儿生长受限、死胎、妊娠期高血压疾病，产时子宫收缩乏力和产后感染等。抗甲状腺药物通过胎盘进入胎儿体内，可引起胎儿甲状腺功能减退、甲状腺肿和畸形。甲状腺抗体其中的一种免疫球蛋白进入胎儿体内可引起新生儿甲状腺功能亢进，出生后 3～4 周消失，故应引起临床重视。

【临床特点】

（1）症状　消瘦、体重减轻、疲乏、多汗、畏热、食欲亢进、情绪激动、失眠、心悸、个别有腹泻。甲状腺危象时，高热39℃以上、焦急、烦躁、大汗淋漓、恶心、厌食、呕吐等。

（2）体征　甲状腺肿大、突眼、神经质、震颤、脉快。甲状腺危象时，脉率达140~160次/分或以上，脉压差大，常有虚脱、休克，甚至昏迷，也可有心房颤动、心力衰竭体征。

【辅助检查】

实验室检查是诊断甲状腺功能亢进的重要手段。正常妇女、孕妇、妊娠合并甲状腺功能亢进者的甲状腺功能的实验检查数据见表8-1。

表8-1　甲状腺功能实验室检查

检查项目	正常妇女	孕妇	妊娠合并甲状腺功能亢进者
基础代谢率（BMR）（%）	< +15	+20 ~ +30	> +30
促甲状腺激素（TSH）（mU/L）	2 ~ 20	正常	明显降低
血清总甲状腺素（TT_4）（nmol/L）	64 ~ 167	轻度增高	明显增高
血清三碘甲状腺原氨酸（TT_3）（nmol/L）	1.8 ~ 2.9	轻度增高	明显增高
甲状腺素结合球蛋白（TBG）（mg/L）	13 ~ 34	轻度增高	明显增高
血清游离 T_3（pmol/L）	2.2 ~ 6.8	轻度增高	明显增高
血清游离 T_4（pmol/L）	10.3 ~ 25.8	轻度增高	明显增高

【治疗原则】

（1）孕12~14周后胎儿甲状腺已有摄碘和合成激素的功能，也能对促甲状腺素起反应。故禁用放射性核素诊断和治疗。

（2）选用的药物以硫脲类为主，丙硫氧嘧啶可作为首选。

（3）抗甲状腺药物可通过胎盘进入胎儿循环，孕妇用药过量可造成胎儿甲状腺功能减退，影响胎儿脑与骨的发育。故孕妇用药剂量宜小，谨防过量。睡眠时脉率在60次/分以下则无须用药。

（4）甲状腺明显肿大产生压迫症状，或经药物治疗不能控制甲状腺功能亢进症状，或怀疑癌变时，应考虑手术治疗。

妊娠合并甲状腺功能亢进为高危妊娠，应加强孕期保健及围生期管理。病情稳定者可待其自然分娩，产程中应用镇静药物，可手术助产缩短第二产程。病情不稳定者积极治疗控制病情，一旦胎儿成熟择期剖宫产分娩。产后或手术后均应选用抗生素预防感染。产后若需继续服用抗甲状腺素药物时不宜哺乳，因为硫脲类药物在乳汁中的浓度为母血浓度的 3 倍，将会影响新生儿的甲状腺功能。

二、主要护理问题

（1）营养失调，低于机体需要量　与疾病和妊娠引起的机体代谢量增高有关。

（2）睡眠形态紊乱　与疾病使神经精神系统兴奋性增高有关。

（3）有胎儿受伤的危险　与甲状腺功能亢进不能控制或治疗药物通过胎盘对胎儿影响有关。

（4）潜在并发症　甲状腺功能亢进心脏病。

（5）感知改变　有视觉丧失的危险，与甲状腺功能亢进所致浸润性突眼有关。

三、护理措施

1. 常规护理

（1）心理护理　加强心理护理，指导患者使用自我调节的方法，如分散注意力，放松等，并鼓励家属与患者沟通，使患者情绪保持最佳状态，鼓励其面对现实，增强战胜疾病的信心。

（2）活动指导　充分休息，避免劳累和噪声干扰，相应调整室温。并发心动过速、甲状腺危象时，应绝对卧床休息。

（3）指导饮食　进食高热量、高蛋白和富含维生素丰富的饮食，补充足量水分，忌饮浓茶、咖啡等刺激饮品，禁食含碘类食品，如海制品等。

2. 专科护理

（1）加强妊娠期对孕妇及胎儿的监护，妊娠 36 周时入院待产。

（2）严格掌握抗甲状腺药物的剂量，剂量为非孕时的半量，不可骤然停药。

（3）尽量争取阴道分娩，临产后给予精神安慰，减轻疼痛，减少能量消耗，吸氧。

（4）预防感染及并发症的发生，注意产后出血及甲状腺危象的发生。

（5）产后能否哺乳，根据服用抗甲状腺激素药物情况而定。

（6）饮食护理　摄入高碳水化合物、高蛋白、富含维生素的饮食，提供足够热量和营养，以补充消耗，满足高代谢需要。

（7）眼睛护理　加强眼球护理，合并严重突眼、恶性突眼者，积极采取保护措施，睡前抬高头部，不能闭合眼睑时需涂眼膏保护球结膜，必要时带眼罩，外出时带茶色眼镜保护眼睛，以减少光线和灰尘的刺激。高枕卧位和限制钠盐摄入可减轻球后水肿，改善眼部症状。

（8）对孕妇及家属提供心理支持，保持病室安静和轻松的气氛，限制探视，减少外来刺激，保证睡眠充足。鼓励孕妇学会自我心理调节，提高应对能力。

（9）药物护理　遵医嘱给药，并注意观察药物的疗效及其不良反应，警惕粒细胞缺乏，定期复查血常规，在用药第1个月，每周检查白细胞1次，1个月后每2周检查1次白细胞。因需长期用药，嘱患者不要任意间断、变更药物剂量或停药。

3. 病情观察　每日测体温、脉搏、呼吸、心率、血压各2次，注意观察患者的生命体征、体重变化、精神及神志状态、出汗及皮肤状况、食欲、腹泻量及次数并记录出入量、甲状腺肿大及突眼症状。若体温增高、脉搏明显加快、焦虑不安、大汗淋漓、厌食、恶心、呕吐、腹泻时，应考虑可能发生甲状腺危象，立即与医生联系。备好急救药品和物品，积极配合治疗工作。

4. 健康指导

（1）环境　要安静、避免劳累和噪声的干扰，保证患者的充足睡眠和休息。

（2）饮食　高蛋白、富含维生素、高热量的饮食；补充足量水分；忌饮浓茶、咖啡等刺激性饮品；禁食含碘的食物如海制品。

（3）日常活动　避免劳累；减轻活动强度，把患者经常使用的物品放在容易取到的地方，在活动或日常生活中，如洗漱时给予必要的帮助等。

（4）心理指导　讲解疾病的转归和常见的检查注意事项；鼓励患者倾诉，表达其内心感受。

（5）医疗护理配合措施　①让患者了解要遵医嘱坚持服药，经过正规治疗后，体重会增加，突眼及甲状腺肿大症状会逐渐改善的各种现象。②定期复查。③指导药物的治疗作用及不良反应。

第九节　甲状腺功能减退

一、疾病概述

【概念与特点】

甲状腺功能减退（简称甲减）是由于甲状腺激素分泌及合成不足或周围组织对甲状腺激素缺乏反应所引起的临床综合征。临床上可分为呆小病、幼年型甲状腺功能减退、成人型甲状腺功能减退。若甲状腺功能减退始于胎儿或新生儿期，称为克汀病；始于性发育前儿童称幼年型甲状腺功能减退；始于成人称成年型甲状腺功能减退。

【临床特点】

起病缓慢、基础代谢率下降、黏液性水肿、易疲劳、畏寒、体重增加、便秘、发凉、干燥、颜面及手肿胀，声音粗而沙哑、毛发稀少、心音慢而弱、心音低沉、智力减退、反应迟钝、记忆力下降、嗜睡、食欲减退、肠蠕动减弱、顽固性便秘。还表现为性欲减退、阳痿。

【治疗原则】

一旦明确诊断孕妇合并甲状腺功能减退，应立即予以治疗，要求在妊娠全过程维持正常的甲状腺激素水平。最理想的是在怀孕前即予以治疗，达到正常甲状腺激素水平后才怀孕。妊娠后仍须严密观察，因有些孕妇需要更大的替代剂量才能维持正常的甲状腺激素水平。妊娠期给予营养指导，注意胎儿生长受限的发生及治疗。妊娠37周收入院，每周行NST检查。甲状腺功能减退孕妇常易发生过期妊娠，虽不需要预产期前终止妊娠，但以不超过 41 周为宜。

二、主要护理问题

（1）便秘　与肠蠕动减弱有关。

（2）社交障碍　与反应迟钝、记忆力下降有关。

（3）感知改变　与甲状腺素缺乏有关。

三、护理措施

1. 常规护理

（1）心理护理　讲解疾病相关知识。鼓励患者参加娱乐活动，调动其参加活动的积极性。关心患者，多与患者交流，谈患者感兴趣的话题或听活泼欢快的音乐，使其心情愉快。

（2）活动指导　鼓励患者进行活动，以刺激胃肠蠕动，促进排便。如严重黏液水肿患者应绝对卧床休息。昏迷者加床档，以防意外。

（3）饮食指导　加强饮食护理，给营养丰富的低热，高蛋白饮食。提高饮食中纤维素的含量，多食富含纤维素的食物，如玉米、荞麦面、豆类、芹菜、蒜苗、萝卜、香蕉等。

2. 专科护理

（1）体温　保持室内温度 20～28℃，如患者体温偏低，应给予热水袋保温及加盖棉被。

（2）吸氧　持续低流量吸氧，氧流量为 2～4L/min。

（3）如患者出现意识障碍，应注意保持呼吸道通畅。

（4）因患者抵抗力差要做好口腔、泌尿系统、皮肤护理，预防各种并发症。①口腔护理：清醒患者每日用冷开水、生理盐水、3% 过氧化氢溶液或复方硼酸溶液清洗口腔 2 次，昏迷患者常张口呼吸，可用两层湿纱布盖于口鼻部，以便吸入的空气得到湿润，避免呼吸道干燥。②泌尿系统的护理：昏迷患者留置导尿管，每 4 小时开放 1 次，每日要进行外阴部护理。③皮肤护理及预防压疮：昏迷患者每 2～3 小时翻身 1 次，并用热湿毛巾擦洗患者骨隆突处及用 50% 红花乙醇做局部按摩。如有排泄物污染床褥应及时更换，并保持床单的清洁、干净、平整，搬动患者时不要拖拉，应用手托起，有条件者睡气垫床或使用压疮贴。及时准确用药，尽快改善控制症状。

3. 病情观察

（1）监测体温、脉搏、呼吸、血压、意识的变化，如发现异常及时通知医生。备抢救器械药品，保暖品。

（2）应用甲状腺激素时，严格执行医嘱，正确给药，严密观察疗效和不良反应。

4. 健康指导

（1）环境　室温保持在 21 ~ 23℃，如体温低于 35℃后应采取保温的措施，加盖毛毯、热水袋或使用升温设备。

（2）饮食指导　①给予营养丰富的低热、高蛋白饮食。②提高饮食中纤维素的含量，多食含纤维素高的食物，如玉米、荞麦面、豆类、芹菜、蒜苗、萝卜、香蕉等。③采用食疗方法，可控制便秘。如用蜂蜜 60g，麻油 30ml，加糖或盐少许，开水冲服，早、晚各 1 次，或晨起空腹服用白开水 500ml。

（3）日常活动　①轻症时，可鼓励患者进行活动，加快肠蠕动，促进排便。②重度黏液水肿患者，应绝对卧床休息。

（4）心理指导　①了解疾病的转归、并发症。②关心患者，多与患者交谈，鼓励患者参加娱乐活动，调动其参加活动的积极性。嘱咐亲友多来探视使其感到温暖和关怀，以增强信心。

（5）医疗护理措施　①坚持定时定量服药。②定期复查。③预防感染。

第十节　肺结核

一、疾病概述

【概念与特点】

肺结核是由结核杆菌引起的呼吸系统慢性疾病，其发生率近年有增高的趋势，且农村高于城市。

妊娠合并肺结核有两种类型：活动性肺结核与非活动性肺结核。非活动性肺结核，或结核病变范围不大，肺功能无改变，对妊娠过程和胎儿发育无明显影响。如病变范围较广的活动性肺结核，尤其心肺功能不全者，妊娠分娩常使病情加剧甚至死亡。胎儿可因缺氧、营养不良导致发育迟缓或死胎，或结核菌破坏胎盘绒毛进入胎体，可引起宫内感染结核病。一般认为新生儿结核病多数由于母亲接触传染而来。

【临床特点】

（1）症状　低热，尤其是午后潮热、消瘦、乏力、盗汗、咳嗽和咯血。

（2）体征　上胸部或肩胛间区听到湿啰音、呼吸音低。

【辅助检查】

（1）实验室检查　①痰液检查：活动性肺结核痰涂片抗酸染色或痰培养可找到结核菌，也可做痰 PCR 法找结核杆菌抗原。痰中找到结核菌是确诊为肺结核的主要依据。②皮肤结核菌素试验是最重要的结核筛选试验。目前试剂为纯化蛋白衍生物已取代旧结核菌素（OT）试验，前者一般不产生非特异性反应，以 5 个结核菌素单位皮内注射，48 小时后硬结大于 10mm 为阳性，5～9mm 为可疑，阴性结果并不能排除结核。

（2）特殊检查　X 线胸片检查对结核的诊断十分重要，可确定肺结核性质，有肺结核病史或家属有肺结核的孕妇，于妊娠中期及足月时宜做 X 线胸片检查，检查时应遮挡腹部。本病患者检查时在肺尖部多见浸润，斑片状小阴影为早期再感染的特征，病变可以液化形成空洞，亦可有硬结、钙化。有时可有肺门纵隔淋巴结肿大、肺段或肺叶不张、胸膜渗出、粟粒型肺结核等。

【治疗原则】

妊娠期加强产前监护，注意休息及营养，积极配合药物或手术治疗。若孕妇纯化蛋白衍生物皮肤敏感试验阳性，无活动性肺结核，需用异烟肼预防治疗，直至分娩；活动性肺结核，应早期、足量、联合用药，以加强疗效和降低细菌的耐药性。分娩时宜采取阴道分娩，尽量缩短第二产程，产后加强营养，注意休息。

二、主要护理问题

（1）疲乏　与结核杆菌感染后，身体消耗过多有关。

（2）焦虑　与担心疾病恶化及危害胎儿安危有关。

（3）母乳喂养中断　与母亲病情和需隔离预防婴儿感染有关。

（4）体温过高　与结核杆菌感染有关。

三、护理措施

1. 常规护理

（1）宜饮食高蛋白、多种维生素和富含矿物质的食物，以增加营养。

（2）向孕妇讲解疾病知识，及早发现活动性肺结核，及早治疗。注意合适的运动和休息，以维持病情稳定。给予精神安慰和鼓励，消除思想负担。

2. 专科护理

（1）妊娠期　①适当休息，供给高蛋白、多种维生素和富含矿物质的食物，并治疗妊娠呕吐。②临床症状明显者，测体温，记录咳痰情况，并定时产前检查。③室内阳光充足，空气新鲜，孕妇勿随地吐痰，注意呼吸道隔离。④应多作户外散步，多晒太阳，以利钙的吸收。⑤选择合适的抗结核药物，防止药物对胎儿的影响，首选异烟肼和乙胺丁醇较好，链霉素、利福平均怀疑有致畸作用。肺结核应早期治疗，联合用药，以加强疗效降低细菌的抗药性。

（2）分娩期　①临产后鼓励孕妇保持良好心态。②鼓励进食，必要时通过静脉补充葡萄糖以增加能量。③吸氧。④注意保暖，避免上呼吸道感染、发热，降低机体抵抗力。

（3）产褥期　①保证充分休息和睡眠，补充足够营养。②新生儿在出生后24小时应接种卡介苗。③分娩后立即退乳，不应接触婴儿，以免传染新生儿。

3. 病情观察

（1）观察体温变化，注意发热规律。

（2）观察痰的颜色、量，有无血痰和咯血征象。

（3）观察药物疗效及不良反应。

4. 健康指导

（1）怀孕咨询　对于肺结核的妇女是否适宜怀孕及何时怀孕等问题，应咨询呼吸内科及产科医生。

（2）指导用药　坚持早期、联合、足量、规律、全程用药。

（3）生活指导　日常生活中注意隔离；饮食宜清淡，加强营养，多食瘦肉，禽类、蛋、鱼、乳品、小米、大枣、百合、莲子、栗子及新鲜蔬果，禁烟酒，少食辛辣、烟熏和干烧食品；有结核中毒症状者应卧床休息；轻症患者可进行正常工作，但应避免过劳和体力劳动，保证充足的休息；恢复期可进行适当的身体锻炼，如散步、打太极拳。

（4）产后应选择工具避孕和外用避孕药避孕。指导患者定期内科复查。

第十一节　贫　血

一、疾病概述

【概念与特点】

由于妊娠期血容量增加，且血浆增加多于红细胞增加，血液呈稀释状态，又称生理性贫血。贫血常以血红蛋白浓度作为诊断标准。当血红蛋白浓度低于100g/L时或红细胞数在 3.5×10^{12}/L 以下，或血细胞比容 <30% 时，便可诊断为病理性贫血。

国内统计妊娠贫血发生率为 10%～20%，以缺铁性贫血为主，巨幼红细胞性贫血为 0.7%，而再生障碍性贫血很少见，发生率约为 0.08%。妊娠合并贫血可导致胎儿发育迟缓、早产、死胎、死产和流产；孕妇因严重贫血可发生贫血性心脏病、充血性心力衰竭和严重感染，病死率增高。

【临床特点】

（1）症状　①一般症状：低热、乏力、头晕、耳鸣、心悸、气短；②消化道症状：食欲不振、消化不良、腹胀腹泻、呕吐；③维生素 B_{12} 缺乏者尚有肢端麻木、针刺或冰冷感觉异常，行走困难；④再生障碍性贫血者有出血及感染的症状。

（2）体征　皮肤黏膜苍白，水肿，口腔炎、舌炎、皮肤毛发干燥、脱发、指甲脆薄、表情淡漠、脾大。

【辅助检查】

（1）缺铁性贫血　①血常规：Hb<110g/L，血涂片呈典型小细胞低色素性贫血，红细胞平均体积<80fl，红细胞平均血红蛋白浓度<32%，网织红细胞正常或减少，白细胞和血小板一般无特殊变化。②血清铁浓度：血清铁浓度能灵敏反映缺铁状况，正常成年妇女血清铁为7～27μmol/L，若孕妇血清铁<6.5μmol/L（35μg/dl），可诊断为缺铁性贫血。③骨髓穿刺：骨髓象为红细胞系增生活跃，以中、晚期幼红细胞增生为主，可见红细胞分裂象，各期幼红细胞体积较小，胞浆少，染色较正常深，偏蓝或呈嗜多色性。边缘不规则，核小而致密，粒细胞及巨核细胞系统多无明显变化。④胃液检查：必要时可进行，常见胃酸减少或缺乏。

（2）巨幼红细胞性贫血　①外周血常规：红细胞呈大细胞性贫血，红细胞平均体积>100fl，红细胞平均血红蛋白含量>32pg，红细胞直径曲线高峰后移，红细胞大小不均及有异形红细胞，网织红细胞大多减少。白细胞轻度或中度减少，中性粒细胞分叶过多，出现5～6叶核或4叶以上核占15%～20%，粒细胞胞体增大，核肿胀。血小板通常减少，可见II型血小板。②叶酸水平：血清叶酸<6.8mmol/L（3ng/ml），红细胞叶酸<227nmol/L（100ng/ml），表示叶酸缺乏。③维生素水平：血清维生素B_{12}<90pg，放射性核素维生素B_{12}吸收试验<7%则可诊断为维生素B_{12}缺乏，但后者在妊娠期应避免进行。④骨髓穿刺：骨髓象红细胞呈巨幼红细胞增生，不同成熟期的巨幼红细胞可占骨髓有核细胞的30%～50%，核染色质呈细网状或筛状、微粒样，常可见核分裂，幼红细胞较多，血红蛋白合成加快，胞浆比较成熟而核发育较慢，呈现核与浆发育不平衡状态。贫血越严重，巨幼红细胞越多。粒细胞系主要是中幼粒细胞以下的晚幼和杆状核粒细胞的胞体增大，核形肿胀，染色质疏松，可有畸形分叶核，粒细胞分叶过多。有时可见6个或10个以上的分叶。巨核细胞系可见形态多增大，亦可正常。核分叶过多，常有断裂，胞浆内颗粒减少。

（3）再生障碍性贫血　①实验室检查：外周血常规中全血细胞减少，有时可能以某系细胞减少更为突出。②特殊检查：骨髓穿刺可确定诊断。骨髓象中各类细胞均减少，如有细胞成分主要为淋巴细胞和浆细胞。骨髓中巨核细胞明显减少或者消失。

【治疗原则】

补充铁剂，支持疗法，必要时输血。

二、主要护理问题

（1）活动无耐力　与贫血、缺氧、食欲不振有关。

（2）有感染的危险　与贫血导致机体的抵抗力降低有关。

（3）有胎儿受伤的危险　与贫血使得胎盘缺氧引起胎儿窘迫、死胎、胎儿生长受限有关。

（4）焦虑　与担心身体状况和胎儿预后有关。

（5）知识缺乏　与缺铁性贫血相关知识的缺乏有关。

（6）便秘　与服用铁剂有关。

三、护理措施

1. 常规护理

（1）妊娠前应积极治疗慢性失血性疾病。妊娠期定期进行产前检查。

（2）活动与休息　保证充足睡眠，采取左侧卧位，根据身体状况进行适当体力活动，避免劳累；严重贫血者充分休息并注意安全，避免因头晕、乏力晕倒而发生意外；指导母乳喂养，但要避免疲劳，重度贫血不宜哺乳者指导产妇及家属人工喂养的方法。

（3）饮食　指导孕妇加强营养，摄取高铁、高蛋白质、富含维生素 C 的食物以及含铁丰富的食物，如动物肝脏、瘦肉、蛋类、豆类等。纠正长期偏食等不良饮食习惯。

（4）心理护理　向孕产妇及家属介绍妊娠合并贫血的相关知识，以解除其焦虑心理。对重度贫血不宜哺乳者，应详细讲解原因，并指导产妇及家人掌握人工喂养的方法。提供家庭支持，加强亲子互动，避免产后抑郁。

2. 专科护理

（1）治疗护理 ①指导正确补充铁剂纠正贫血：以口服铁剂为主，妊娠4个月后，可给予硫酸亚铁0.3g，每天3次，同时服用维生素C 300mg以促进铁剂吸收。宜餐后服用铁剂，减少对胃黏膜的刺激。服用铁剂后，由于铁与肠内硫化氢作用而形成黑色大便，应予以解释。如口服效果较差，重度贫血，严重胃肠道反应不能口服铁剂者，可给予右旋糖酐铁或山梨醇铁深部肌内注射。②重度贫血：血红蛋白浓度低于60g/L，接近预产期或短期内行剖宫产术者，宜少量多次输血，最好补充浓缩红细胞。

（2）预防并发症 ①预防感染：预防上呼吸道感染及泌尿系统感染。接产过程严格执行无菌操作规程，产后做好会阴护理，保持外阴清洁干燥，按医嘱给予抗生素，严密观察有无感染征象。②贫血：产妇易发生因宫缩乏力所致的产后出血，且贫血对失血的耐受力差，密切观察子宫收缩情况及阴道出现量（按摩子宫监测子宫高度和质地软硬），警惕宫缩乏力导致产后出血。出血多时及时给予输血，注意速度和量，避免引起急性心力衰竭。

3. 病情观察

（1）观察皮肤黏膜、甲床，血红蛋白的情况。按医嘱补充铁剂，必要时输血。有慢性失血病史者积极治疗原发病。

（2）注意孕妇有无乏力、头晕、眼花、心悸、气促等。

（3）加强胎心率及胎动情况的监测。分娩前备血，落实产程监护措施，防止产程延长及严格无菌操作。产后注意子宫收缩的情况，按医嘱应用子宫收缩药和抗生素，注意产后出血的预防。

4. 健康指导

（1）妇女于妊娠前后积极治疗易引起贫血的疾病。

（2）进行预防贫血相关知识的教育，指导孕妇合理饮食，纠正偏食习惯，多食富含铁质的食物。

（3）妊娠中期遵医嘱补充铁剂、维生素C等。

（4）加强产后营养指导，注意休息。加强计划生育指导，避免生育过多。

第十二节　特发性血小板减少性紫癜

一、疾病概述

【概念与特点】

妊娠合并血小板减少性紫癜（ITP）分原发性（特发性）和继发性两种，前者是一种自身免疫性疾病，由脾脏产生抗体，即血小板相关免疫球蛋白，与血小板表面结合，使血小板在脾脏内破坏；少数由肝脏和骨髓的巨噬细胞破坏，使血小板减少。抗血小板抗体属 IgG，可以通过胎盘，引起胎儿、新生儿的血小板减少，使新生儿出生时血小板暂时性降低，增加了严重出血尤其是颅内出血的危险。后者常与子痫前期或子痫、胎盘早剥致 DIC 或病毒感染、药物过敏、变态反应疾病等有关。

【临床特点】

孕妇以黏膜或皮下出血为主，还有牙龈出血、鼻出血。严重出血如胃肠道、泌尿道出血仅见于血小板计数低于 $10 \times 10^9/L$ 者。主要体征为紫癜遍及肢体、上胸部和颈部。90% 患者脾脏未触及，很少有发热或其他不适。发病呈急性或慢性，急性者多发生于 2~6 岁，慢性型常见于 20~40 岁妇女。发作为渐进性和间歇性，也可暂时性缓解数周，数月或数年。出血可表现仅局限于一个部位，如鼻出血、血尿。

【辅助检查】

（1）血常规及血小板计数　血小板值 $< 100 \times 10^9/L$，严重出血者 $< 20 \times 10^9/L$，或血小板功能缺陷，红细胞、血红蛋白下降。

（2）凝血酶原及凝血时间　延长、血块收缩不良、毛细血管脆性试验阳性、凝血酶原消耗不良。

（3）骨髓穿刺涂片　示巨核细胞正常或增多，可伴有成熟障碍。

【治疗原则】

对症支持治疗，抗感染。

二、主要护理问题

（1）出血　与血小板减少有关。

（2）感染　与出血及孕产妇抵抗力低，手术或分娩时组织损伤有关。

（3）焦虑　与担心贫血影响胎儿预后有关。

三、护理措施

1. 常规护理

（1）了解既往有无皮肤黏膜出血、月经过多等病史以及产前检查情况。

（2）观察面色、脉搏及血压，有无头痛、嗜睡、神志模糊。

（3）注意出血症状　留意有无出血倾向，皮肤、黏膜有无出血点、瘀点、瘀斑，有无鼻出血、牙龈出血以及呕血、便血。注意个人安全，防跌倒、碰撞等。

（4）按医嘱定期复查，有阴道出血增多应及时就诊。

2. 专科护理

（1）妊娠期　①休息与活动：减少活动量，避免外伤。②饮食护理：多食优质蛋白质、铁、钙、磷及维生素食物；避免食用过硬、过热及腌制类食物。③协助检查：检测血小板计数，抽取血标本时尽量做到"一针见血"。

（2）分娩期　分娩前将血小板计数尽可能提高到 $50 \times 10^9/L$，按照医嘱输注血小板，使用糖皮质激素及宫缩药物，预防产后出血。

（3）产褥期　保持产妇皮肤及口腔清洁，防止破损，产后每天擦洗会阴 2 次。

3. 病情观察

（1）妊娠期　①观察皮肤、黏膜有无出血点、瘀斑，有无牙龈出血、鼻出血、呕血、便血。必要时定期送验大便隐血试验，注意患者尿液颜色。②观察面色、脉搏、血压，注意观察有无头痛、嗜睡、神志模糊等神经系统症状。若发现神志异常、面色苍白、四肢发冷、出冷汗和心悸等及时报告医生，采取抢救措施。③指导孕妇自数胎动，定时进行胎儿电子监护，按医嘱给予低流量吸氧。④静脉穿刺后用棉球按压进针处 10 分钟以上，直至不出血为止。尽量少用肌内注射，防止深部出血。

（2）分娩期　①加强产程监护，血小板计数 $> 50 \times 10^9/L$ 且凝血功能正常者可经阴道分娩，但应避免产程延长及复杂的阴道助产。密切观察产妇神志、生命体征及皮肤有无出血点，正确处理第三产程，及时检查及正确处理软产道损伤。②刮宫产术要实施硬膜外麻醉者血小板计数需超过 $80 \times 10^9/L$。

（3）产褥期　①观察恶露的量、色、味，切口有无渗血和渗液，有留置尿管者，注意观察有无血尿出现。②监测体温情况，了解产后血小板计数检测结果。③密切监测新生儿血小板计数情况，是否施行母乳喂哺视母亲病情及新生儿血小板情况而定。④防止乳头损伤或乳胀引起的乳腺炎。

4. 健康指导

（1）饮食指导　给予富含维生素、蛋白质的食物。进食清淡、易消化、少刺激、无渣食物，因粗糙及咀嚼费力的食物可引起口腔黏膜及胃肠道出血，有消化道出血时应禁食。

（2）行为指导　常洗澡保持皮肤清洁，勿用指甲搔抓皮肤，以预防皮肤出血或紫癜加重。保持大便通畅，避免激动，因便秘、激动可诱发和加重出血。减少外出，避免上呼吸道感染，预防感染。

（3）作息指导　保证适当休息，避免过度劳累，急性发作时应卧床休息，出血严重时绝对卧床休息。

（4）心理指导　ITP 患者的心理反应是极其复杂的，慢性型因病程长、反复发作可出现各种心理问题，医护要多与患者沟通，了解其心理问题，采取疏导、安慰、支持、鼓励等方法，引导患者以积极的态度和良好的情况对待疾病，加强自我心理调节能力，必要时给予放松疗法、音乐疗法、心理行为治疗。建立良好的家庭环境，给患者提供心理支持。

（5）疾病知识指导　介绍本病的病因、发病机制、临床表现、治疗方法、疾病转归等。增强患者对生活方式改变及药物治疗的依从性。

第十三节　妊娠合并系统性红斑狼疮

一、疾病概述

【概念与特点】

系统性红斑狼疮（SLE）是一多因素（遗传、性激素、环境、感染、药物、免疫反应等）参与的特异性的自身免疫病。以病情累及多系统多器官、临床表现复杂、血液中产生多种自身抗体为特征。

【临床特点】

多数患者在病程中有关节痛，最常见于指、腕、膝等关节，伴红肿者少见，偶有指关节变形，常见表现为不对称多关节痛，呈间歇性。患者在病程中有皮肤损害，表现为蝶形红斑、盘状红斑、红点、紫癜或紫斑等。

【治疗原则】

（1）一般治疗　避免过度劳累，卧床休息，尤其需要避免日晒，防止受凉、上呼吸道感染及其他感染，注意营养及维生素的补充，以增强机体抵抗力。

（2）生育指导　妊娠合并系统性红斑狼疮对母婴双方均有极大危害，因此妊娠合并系统性红斑狼疮患者须注意避孕，须应用工具避孕，因药物避孕可激发血管病变，因而禁忌。在病情缓解半年以上或在控制期才允许怀孕；活动期和有明显心肾功能损害者应作流产，及时终止妊娠。已生育者最好在缓解期做输卵管绝育术。

（3）免疫抑制剂治疗　①糖皮质激素：妊娠期及产后常规应用糖皮质激素治疗。剂量：孕前已停药者，服泼尼松（强的松）5～10mg/d。孕前如持续服用泼尼松（强的松）5～15mg者，孕期加倍，并根据病情活动情况来调整剂量，但不超过60mg/d。如激素治疗不够满意时可加用雷公藤。严重恶化者，大剂量甲泼尼龙60～100mg静脉滴注，以快速控制病情。病情稳定1～2周后逐渐减量，每天减量为总剂量的1/10，减至口服泼尼松（强的松）10～15mg/d作为维持量。为防止分娩期或产后恶化，在临产及产褥早期应适当增加剂量。②硫唑嘌呤：近年已较多用于重症患者，且常与泼尼松（强的松）联用，可增加疗效。但已发现胎儿生长受限发生率高，新生儿有暂时性淋巴细胞减少，免疫球蛋白合成明显减低，胸部X线片见胸腺缩小，为保安全应慎用或不用。

（4）抗凝治疗　①阿司匹林：口服阿司匹林50～75mg/d，能降低血小板聚集，预防绒毛微血管血栓形成。但大剂量可增加分娩期失血量，引起胎儿、新生儿凝血障碍及动脉导管早闭导致围生儿病死率增高。②肝素：有建议对有死胎史者可应用低分子肝素钠注射液，长期使用无须监测部分凝血活酶时间等血凝参数，也无须反复调整药物剂量。用法：200U/kg，每日1次，皮下注射；或100U/kg，每日2次。最大剂量≤1.8万U/d。低分子肝素钠注射液具有溶栓、改善胎盘循环作用，可争取胎儿存活，改进围生儿预后。

（5）产科处理 ①孕期监护：按高危妊娠处理，校正孕周，常规胎儿监护，包括胎动、胎心监护。妊娠晚期则行胎儿生物物理学评分。②分娩时处理：要行干预性早产时，须先行羊膜腔穿刺，抽羊水测 L/S 比值，同时将地塞米松 10mg 注入羊膜腔，促胎儿肺成熟。L/S≥2，可及时终止妊娠。单纯 SLE 并非剖宫产指征，宜按照病情个别考虑，应用低位产钳以缩短第二产程或做选择性剖宫产。③免疫抑制剂应用：为了避免产时或产后 SLE 病情加重，临产开始泼尼松（强的松）剂量加倍（不超过 60mg/d），并加用氢化可的松 100mg 静脉滴注，持续至产后 2～3 天。产后 2～4 周起逐渐减少泼尼松用量。严重肾型 SLE 伴大量蛋白尿，产后加用环磷酰胺 800～1000mg 静脉滴注，每 4 周 1 次或加用硫唑嘌呤 50mg/d 口服。肝、脾大，血小板进行性下降者，长春新碱每周 2mg，静脉滴注。④母乳喂养问题：因泼尼松可通过乳汁排出，产后不宜哺乳。

二、主要护理问题

（1）疼痛 与炎症和免疫反应所致的组织损伤有关。

（2）有皮肤完整性受损的危险 与炎症反应、血管收缩有关。

三、护理措施

1. 常规护理

（1）心理护理 关心患者，了解患者的思想、生活及工作情况，消除患者对疾病的恐惧心理和悲观情绪。

（2）饮食 宜清淡、低盐、低脂肪、高蛋白。

（3）活动指导 协助患者取舒适体位，尽量让关节处于功能位置；支起盖被，避免下肢受压。遵医嘱服药，必要时服止痛剂。

2. 专科护理

（1）针对性实施护理措施 ①发现病情异常变化及时通知医生，遵医嘱予用药及对症处理。注意观察用药及对症处理的效果，做好记录。②给予患者正确的饮食指导，配合疾病的治疗：消化道出血者予禁食禁水；肺动脉高压者予高纤维饮食以保持大便通畅；高血压、水肿、肾功能下降者予低盐低脂优质蛋白饮食，水肿者限制每日饮水量；高热者予高热量、高蛋白、富含维生素的清淡饮食。③产后病情加重，原发病治疗上通常加大激素用量并加用免疫抑制剂，预防感染。护理上做到：保持病室清洁，定时开窗通风，嘱患者注意保暖，加强个人卫生。协助患者保持口腔、皮肤、会阴的清洁；护理操作严格无菌原则；限制探视人员；避免交叉感染。

（2）加强心理护理　评估患者心理状况，给予针对性的心理帮助。产后病情加重使患者出现抑郁，给予患者心理疏导。告之患者保持情绪稳定、心情舒畅，积极配合治疗有益于病情的好转；同时做好与患者家属的沟通，及时将婴儿成长的良好状况告诉患者，有利于患者安心接受治疗。

3. 病情观察

（1）对于血小板下降的患者关注意识状况，警惕脑出血发生；观察皮肤黏膜有无出血点；观察痰、尿、便的颜色和性质，警惕消化道出血；对于产后患者注意观察恶露，阴道流血量、颜色和性质。对于血红蛋白下降的患者注意有无憋气主诉及血氧饱和度变化，警惕低氧血症发生。对于白细胞下降的患者注意观察体温变化，警惕感染发生。

（2）对于肾脏受累的患者注意监测血压变化、24小时出入量及每日体重。有水肿及盆腔、腹腔积液者注意观察水肿的部位、程度、面积、测量腹围。

（3）重视患者的不适主诉　心慌、乏力、胸闷、憋气，尤其是对肺动脉高压患者要警惕猝死的发生。

（4）对于合并感染的患者注意观察生命体征变化，积极给予抗感染治疗，警惕休克发生。

4. 健康指导

（1）饮食　患者已有肾衰竭，则禁食香蕉、苹果、橙子、西红柿等含钾的食物。芹菜、无花果，蘑菇、烟熏食物、苜蓿类种子、豆类等可诱发红斑狼疮，应尽量避免。

（2）日常活动　避免长期过度的紧张工作和劳累，保证充足的睡眠。

（3）心理指导　保持平静的心境，有一个良好的养病、治病的环境，精神愉快，积极乐观，正确认识疾病的危害性，合理的安排工作学习。

（4）医疗护理措施的配合　活动期应积极治疗，使其缓解，缓解期要调整用药，减少药物不良反应，防止疾病复发。指导患者正确服药。

第九章
妊娠合并外科疾病

第一节　妊娠合并急性阑尾炎

一、疾病概述

【概念与特点】

急性阑尾炎是妊娠期最常见的外科并发症。妊娠期急性阑尾炎的发病率与非妊娠期相同，为 0.5‰~1‰，可发生在妊娠各期，但分娩期与产后少见。通常认为妊娠与急性阑尾炎的发生无内在联系。由于妊娠子宫逐月增大，阑尾的位置随之改变，故阑尾炎妊娠期时的症状和体征与非妊娠时有很大差异，且病情发展快，增加了诊断的难度，导致诊断困难。妊娠期急性阑尾炎是一种比较严重的并发症，应及时诊断和处理，以改善母儿预后。

【临床特点】

（1）发热、恶心、呕吐。

（2）随着妊娠月份的增大，阑尾的位置不断上移，麦氏压痛点向右上方不断升高。

（3）由于妊娠期盆腔充血，炎症进展非常迅速，阑尾容易发生穿孔，很快造成弥漫性腹膜炎。

（4）腹部炎症刺激子宫易诱发流产、早产。

【辅助检查】

（1）血常规　妊娠期白细胞计数呈生理性增加，至孕晚期可达 $(9~10)\times10^9/L$。分娩或应激状态时可达 $25\times10^9/L$。因此，仅用白细胞计数增高协助诊断阑尾炎意义不大。如分类有核左移，中性粒细胞超过80%或白细胞持续≥$18×10^9$/L则有临床意义。

（2）B超　B超是简单安全的检查方法。阑尾炎时由于阑尾壁水肿、充血、渗出，使阑尾呈低回声状结构，僵硬而压之不变，横切面呈同心圆似的靶样图像，直径≥7mm时为阑尾炎的超声诊断标准。脓肿形成时，则可见右侧腹部局部肿块及中心液化区。

【治疗原则】

妊娠期急性阑尾炎一般不主张保守治疗。一旦确诊，应在积极抗感染治疗的同时，立即手术治疗尤其在妊娠中、晚期。高度怀疑急性阑尾炎，若一时难以确诊，特别是病情继续进展者，应放宽剖腹探查指征，及时果断采取手术治疗，以免贻误病情。

二、主要护理问题

（1）潜在并发症——弥漫性腹膜炎　随着孕周增大，阑尾的位置上移，炎症不易局限。

（2）有新生儿受伤的危险　炎症波及子宫浆膜，可诱发子宫收缩，从而影响胎儿。

三、护理措施

1. 常规护理

（1）心理护理　耐心做好解释安抚工作。

（2）提供安静舒适环境。

2. 专科护理

（1）遵医嘱使用抗生素，控制感染。

（2）指导产妇做好胎动的自我监测，如有异常及时处理。

（3）严密监测生命体征，并做好记录。

（4）手术孕妇的护理　①体位：术后，一般平卧6小时后改为半卧位，以利于引流。②休息与活动：胎心正常，没有早产先兆时，应鼓励其早期下床活动，以避免肠粘连等并发症的发生。如果有产科异常情况，需卧床休息并推迟下床活动，可床上翻身及活动关节。③饮食护理：肠蠕动恢复后须循序渐进按照清流质、流质、半流质、普通饮食的顺序给予种营养素齐全的高营养饮食。④管道护理：有引流管的孕妇，下床时要注意妥善固定引流管，保持引流管通畅，防止脱落或逆流，观察引流液的性质、量。⑤病情观察：严密监测胎心、胎动、宫缩及阴道出血情况，必要时行胎心率监测。指导孕妇做好胎动的自我监测，如有异常及时处理。监测生命体征，并做好记录。⑥用药护理：继续应用抗生素预防术后感染。并给予安胎药物如硫酸镁、利托君减少流产、早产的发生概率。严格各项无菌操作。⑦健康指导：做好出院指导，做好孕妇的围生期保健工作。

3. 病情观察

（1）严密监测胎心、胎动、腹痛、宫缩剂阴道出血、流液情况，必要时行胎心率监测，如有异常及时通知医生进行处理。

（2）非手术治疗的孕妇，注意观察腹痛有无加重、体温及白细胞有无升高。

（3）监测生命体征，并做好记录。

4. 健康指导　做好出院指导，做好围生期保健工作。

第二节　妊娠合并急性胆囊炎

一、疾病概述

【概念与特点】

急性胆囊炎系由化学刺激和细菌感染引起的急性胆囊炎性疾病。多发生于有结石的胆囊，亦可继发于胆管结石、胆管感染、胆道蛔虫症等疾病。临床上有急性水肿型和急性化脓型两种类型，其临床表现可有发热、右上腹部疼痛和压痛、恶心、呕吐、轻度黄疸和白细胞增多等。本病女性比男性多2～3倍，尤其多见于中年、肥胖者，其发病率与胆石症大致相仿。

【临床特点】

一般为饱餐或过度疲劳后发生，夜间多见，疼痛为突发性，右上腹多见，也可见于上腹部正中或剑突下，阵发性加剧。疼痛可放射至右肩部、右肩胛下角或右腰部，少数患者可放射至左肩部。70%～90%的患者可有恶心和呕吐；80%左右的患者出现寒战、发热；25%左右的患者合并黄疸。严重感染时可出现休克。右上腹压痛明显，右季肋下可触及肿大的胆囊，并发腹膜炎时可有腹肌紧张和反跳痛，部分患者墨菲征阳性，妊娠晚期由于增大的子宫掩盖，腹部体征可不明显。

【治疗原则】

以保守治疗为主，适当控制饮食，缓解症状，给予抗生素预防感染，消除并发症，必要时手术治疗。

二、主要护理问题

（1）潜在并发症——弥漫性腹膜炎　随着孕周增大，炎症不易局限。

（2）有新生儿受伤的危险　炎症波及子宫浆膜，可诱发子宫收缩，从而影响胎儿。

三、护理措施

1. 常规护理

（1）心理护理　与患者担心自身疾病和胎儿健康有关。患者常出现紧张、焦虑、恐惧心理。仔细评估患者的心理状况。避免因心理因素导致的疾病加重，影响孕妇和胎儿的健康。

（2）卧床休息　疼痛发作时卧床休息，采取舒适体位（以左侧卧位为主），缓解后可适当活动；指导其有节律地深呼吸，听轻柔音乐，以分散注意力，达到放松和减轻疼痛的效果。

（3）合理饮食　根据病情指导患者进食，发作期禁水、禁食，必要时胃肠减压，病情缓解后给予清淡易消化的饮食，饮食要有规律，定时定量，少食多餐，不宜过饱。在饮食方面，严格控制脂肪和含胆固醇食物，如肥肉、油炸食品、动物内脏等，因为胆结石形成与体内胆固醇过高和代谢障碍有一定关系。禁饮酒和进食辛辣食物，宜多食萝卜、青菜、豆类、豆浆等食物。萝卜有利胆作用，能帮助脂肪消化吸收；青菜含大量维生素、纤维素；豆类含丰富的植物蛋白。此外，还应补充一些水果、果汁等以补充炎症造成的体液和维生素损失。

2. 专科护理

（1）高热护理　除病因治疗外，采取物理降温，体温达 38.5℃以上者，给予冰敷。当体温 >39.5℃者，除上述措施外，给予 30% 酒精擦浴及四肢大血管处放冰袋，30 分钟测体温 1 次，防止降温过快而发生意外。

（2）宫缩与胎儿的监测　严密观察患者宫缩、胎心及阴道分泌物情况。①每 4 小时监测胎心率 1 次，每日胎心监护 1~2 次；②教会孕妇自我监测胎动，发现胎动频繁、减少或消失应立即通知医护人员；③常规行脐血流动力学检查，发现脐动脉血流收缩期/舒张期比值（S/D）明显增高者，应行彩色 B 超检查。

3. 病情观察

（1）生命体征的监测　密切观察患者神志、体温、脉搏、呼吸、血压变化情况，重症者给予 24 小时心电监护。

（2）腹部症状、体征的观察　观察患者腹部疼痛的程度、性质；发作时间、诱因及缓解的相关因素，与饮食、体位、睡眠的关系；腹膜刺激征及 Murphy 征是否阳性等，注意区分是胆囊炎、胆结石所至的疼痛还是其他原因导致宫缩引起的腹痛。

4. 健康指导

（1）注意饮食习惯，忌食高胆固醇、高脂肪食物。

（2）遵医嘱坚持按时服用利胆药物。

（3）生活起居要有规律，不要过度劳累，心情要舒畅。

（4）带 T 形管出院者，指导患者学会自我护理，定期复查。

（5）出院后 6 个月、12 个月返院复查 1 次，以后每年复查 1 次。

（6）凡是再次出现腹痛、黄疸、消化不良等情况，要立即到医院就诊，以免延误病情。

第三节 妊娠合并肠梗阻

一、疾病概述

【概念与特点】

任何原因引起肠内容物正常运行或顺利通过发生障碍，称为肠梗阻。按病因分为：机械性肠梗阻，动力性肠梗阻，血运性肠梗阻和假性肠梗阻。按梗阻有无血运障碍分为：单纯性肠梗阻，绞窄性肠梗阻。根据梗阻的部位可分为高位和低位肠梗阻 2 种，根据梗阻的程度可分为完全性和不完全性肠梗阻，按发展过程快慢可分为急性和慢性肠梗阻。若一段肠管两端均受压且不通畅者称闭袢性肠梗阻，闭袢肠管中的气体和液体无法减压，易发生血运障碍。

【临床特点】

（1）腹痛、呕吐、腹胀、停止自肛门排气排便四大症状和腹部可见肠型或蠕动波，肠鸣音亢进，压痛和腹肌紧张。

（2）机械性肠梗阻具有上述典型临床表现，早期腹胀可不显著。麻痹性肠梗阻无阵发性绞痛等肠蠕动亢进的表现，相反肠蠕动减弱或消失，腹胀显著，而且多继发于腹腔内严重感染、腹膜后出血、腹部大手术后等。

（3）有下列表现者，应考虑绞窄性肠梗阻的可能。①发病急，开始即为持续性剧烈腹痛或在阵发性加重之间仍有持续性疼痛。有时出现腰背部痛，呕吐出现早、剧烈而频繁。②病情发展迅速，早期出现休克，抗休克治疗症状改善不显著。③明显腹膜刺激征，体温上升、脉率快、白细胞计数增高。④腹胀不对称，腹部有局部隆起或触及压痛的肿块。⑤呕吐物、胃肠减压抽出液、肛门排出物为血性，或腹腔穿刺抽出血性液体。⑥经积极非手术治疗而症状体征无明显改善。⑦腹部 X 线检查见孤立、突出胀大的肠袢、不因时间而改变位置，或有假肿瘤状阴影；若肠间隙增宽，提示有腹腔积液。

（4）高位小肠梗阻的特点是呕吐发生早且频繁，腹胀不明显。低位小肠梗阻的特点是腹胀明显，呕吐出现晚而次数少，可吐粪便样内容物。

（5）完全性梗阻呕吐频繁，如为低位梗阻腹胀明显，完全停止排气排便。

【治疗原则】

妊娠期肠梗阻的处理与非妊娠期相同。非绞窄性肠梗阻可在严密观察下保守治疗，即胃肠减压、静脉输液、纠正水及电解质紊乱和注射抗生素；48小时仍不缓解或出现腹膜炎时，应尽快手术。患者常因呕吐、肠壁水肿、肠腔内大量渗液、胃肠减压丢失大量液体而致低血容量、休克、肾衰竭。绞窄性肠梗阻不论发生在妊娠任何时期，均应尽早手术，同时采用上述各种非手术治疗措施。

二、主要护理问题

（1）舒适的改变　与腹胀、呕吐有关。

（2）体液不足　与禁食、频繁呕吐、梗阻引起的胃肠液大量丢失和吸收障碍有关。

（3）有口腔黏膜改变的危险　与较长时间禁食、呕吐、留置胃管有关。

（4）营养失调，低于机体需要量　与高消耗、吸收障碍、负氮平衡有关。

三、护理措施

1. 基础疗法和术前准备、护理

（1）患者取半卧位，以减轻腹痛、腹胀和对膈肌的压迫有利于呼吸。

（2）保持胃肠减压的通畅，观察引流液的性质。如引出胃液、十二指肠液、胆汁说明为高位小肠梗阻。如胃液带有粪臭味，说明有低位梗阻。如为绞窄性肠梗阻则为棕褐色血性胃液。

（3）严密观察生命体征的变化。肠梗阻由于毒素的吸收和腹痛的刺激应定时测量体温、脉搏、呼吸、血压，并观察患者有无呼吸急促、脉搏增快、脉压差减小、烦躁不安等休克前期症状。了解患者有无口渴、尿量减少等脱水症状。如发生绞窄性肠梗阻应立即给予术前准备，急诊手术。

（4）根据腹痛的程度，必要时可根据医嘱给予解痉药物，禁止使用吗啡类药物，防止应用后掩盖病情而延误治疗。

（5）准确记录出入量，保证液体的顺利滴入，以纠正水、电解质紊乱及酸碱平衡失调。

（6）胃肠减压的护理。

2. 术后护理

（1）体位　血压平稳后取半卧位。

（2）饮食　术后禁饮食，给予胃肠减压，肠功能恢复后停止减压可给予流质饮食，进食后无不适可给予半流质饮食。肠吻合术后进食时间应适当推迟。

（3）根据病情协助患者早期活动，以预防肺部并发症和肠粘连的发生。

（4）遵医嘱给予营养支持，增加机体抵抗力，促进切口愈合。

3. 病情观察　严密观察病情变化，监测生命体征，观察有无腹痛、腹胀、呕吐、排气和排便等，如有腹腔引流时应注意引流液的色、质、量。

4. 健康指导

（1）告诉患者及家属胃肠减压对治疗疾病的重要意义以取得配合。

（2）鼓励患者早期下床活动，术后1个月可做适量体力活动，避免剧烈活动，做到劳逸结合。

（3）注意饮食卫生，避免不洁食物入口，经常保持大便通畅。

（4）饮食规律，做到定时、定量用餐，切忌暴饮暴食。

（5）术后肠功能恢复后方可进食，忌食产气的甜食和牛奶等。

（6）有腹痛等不适及时就诊。

第十章

妊娠合并性传播疾病

第一节　淋　病

一、疾病概述

【概念与特点】

淋病是指由淋病奈瑟菌引起的泌尿生殖器黏膜的化脓性炎症，该病也可侵犯眼、咽喉、直肠甚至全身各脏器，引起相应的损害。淋病是我国最常见的性传播疾病，淋病患者数占性病总数的 70%～85%。临床好发部位为尿道旁腺、前庭大腺、宫颈管、输卵管等处。

【临床特点】

（1）症状　40%～60% 的妇女无明显症状，急性淋病常首先出现尿频、尿急、尿痛等急性尿道炎症状，并有白带增多、外阴瘙痒。慢性发作时表现为下腹坠痛、腰酸、背痛或白带增多。有时出现发热、寒战、头痛、恶心、呕吐等。

（2）体征　妇科检查可见宫颈口有脓性分泌物流出，宫颈红肿、糜烂，有触痛。尿道口充血、红肿，挤压尿道旁腺可见脓性分泌物。有并发症时，妇科检查两侧下腹有深压痛，若有盆腔腹膜炎则下腹出现肌紧张及反跳痛，两侧附件增厚或呈条索状增粗，有明显压痛，若有输卵管积脓或输卵管卵巢脓肿，可触及附件区包块。

【辅助检查】

实验室检查方法有涂片法、培养法。

（1）涂片法　敏感性和特异性都在90%以上。检测快速、简便，临床上比较常用。革兰染色时淋球菌为阴性，呈卵圆形或肾形，成对排列，常位于中性粒细胞胞浆内。

（2）培养法　是诊断淋病的标准方法，也是诊断淋病的"金标准"。

【治疗原则】

切断传染源，改善症状。

二、主要护理问题

（1）疼痛　与侵入尿道所致尿痛、淋球菌侵入幼女外阴、阴道所致局部疼痛、慢性淋病时盆腔炎症及粘连所致腰骶部疼痛和（或）下腹疼痛有关。

（2）排尿异常　与淋菌引起急性尿道炎、尿道旁腺炎、慢性尿道炎等所致尿痛、排尿困难有关。

（3）焦虑　与明确诊断后对性传播疾病的不了解有关。

（4）睡眠形态紊乱　与局部瘙痒、疼痛、焦虑有关。

（5）有皮肤完整性受损的危险　与病原体侵蚀、破坏及炎症分泌物刺激有关。

三、护理措施

1. 常规护理

（1）耐心倾听患者诉说，理解并解除患者治疗的顾虑，关心、安慰患者使其树立治愈信心，一定要为患者保密。

（2）与患者及家属共同制定防治措施，夫妻共同治疗。

（3）急性期应卧床休息，严格执行消毒隔离，防止交叉感染。

（4）物理治疗者，应告知患者选择适当的治疗时间，术前准备及术后配合，术后常出现的表现及注意的问题。

（5）保持外阴清洁，坚持用药，勿乱搔抓或使用刺激性的药物洗外阴，勤换洗内裤。

2. 专科护理

（1）注意休息　急性期应卧床休息，有急性输卵管或盆腔腹膜炎时应住院治疗。

（2）注意外阴卫生　注意局部卫生，避免局部搔抓，禁性生活及过多的妇科检查。

（3）抗生素的应用　急性淋病以青霉素为首选。慢性淋病单纯应用抗生素效果较差，可采用盆腔透热疗法、侧穹窿封闭疗法或手术治疗。

（4）指导复查　急性淋病治疗结束后 7 天复查分泌物，以后每月复查 1 次，连查 2 个月。每次复查包括尿道、宫颈涂片及培养。若有直肠炎，应查直肠涂片及培养，均为阴性者方为治愈。

3. 病情观察　助产人员在观察产程中要细心观察产妇阴道分泌物性状、气味，对有浓烈恶臭味伴脓性分泌物者应立即涂片检查，争取在临产早期确诊。

4. 健康指导

（1）教会患者自我消毒隔离方法，注意个人卫生，特别是在公共场所，要有自我保护意识，勿穿过紧、不透气内裤。

（2）患者所使用的物品均应先消毒后使用。定期做门诊复查至创面愈合，阴道分泌物 3 次阴性，方能确定治愈。

（3）保持乐观情绪，注意休息及营养，不随便使用不消毒的公共物品。

（4）指导患者及家属相互关怀，家属要理解、照顾患者，患病期间严禁性生活、盆浴及过多的妇科检查。

第二节　梅　毒

一、疾病概述

【概念与特点】

梅毒是由苍白螺旋体引起的一种系统性、慢性性传播疾病，梅毒患者是唯一的传染源，主要通过性接触传播及母婴传播，少数通过输血传播，人群普遍易感。孕妇可通过胎盘将梅毒螺旋体传给胎儿引起先天梅毒。

【临床特点】

早期主要侵犯皮肤、黏膜，表现为硬下疳、梅毒疹等，晚期表现为永久性皮肤黏膜损害，并可侵犯心血管、神经系统等重要脏器，产生各种严重症状和体征，导致器官功能障碍，甚至危及生命。

【治疗原则】

正规疗程、足够剂量青霉素治疗。青霉素过敏者脱敏后青霉素治疗。

二、主要护理问题

（1）心理障碍　孕妇容易出现自卑感，情绪敏感，对他人不友好的行为容易产生过激反应。

（2）皮肤完整性受损　梅毒侵犯皮肤、黏膜。

（3）跌倒　苍白螺旋体侵犯神经系统引起视力改变、颅内压升高。

（4）新生儿先天性梅毒　梅毒螺旋体通过胎盘导致宫内感染。

三、护理措施

1. 常规护理

（1）消毒隔离，同淋病护理。

（2）遵医嘱用药。

（3）心理护理。

2. 专科护理

（1）妊娠期需行梅毒血清学检查。

（2）指导患梅毒孕妇规范治疗　①早期和晚期梅毒孕妇，首选青霉素治疗，若对青霉素过敏，脱敏后青霉素治疗，禁用四环素类多西环素类药物，注意观察药物疗效及药物反应，有异常及时报告医生。②做好随访指导工作。

（3）产前、分娩期及产褥期护理执行"妊娠合并性传播疾病一般护理常规"。

（4）新生儿监护与隔离　①常规行梅毒血清检查，遵医嘱用药。②注意观察新生儿体温、体重、尿量、睡眠时间及精神状况，注射部位有无硬块，如有异常做相应处理。③新生儿沐浴与治疗安排在最后进行，仔细观察全身皮肤情况。④母亲乳头如有破损，不宜母乳喂养。

3. 病情观察

（1）外生殖器有无硬下疳（溃疡面），淋巴结肿大，皮肤黏膜疹，梅毒性树胶肿，心血管病变。

（2）注意患者有无焦虑、恐惧、自卑等心理问题。

4. 健康指导

（1）治疗期间严禁性生活，性伴侣同时进行检查和治疗，治疗后进行随访。

（2）教会梅毒孕产妇患者可行的消毒隔离方法。

（3）告知患梅毒孕产妇，抗梅毒治疗 2 年内，梅毒血清学试验由阳性转为阴性，脑脊液检查阴性，为血清学治愈。

（4）第 1 年每 3 个月随访 1 次，以后每半年随访 1 次，应随访 2 ~ 3 年。

（5）对 3 个月内接触过传染性梅毒的性伴侣应追踪检查和治疗。

第三节　巨细胞病毒感染

一、疾病概述

【概念与特点】

巨细胞病毒感染是由巨细胞病毒（CMV）引起的人类感染性疾病，近年已列为性传播疾病。CMV 具有潜伏活动的生物学特征，多为潜伏感染，可因妊娠而被激活。CMV 容易发生垂直传播，能引起胎儿严重损害，导致中枢神经系统后遗症，甚至死亡。

【临床特点】

巨细胞病毒感染分为原发性感染和继发性感染：①原发性感染指初次感染，可以为显性感染，也可能是隐性感染；②继发性感染指体内潜伏的 CMV 再活动或再次感染外源性不同的病毒株或更大剂量的同种病毒株。一般多为亚临床表现，部分患者出现低热、疲乏无力、头痛、咽痛、肌肉关节酸痛、白带增多、颈部淋巴结肿大、多发神经炎等。孕妇在妊娠期间的巨细胞病毒感染多为隐性感染，无明显症状和体征，能长时间呈带病毒状态，可经唾液、尿液、宫颈分泌物排出巨细胞病毒。40% ~ 50% 孕妇将 CMV 传播给胎儿，孕早期可发生流产、死胎。若胎儿存活，有症状的先天性 CMV 感染表现为低体重、黄疸、视网膜脉络膜炎、脑内钙化、小头畸形、智力低下、癫痫等。患复发性 CMV 感染孕妇分娩出的胎儿较患原发性 CMV 感染孕妇分娩的胎儿获得感染的危险性小，通过产道、乳汁获得感染的胎儿危险性也较小。

【治疗原则】

（1）一般处理　应认真隔离患者，对其排毒物应及时进行消毒处理。乳汁中检测出巨细胞病毒的产妇应停止哺乳，改用人工喂养。由于新生儿尿液中可能有 CMV，故应使用一次性尿布或用过的尿布做消毒处理。

（2）药物治疗　妊娠合并巨细胞病毒感染应权衡药物对孕妇的好处大于对胎儿的危害之后，方可应用。治疗的药物有：①核苷类抗病毒制剂。②非核苷类广谱抗病毒药物。③大剂量干扰素能抑制病毒血症，使病情稍见好转。④转移因子有增强机体细胞免疫功能的作用，对治疗先天性 CMV 感染有一定效果。

（3）产科处理　妊娠早期确诊孕妇 CMV 感染，立即行人工流产终止妊娠或待至妊娠 20 周时抽取羊水或脐静脉血检测 CMV 特异性 IgM 抗体，若为阳性则应行妊娠中期引产终止妊娠，以免生出先天性缺陷儿。妊娠晚期感染，视胎儿有无畸形而定，妊娠足月后，可经阴道分娩，因胎儿可能已在宫内感染巨细胞病毒。

二、主要护理问题

（1）感染　与巨细胞病毒感染有关。
（2）焦虑　与担心胎儿预后有关。

三、护理措施

1. 常规护理　与其他感染性疾病一样，食用新鲜、富含维生素的蔬菜、水果，少食油腻的饮食，忌食辛辣刺激食物，戒烟、酒，适当多饮水，有利于体内毒素的排除。

2. 专科护理

（1）避免不洁性交及不正当的性关系。

（2）治疗期间禁行房事，必要时配偶亦要进行检查。

（3）对局部损害的护理，应注意保持清洁和干燥，防止继发感染。

（4）治愈后或有复发者，要注意预防上呼吸道感染、受凉及劳累等诱发因素，以减少复发。

（5）平时多运动，增强体质，提高自身免疫力。

3. 病情观察　密切观察患者是否有低热、疲乏无力、头痛、咽痛、肌肉关节酸痛、白带增多、颈部淋巴结肿大、多发神经炎等。

4. 健康指导

（1）对 CMV 抗体阳性的孕妇须加强围生期医学保健，必要时，抽取羊水进行 CMV 抗体的检测，阳性者（尤其抗－CMV IgM 阳性）则提示已发生 CMV 宫内感染。据调查表明，此类妇女再度妊娠后发生胎儿 CMV 宫内感染的概率则减少，故可与患者夫妇讨论本次妊娠是否考虑人工流产。尤其对本次宫内感染发生的时间可能系在妊娠前 4 个月内，且本次妊娠又属该例妇女首次受孕者，具有 CMV 宫内感染的较高风险。人工流产可能有利于优生优育。但若患者夫妇因某种缘故不易受孕，本次妊娠属珍贵儿，则不能贸然做出决断，可辅以 B 超检查胎儿协助决策。

（2）避免感染。

第四节　尖锐湿疣

一、疾病概述

【概念与特点】

尖锐湿疣是由人乳头瘤病毒（HPV）感染引起的鳞状上皮疣状增生病变。其发病率仅次于淋病，居第二位。常与多种 STD 同时存在。HPV 属环状双链 DNA 病毒，目前共发现 100 多个型别，其中有 40 个型别与生殖道感染有关。生殖道尖锐湿疣主要与低危型 HPV 6 和 11 型感染有关。早年性交、多个性伴侣、免疫力低下、吸烟及高性激素水平等为发病高危因素。

主要经性传播，不排除间接传播的可能。孕妇感染 HPV 可传染给新生儿。其传播途径经胎盘传播，分娩过程中感染还是出生后感染尚无定论，一般认为是胎儿通过软产道时因吞咽含 HPV 的羊水、血或分泌物而感染。

妊娠期细胞免疫功能降低，甾体激素水平增高，局部血液循环丰富，容易患尖锐湿疣，且病灶生长迅速，数目多，体积大，多区域，多形态。巨大的尖锐湿疣可堵塞产道。另外妊娠期尖锐湿疣组织脆弱，阴道分娩时容易导致大出血。

孕妇患尖锐湿疣有垂直传播的危险。宫内感染极为罕见。少数情况可引起婴幼儿呼吸道乳头状瘤。

【临床特点】

临床症状不明显，可有外阴瘙痒，灼痛或性交后疼痛不适。病灶初为散在或呈簇状增生的粉色或白色小乳头状疣，细而软的指样突起。病灶增大后互相融合，呈鸡冠状、菜花状或桑葚状。病变多发生在性交易受损的部位，如阴唇后联合、小阴唇内侧、阴道前庭和尿道口等部位。

【治疗原则】

（1）妊娠 36 周前，位于外阴的较小病灶，可选用局部药物治疗，80% ~ 90% 三氯乙酸涂搽病灶局部，每周 1 次。若病灶大且有蒂，可行物理及手术治疗，如激光、微波、冷冻、电灼等。巨大尖锐湿疣可直接行手术切除疣体。待愈合后再行局部药物治疗。妊娠期禁用足叶草碱、咪喹莫特乳膏和干扰素。

（2）近足月或足月时，若病灶局限于外阴者，仍可行冷冻或手术切除病灶，可经阴道分娩。若病灶广泛，存在于外阴、阴道、宫颈时，经阴道分娩极易发生软产道裂伤引起大出血；或巨大病灶堵塞软产道，均应行剖宫产术。目前尚不清楚剖宫产能否预防婴幼儿呼吸道乳头状瘤的发生，因此，妊娠合并尖锐湿疣不是剖宫产的指征。产后部分尖锐湿疣迅速缩小，甚至可自然消退。

二、主要护理问题

（1）焦虑　与缺乏相关疾病知识及担心愈后有关。

（2）疼痛　与局部炎症刺激有关。

（3）睡眠形态紊乱　与局部瘙痒不适、疼痛、焦虑有关。

三、护理措施

1. 常规护理

（1）耐心、热情、诚恳地对待患者，理解患者痛苦，多与患者沟通，解除患者顾虑，积极配合治疗护理。

（2）急性期注意休息，协助上药或服药。

（3）重视心理护理　妊娠合并尖锐湿疣患者心理变化十分复杂，有强烈的羞耻感，同时伴有恐惧、内疚感，希望医护人员给予保密。她们一方面要忍受疾病本身的痛苦和承受难以诉说的心理重负，另一方面更担心胎儿感染的潜在危险和分娩并发症的发生，因此要重视患者的心理护理，使其能够积极配合治疗。

（4）争取家属支持　护士不但要重视孕妇的心理，同时要发挥支持系统的作用，使家属尤其是其丈夫能积极配合，要求家属多安慰和鼓励患者，多给予关心和照顾，让患者处于家庭的温情之中，心情变得愉快。

2. 专科护理

（1）需电烧及其他手术治疗者，做好术前准备工作。

（2）术后每日清洁外阴 2 次至伤口痊愈。

（3）电烧和清创伤口暴露，保持局部干燥。注意保暖和隐蔽患者，保护患者隐私。

（4）治疗期护理手术时及时观察有无宫缩、胎心音情况，以免手术刺激影响妊娠。疣体切除后擦洗外阴阴道，每日 2 次，保持局部清洁干燥。操作动作轻柔，注意创面愈合情况，有无疣体复发，如有疣体再生应及时再用激光治疗。及时做好缓解宫缩的措施。

（5）分娩期护理　尖锐湿疣可以通过阴道分娩垂直传播，为防止分娩时孕妇所患疾病传给婴儿，在决定选择阴道分娩后，接生时应将尖锐湿疣用无菌纱布遮挡，2 人同时上台，处置婴儿的手套要专用，妥善处理羊水及恶露。除非新生儿有窒息，不要吸痰。为新生儿吸痰或气管插管时要更换手套，操作轻巧，防止黏膜损伤而感染新生儿咽喉部，发生喉头乳头瘤。

（6）严密消毒隔离患者入院后安排隔离病房，分娩时安排在隔离产房。接触患者的血液、体液或医务人员有皮肤破损时须戴手套，操作前后洗手。督促护理人员按《消毒隔离技术规范》处理产妇的体液、器具。治疗过程中防止交叉感染，尽量使用一次性医用物品，诊疗用具专人专用，严格消毒，用过的器械均用消毒液浸泡后清洗，再行高压蒸汽消毒，用过的敷料应装袋标记，密闭运送，无害处理。治疗室用紫外线消毒30分钟。

3. 病情观察

（1）治疗期护理手术时及时观察有无宫缩、胎心音情况，以免手术刺激影响妊娠。

（2）产妇自查以及时发现复发情况，及时治疗。

4. 健康指导

（1）保持外阴清洁卫生，避免混乱的性生活，预防为主。

（2）讲解定期复查，按时用药，坚持治疗，彻底正规治疗的重要性。

（3）孕妇在分娩前不易做病灶处理，分娩后有可能消退。阴道分娩有感染婴儿的机会，但不是剖宫产指征。

（4）鼓励家属与患者多交流沟通，共同消除病因，达到身心健康的目的。

第五节 支原体感染

一、疾病概述

【概念与特点】

妊娠期支原体感染可导致晚期流产、早产或死产等严重并发症。支原体是居细菌和病毒之间无细胞壁、能独立生存的最小微生物。感染人类的支原体约12~14种，其中以女性生殖道分离出人型支原体（MH）及解脲支原体（UU）最为常见。人型支原体感染多引起阴道炎、宫颈炎和输卵管炎，而解脲支原体则引起非淋菌性尿道炎。支原体多与宿主共存，不表现出感染症状，仅在某些条件下可引起机会性感染，且常合并其他致病原共同致病。近来发现肺炎支原体（MP）、生殖支原体（MG）等亦可引起母儿感染。

【临床特点】

UU 及 MH 感染多无症状、症状轻微或症状不特异。

（1）宫颈黏膜炎，UU 感染多无症状，MH 感染，70% ～90% 无临床症状。如有症状表现为阴道分泌物增多，呈黏液脓性，性交后出血。

（2）子宫内膜炎，表现为下腹痛、阴道分泌物增多、阴道不规则流血等。

（3）输卵管炎表现为长期轻微下腹痛、低热，经久不愈，可表现为盆腔广泛粘连。

【治疗原则】

妊娠期间宫颈管内感染后，如不及时治疗，约有30% ～40% 的患者将延伸至宫内膜，引起宫内感染。目前治疗女性支原体及衣原体感染主要应用抗生素，包括大环内酯类、喹诺酮类、四环素类、β－内酰胺类等。

MH 或 UU 对多种抗生素均敏感，多选作用于核糖体的药物。孕妇首选阿奇霉素 1g，顿服，替代疗法为红霉素 0.5g，口服，每日 2 次，连用 14 日。非孕妇可选用四环素或克林霉素。新生儿支原体感染：红霉素 25 ～40mg/（kg·d），分 4 次静脉滴注或口服，用药 7 ～14 日。

二、主要护理问题

焦虑　与缺乏相关疾病知识及担心影响胎儿健康有关。

三、护理措施

1. 专科护理

（1）治疗前护理　对患者进行生殖道支原体感染的说明，明确支原体感染的类型，为 UU 还是 MH 感染。注意会阴卫生，经期频繁更换卫生巾。治疗前避免性生活。医护人员为患者提供洁净、舒适的治疗环境，减轻患者的心理压力，嘱患者少食用辛辣食物。

（2）治疗过程中的护理　对患者进行检查的工具应严格消毒，确保无菌，使用后及时处理。严格遵医嘱用药。局部上药患者需要保证水温和时间。详细告知患者的生活注意事项。

（3）治疗后的护理　告知患者注意饮食，以蔬菜、水果、酸奶为主，提高免疫力。嘱咐患者遵医嘱用药。

2. 病情观察　治疗期间观察患者分泌物的量和颜色，局部有无瘙痒等。

3. 健康指导

（1）积极锻炼身体　平日要有计划地锻炼身体，睡眠时室内要保持空气清新，温度适宜，应开窗睡眠，至少应间接通风。充分利用日光浴空气浴及水浴。增强体质是防病的第一重要因素。

（2）讲卫生，避免交叉感染　不到人群密集、通风不良的影剧院百货公司、超市等公共场所。尽量避免接触患者，有病就近就医，缩短候诊时间。

（3）药物预防　某些中西药物可提高机体细胞及体液免疫功能，最好是在医生指导下用药。注射疫苗目前有些地方用减毒病毒疫苗，但尚不能普及应用，曾设计疫苗进行预防但保护率仅50%，抗生素预防也无系统报告。

第六节　人类免疫缺陷病毒感染

一、疾病概述

【概念与特点】

获得性免疫缺陷综合征（AIDS）又称艾滋病，是由人免疫缺陷病毒（HIV）感染引起的性传播疾病。HIV感染引起T淋巴细胞损害，导致持续性免疫缺陷，多器官机会性感染及罕见恶性肿瘤，最终导致死亡。艾滋病病毒可通过胎盘血液循环造成宫内感染，分娩过程中接触的产道分泌物、血液及产后的母乳喂养亦可感染新生儿。

【临床特点】

由于妊娠期孕妇的免疫功能降低，因此，妊娠期感染艾滋病病毒后，病情发展较为迅速，症状较重。

【治疗原则】

（1）对已感染HIV的妇女进行"不供血，终止妊娠，固定性伴侣，避孕套避孕"的宣教。

（2）艾滋病患者和 HIV 抗体阳性者均不宜妊娠，一旦妊娠应早期终止；如继续妊娠，应告知胎儿的危险性。

（3）尽可能缩短破膜距分娩的时间；尽量避免使胎儿暴露于血液和体液危险增加的操作，如胎儿头皮电极、胎儿头皮 pH 值测定。建议在 38 周时选择性剖宫产以降低 HIV 母婴传播。

（4）注意分娩时新生儿眼和脸的保护。

二、主要护理问题

（1）感染　与病毒侵袭人体免疫系统，机体免疫受损有关。

（2）焦虑、恐惧　与疾病本身有关。

三、护理措施

1. 常规护理

（1）心理护理　对孕妇进行心理疏导，让其多关心自己及胎儿。

（2）病房消毒　每天采用紫外线消毒，定时通风换气，保持病房空气清新。

2. 专科护理

（1）阻断干预　护理人员要根据医嘱提醒患者正确地使用治疗艾滋病的药物，尽可能地阻断母婴传播。妊娠期用核苷类反转录酶抑制剂齐多夫定（ZDV），降低母婴传播率。用法：500mg/d 口服，从 14～34 周直至分娩。临产后首次 2mg/kg 静脉注射后，以 1mg/（kg·h）的速度持续静脉滴注直至分娩。产后 8～12 小时，开始齐多夫定 2mg/kg 治疗，每 6 小时 1 次至产后 6 周。

（2）术中护理　所有参与分娩手术的医护人员身体上不能有伤口，在手术的过程中要密切关注产妇的生命体征变化以及出血量。及时安抚产妇的情绪，护理人员要保持轻柔的动作，及时处理产妇的血液和体液。

（3）新生儿护理　在产妇产下胎儿后，要立刻用洗耳球对新生儿的口腔、鼻腔的污染物以及身体的分泌物和血液进行清洁，用流动的温水将受污染的皮肤、毛发以及外生殖器清洗干净。在清洗过程中保持手法轻柔，避免损坏新生儿脆弱的皮肤。清洗后对新生儿进行隔离安放，与其他正常新生儿隔开，并且做好消毒隔离的工作。在新生儿出生后的 1 小时内辅助服用抗病毒药物，并且做好计划免疫工作。不需要对新生儿实施卡介苗的接种。因为母乳喂养极易提高感染的概率，根据调查研究显示感染率达到了 20%～30%，所以禁止母乳喂养新生儿，均采用人工喂养的方式。

（4）术后护理　在分娩后的 6 小时内让患者采取平卧的体位，时刻对患者进行心电监护。护理人员对患者的生命体征、面色、神色以及尿量进行观察记录。定时按摩宫底，观察患者的阴道流血量和子宫收缩情况。行剖宫产的患者还需要对切口的血迹情况进行观察。定时为产妇翻身，提醒患者食用易消化的食物，指导产妇退乳。

护理妊娠合并获得性免疫缺陷综合征患者具有一定的特殊性，在护理中一方面要做好自身的防护工作，另一方面要对患者和新生儿做好母婴阻断工作，这就要求护理人员具有较高的职业道德，采用高水准的护理技术对患者进行精心的护理，提高患者的生存质量。

3. 病情观察

（1）产妇　密切观察发热的程度，注意有无肺部、胃肠道、中枢神经系统、皮肤黏膜等感染表现。监测各系统症状体征的变化；有无各种严重机会性感染和恶性肿瘤及并发症的发生，以便及早发现及早治疗。

（2）新生儿　密切观察新生儿的反应及一般情况。

4. 健康指导

（1）对 AIDS 患者及其家属的指导　机会性感染是艾滋病患者的常见死亡原因；艾滋病的治疗方法、药物的使用方法、剂量和副作用及治疗的长期性；患者的日常生活用品应单独使用和定期消毒；指导患者加强营养，其对疾病和康复的影响；勇敢面对疾病，鼓起生活勇气，积极配合治疗。

（2）对无症状艾滋病感染者　避免不安全性行为；不与他人共用注射器、剃须刀、指甲刀、牙刷、手帕等；育龄妇女应避免妊娠，已受孕者应终止处理；定期或不定期的访视及医学观察；疾病预防指导；掌握艾滋病的病因、传播方式及自我防护措施等相关知识；进行性知识、性行为的健康教育，洁身自好；知晓正常的接触和社交活动不会传播艾滋病；建立艾滋病监测系统，结合国情检疫。

第十一章
母儿血型不合

一、疾病概述

【概念与特点】

主要为孕妇和胎儿之间血型不合而产生的同类血型免疫疾病，胎儿从父方遗传下来的显性抗原恰为母亲所缺少，通过妊娠、分娩，此抗原侵入母体刺激母体产生免疫抗体，当此抗体又通过胎盘进入胎儿血循环时，可使胎儿细胞凝集破坏，引起胎儿或新生儿的免疫性溶血病。这种情况对孕妇无影响，但病儿可因严重贫血、心力衰竭而死亡，也可因大量胆红素渗入脑细胞引起核黄疸。

母儿血型不合主要有 ABO 型和 Rh 型两大类，ABO 血型不合较多见，症状轻，Rh 血型不合在我国较少见，但病情重。

【临床特点】

（1）孕妇有早产、死胎、流产。

（2）新生儿有贫血、水肿及肝脾大、皮肤黏膜黄染、胎盘有水肿。

【辅助检查】

（1）血型检查　对疑有母儿血型不合者，可在妊娠早期对孕妇及其丈夫或婴儿进行血型检查。①Rh 血型不合者，母 D（－），父 D（＋）。如 D 抗原无不合而临床高度怀疑者，应进一步检查 Rh 系统其他抗原；②ABO 血型不合者以母 O 型，父 AB 型多见，父 A 型、B 型也可发生本病。

（2）血型不合抗体检查　①Rh 不合的孕妇应夫妇双方查 Coomb 试验，阳性者应查抗 D 抗体及滴度。效价≥1∶32 时提示病情严重；②ABO 不合的孕妇也应夫妇同时抽血测定孕妇血中对其丈夫红细胞的免疫抗 A 或抗 B 抗体及其滴度，效价≥1∶64 时才有意义，≥1∶512 时提示病情较重，应住院治疗。

【治疗原则】

（1）光照疗法　是降低血清胆红素最简便而有效的方法。当血清胆红素达到光疗标准时应及时进行光疗。光疗标准是依据不同胎龄、不同日龄有无并发症而制定的不同光疗标准。对高胆红素血症者应采取积极光疗措施，降低血清胆红素，以避免胆红素脑病的发生。并连续监测血清胆红素，光疗无效者应进行换血治疗。

（2）药物治疗　①静脉用丙种球蛋白：早期应用临床效果较好。②白蛋白：增加游离胆红素的联结，减少胆红素脑病的发生。

（3）换血　当血清胆红素水平依据不同胎龄、不同日龄达到换血标准时需要进行换血疗法。ABO 溶血症只有个别严重者才需要换血治疗。

（4）纠正贫血　早期贫血严重者往往血清胆红素很高而需交换输血。晚期贫血程度轻者可以补充铁剂和维生素 C，以促进骨髓造血。但贫血严重并伴有心率加快、气急或体重不增时应适量输血。输血的血型应不具有可引起发病的血型抗原和抗体。

（5）其他　预防低血糖、低血钙、低体温和电解质紊乱。

二、主要护理问题

（1）焦虑　与担心婴儿的安危有关。

（2）知识缺乏（特定的）　与缺乏母儿血型不合的信息有关。

（3）有胎儿受伤的危险　与母儿血型不合所致溶血有关。

三、护理措施

1. 常规护理　作好心理护理，讲解有关知识。

2. 专科护理

（1）定期遵医嘱检测孕妇血清抗体效价配合医生做好各项治疗。

（2）孕妇妊娠晚期入院后，每天定时吸氧。

（3）定时听取胎心音并记录，嘱孕妇自数胎动，有异常及时通知医生。

（4）分娩时做好新生儿抢救准备。

（5）胎儿娩出后立即断脐，并留取足量脐血以备化验检查。检查胎儿及胎盘。

（6）生后应严密观察新生儿黄疸出现时间程度。

（7）观察新生儿有无嗜睡、肌张力下降、有无吸吮反射、脑性尖叫、抽搐、角弓反张及发热等。

（8）置于蓝光箱的新生儿严格按光照疗法护理。

（9）对于换血后新生儿，应注意监护。

3. 病情观察

（1）生后应严密观察新生儿黄疸出现时间程度。

（2）观察新生儿有无嗜睡、肌张力下降、有无吸吮反射、脑性尖叫、抽搐、角弓反张及发热等。

4. 健康指导

（1）孕妇 Rh 阴性，丈夫为 Rh 阳性，应避免多次妊娠刮宫。

（2）孕妇为 O 型血，丈夫为 A、B 或 AB 型血者或孕妇为 Rh 阴性，丈夫为 Rh 阳性者应定期检测血清学抗体。

（3）抗体效价升高者应积极治疗。

（4）定期进行 B 超检查，听胎心并应提前住院，尤其 Rh 不合可疑者。

第十二章
异常分娩

第一节　产力异常

子宫收缩乏力

一、疾病概述

【概念与特点】

子宫收缩乏力分为协调性子宫收缩乏力（低张性子宫收缩乏力）和不协调性子宫收缩乏力（高张性子宫收缩乏力），以前者为最常见。子宫收缩乏力致产程延长可导致产妇衰竭、感染、产后出血、生殖道瘘的发生率升高；可使胎儿窘迫甚至胎死宫内。

【临床特点】

（1）症状　①协调性子宫收缩乏力一般无不适，宫缩时腹痛轻微，间隔时间长且不规律，持续时间短；②不协调性子宫收缩乏力时产妇自觉下腹部持续疼痛、腹胀、尿潴留、胎动异常。

（2）体征　协调性子宫收缩乏力，节律性、对称性和极性正常，宫缩达极期时，子宫体不隆起和变硬，手指压宫底部肌壁可出现凹陷、宫缩小于每10分钟2次、持续时间短。不协调性子宫收缩乏力，节律不协调、极性倒置，子宫中、下段宫缩强于宫底部、宫缩间歇期子宫壁不能完全松弛，产妇烦躁不安，腹拒按，胎位不清，胎心不规律。

【辅助检查】

（1）胎儿电子监护　这种监护一方面可以了解在子宫收缩时胎心的变化，

另一方面可以通过压力探头了解子宫收缩的强度，从而对宫缩的强度有一个量化的判断。①低张性宫缩乏力：宫缩描记图显示子宫收缩持续时间短，间歇时间长且不规律，说明宫腔内压力低。②高张性宫缩乏力：子宫收缩频率高、持续时间长，局部宫缩压力比较大。

（2）产程曲线异常　在宫缩乏力时，宫口扩张和胎头下降缓慢或阻滞。如果子宫收缩过强，可能会出现急产的现象。

【治疗原则】

（1）协调性子宫收缩乏力　查找原因，判断是否有胎位异常或头盆不称，若不能阴道试产，则应选择剖宫产结束分娩。若选择阴道试产，应予加强子宫收缩处理。

（2）不协调性子宫收缩乏力　给予镇静药，使产妇得到充分的休息，调节子宫收缩，恢复正常的极性、节律性。

二、主要护理问题

（1）睡眠形态紊乱　与产程延长、宫缩时疼痛不适有关。

（2）疼痛　与不协调性子宫收缩有关。

（3）尿潴留　与产程延长，产妇疲劳神经调节紊乱有关。

（4）疲乏　与产程延长，休息、进食不良有关。

（5）焦虑　与知识经验缺乏，产程进展异常，担心母婴健康有关。

三、护理措施

1. 常规护理

（1）休息　指导产妇安静休息，消除精神紧张，保存体力；鼓励产妇深呼吸，可背部按摩，使用产时按摩球，必要时遵医嘱缓慢静脉注射地西泮10mg或肌内注射哌替啶100mg。

（2）饮食　鼓励产妇多进易消化、高热量食物，补充营养、水分、电解质，摄入量不足者应静脉补充液体和能量。伴酸中毒时应补充5%碳酸氢钠。

（3）心理护理　临产后允许家属陪伴，给予心理上的支持。护士应多关心、安慰产妇，给予理解和安慰，鼓励产妇及家属表达出他们的担心和不适，使其能理解并能配合医护工作，安全度过分娩期。

2. 专科护理

（1）协调性子宫收缩乏力　排除头盆不称与胎位异常，能经阴道分娩者，加强宫缩。①改善全身情况，缓解紧张：关心安慰产妇，指导多休息，鼓励多进食，注意补充营养与水分，必要时静脉补充营养，补充电解质及注意纠正酸中毒，过度疲劳或烦躁不安者，静脉推注地西泮，常用剂量为10mg，间隔4～6小时可重复使用，与缩宫素联合应用效果更好，地西泮还能起到松弛宫颈平滑肌，软化宫颈，促进宫口扩张的作用。②排空膀胱：排尿困难者，给予诱尿或导尿。③其他：针刺合谷、三阴交、关元、太冲等穴位，用强刺激手法留针30分钟；刺激乳头。④人工破膜：宫口扩张3cm或3cm以上，无头盆不称、胎头已衔接者，可行人工破膜，使胎先露部紧贴子宫下段及宫颈内口，反射性加强子宫收缩。⑤前列腺素的应用：地诺前列酮有促进子宫收缩的作用，给药途径为局部用药（放置于阴道后穹窿）。⑥缩宫素静脉滴注：适用于协调性宫缩乏力，宫口扩张3cm、胎心良好，胎位正常且头盆相称者。使用方法：先用5%葡萄糖500ml静脉滴注，滴速调节为4～5滴/分，然后加入缩宫素2.5U摇匀，根据宫缩强弱进行调整滴速，通常不超过40滴/分，维持宫缩为间歇时间2～3分钟，持续时间40～60秒。对于宫缩仍弱者，应考虑酌情增加缩宫素剂量。注意事项：使用缩宫素时，必须有专人守护，严密观察，注意观察产程进展，监测宫缩，听胎心率及测量血压。若10分钟内宫缩超过5次，宫缩持续1分钟以上，或胎心率有变化，应立即停止滴注。如有血压升高，应减慢滴速。胎儿前肩娩出前禁止肌内注射缩宫素。经上述处理，若产程仍无进展或出现胎儿窘迫征象、产妇体力衰竭等，应做好剖宫产术的术前准备。

（2）不协调性宫缩乏力　处理原则是调节子宫收缩，恢复其极性。给予强镇静哌替啶100mg或地西泮10mg静脉推注，不协调性宫缩多能恢复为协调性宫缩。在宫缩恢复为协调性之前，严禁使用缩宫素。经上述处理，若不协调性宫缩未能纠正，或伴胎儿窘迫，或头盆不称，均应行剖宫产术，并做好抢救新生儿的准备。若不协调性宫缩已被控制，但宫缩仍弱时，处理方法同协调性宫缩乏力。

3. 病情观察

（1）督促孕妇及时排尿　及时排净小便，防止膀胱过度充盈。对排尿困难者，诱导排尿无效后行导尿术。

（2）胎儿电子监护，以连续观察并记录胎心率的动态变化及其与宫缩、胎动的关系。

（3）严格执行消毒隔离技术，配合医生行人工破膜术。若为不协调性宫缩乏力，按医嘱给予强镇静药，观察用药后宫缩情况。

4. 健康指导

（1）对孕妇进行产前教育，使其对分娩有一定的认识，解除孕妇思想顾虑和恐惧心理，增强自然分娩的信心。

（2）指导产妇进食易消化、富含营养、高热量的半流质食物，多饮水、勤小便，以免膀胱充盈影响宫缩。

（3）指导减轻宫缩痛的方法，耐心细致地向产妇解释疼痛的原因，并告知产妇及家属处理的方法及措施。

（4）做好计划生育工作。

子宫收缩过强

一、疾病概述

【概念与特点】

子宫收缩过强也分为协调性子宫收缩过强和不协调性子宫收缩过强，后者再分为强直性宫缩和子宫痉挛性狭窄环。前者也称为急产，即总产程 <3 小时。子宫收缩过强可致胎儿窘迫、胎死宫内、新生儿窒息、死亡。可致产妇发生产道裂伤、产后出血、感染、子宫破裂、失血性休克。

【临床特点】

（1）协调性子宫收缩过强，指子宫收缩的节律性、对称性和极性均正常，仅子宫收缩过强、过频。若产道无阻力，胎位正常，宫颈口迅速开全，短时间内结束分娩，总产程 <3 小时。产妇往往有痛苦面容，大声叫喊。由于宫缩过强而易造成胎儿缺氧，胎死宫内等情况。

（2）不协调性子宫收缩过强有 2 种表现。①强直性子宫收缩：即出现强直性痉挛性收缩，产妇烦躁不安，持续性腹痛，拒按。胎心音听不清，胎方位触不清，有时可在脐下或平脐处出现病理性缩复环，导尿时可发现血尿，这是子宫先兆破裂的征象。②子宫痉挛性狭窄环：产妇可表现为持续性腹痛，烦躁，宫颈扩张延缓，胎先露下降阻滞，胎心不规律，此环在子宫上、下交界处，阴道检查可触及狭窄环。胎体的某一狭窄部如胎颈、胎腰处常见，此环特点是不随宫缩上升。

【辅助检查】

（1）胎儿电子监护　这种监护一方面可以了解在子宫收缩时胎心的变化，另一方面可以通过压力探头了解子宫收缩的强度，从而对宫缩的强度有一个量化的判断。子宫收缩过强时，整个子宫收缩强度高，持续时间长，间歇期比较短，根据描记的曲线还可以判断是否有不协调的宫缩出现。

（2）产程曲线异常　在宫缩乏力时，宫口扩张和胎头下降缓慢或阻滞。如果子宫收缩过强，可能会出现急产的现象。

【治疗原则】

（1）协调性子宫收缩过强　以预防为主，临产后慎用缩宫药物及其他加强子宫收缩的方法。

（2）不协调性子宫收缩过强。①强直性子宫收缩：及时给予宫缩抑制药，根据产程进展及胎儿情况选择合适的分娩方式。②子宫痉挛性狭窄环：查找原因，及时纠正，根据产程进展及胎儿情况选择合适的分娩方式。

二、主要护理问题

（1）疼痛　与宫缩过强或持续宫缩有关。

（2）恐惧　与宫缩过强持续宫缩疼痛难忍，产程延长有关。

（3）有感染的危险　与不消毒接生、产道裂伤或手术等有关。

（4）有胎儿受伤的危险　与宫缩过强或强直性宫缩胎儿缺氧及急产胎儿外伤等有关。

（5）潜在并发症　胎儿窘迫、产后出血。

三、护理措施

1. 常规护理　指导产妇左侧卧位休息，少活动；临产后嘱产妇做深呼吸运动。进食高热量、易消化饮食，补充水分及电解质。

2. 专科护理

（1）心理护理　与产妇交谈，分散其注意力，向其说明产程进展及胎儿情况，以减轻产妇焦虑与紧张，增加自信。鼓励产妇积极与医护人员配合。

（2）急产的护理　①有急产史的孕妇提前 2 周住院待产，以防院外分娩。经常巡视，临产征兆出现后产妇应取左侧卧位休息，不宜灌肠。如有便意，应先查子宫口大小及胎先露的下降情况，以防分娩意外。鼓励产妇深呼吸、背部按摩以缓解疼痛，嘱其不要向下屏气，以减缓分娩过程。②密切监测子宫收缩、胎心率，观察子宫口扩张、胎先露下降情况，发现异常及时通知医生。③提早做好接生及抢救新生儿窒息的准备。准备吸痰管、氧气、人工呼吸机、电动吸引器及急救药品。分娩时尽可能做会阴侧切术，以防止会阴撕裂。若子宫颈、阴道及会阴有撕裂伤，及时配合医生缝合；新生儿按医嘱给予维生素 K_1 10mg 肌内注射，以预防颅内出血。必要时给抗生素预防感染。

（3）不协调性子宫收缩过强的护理　①强直性子宫收缩：按医嘱给予硫酸镁抑制子宫收缩；产道梗阻时，做好剖宫产术与新生儿抢救准备。②子宫痉挛性狭窄环：立即停止阴道内操作，停用缩宫素，遵医嘱给予哌替啶、硫酸镁等药物治疗；若子宫痉挛性狭窄环不能松解、子宫口未开全、出现胎儿窘迫等，立即做好剖宫产术及抢救新生儿窒息的准备，并配合医生工作。

3. 病情观察

（1）有急产史的孕妇提前 2 周住院待产。临产时注意休息。向孕妇介绍分娩的生理过程，教会孕妇分娩的配合，减轻紧张情绪。

（2）观察孕妇出现屏气用力与有排便感的征象，需排大小便时先查宫口大小及胎先露情况，避免分娩在厕所造成意外。

（3）监测宫缩的频度和强度以及胎心情况。

（4）做好接产和新生儿窒息抢救准备。分娩时尽量做会阴侧切，防止宫颈及软产道损伤。

（5）按医嘱给予新生儿注射维生素 K_1，无消毒接生的新生儿另需注射破伤风抗毒素。

（6）配合医生检查及缝合裂伤的软产道。产后观察出血和恶露情况。

4. 健康指导

（1）有急产史的孕妇应提前入院待产，以免发生意外。

（2）告知产妇子宫收缩过强的表现及并发症，让产妇提前做好心理准备，一旦出现产兆，及时告知医护人员。

（3）告知产妇有便意时需先告知医护人员，不可随意如厕，以防分娩在厕所内，造成意外伤害。指导产妇在第二产程宫缩时做深呼吸，不向下屏气，以减慢分娩过程。

（4）嘱产妇产后保持外阴清洁，有阴道出血增多、会阴切口疼痛、体温升高时应及时就诊。

第二节　产道异常

一、疾病概述

【概念与特点】

产道异常包括骨产道异常和软产道异常，临床上以骨产道异常多见。骨盆径线过短或形态异常为骨产道异常（骨盆狭窄）。骨盆狭窄分为入口平面狭窄（单纯性扁平骨盆、佝偻病性扁平骨盆）、中骨盆及骨盆出口平面狭窄（漏斗骨盆、横径狭窄骨盆）、骨盆三个平面狭窄和畸形骨盆（骨软化症骨盆、偏斜骨盆）。狭窄骨盆易发生胎位异常、宫缩乏力、产程延长或滞产、持续性枕横（后）位、生殖道瘘、胎膜早破、感染、子宫破裂，危及产妇生命。亦可致胎儿窘迫、颅内出血、产伤及感染。

【临床特点】

（1）骨盆异常及临床特点　①骨盆入口平面狭窄，临产后衔接受阻不能入盆。即跨耻征阳性，表现为继发性宫缩乏力，潜伏期和活跃早期延长，跨耻征阳性者强行阴道分娩可致子宫破裂。②中骨盆及骨盆出口平面狭窄，常见于漏斗骨盆，胎头进入骨盆，入口平面下降至中骨盆平面后，胎头俯屈和内旋转受阻，呈现持续性枕后位、枕横位，产程进入活跃晚期及第二产程后进展延缓，甚至停滞。

（2）软产道异常及临床特点　①阴道异常，常见阴道纵隔、横隔。分娩时容易发生阴道裂伤、血肿等。②宫颈异常，宫颈外口粘连、水肿、坚韧、瘢痕等可造成宫颈性难产，影响胎头下降，宫口扩张，产程延长甚至衰竭。

【辅助检查】

产程图动态监测，常见潜伏期及活跃期早期产程延长，胎头下降延缓与停滞，第二产程延长。

【治疗原则】

（1）骨盆入口平面狭窄的处理　应根据是绝对性骨盆入口平面狭窄还是相对性骨盆入口平面狭窄及胎儿大小、产程进展来选择合适的分娩方式。

（2）中骨盆平面狭窄的处理　根据胎头下降是否受阻选择分娩方式。

（3）骨盆出口平面狭窄的处理　骨盆出口平面狭窄不应进行阴道试产。

二、主要护理问题

（1）知识缺乏　与缺乏头盆不称及其相关并发症的知识有关。

（2）疼痛　与宫缩过强、产道梗阻、产程延长有关。

（3）有感染的危险　与胎膜早破、产程延长、机体抵抗力下降有关。

（4）焦虑　担心母婴安全。

（5）潜在并发症　子宫破裂。

（6）有胎儿受伤的危险　与产道异常致胎膜早破、脐带脱垂、产程长、手术等有关。

三、护理措施

1. 常规护理　在分娩过程中，产妇应注意休息，保证营养及水分的摄入，必要时补液。

2. 专科护理

（1）心理护理　应安慰产妇，使其调整精神状态，向产妇及家属讲明产道异常对母儿的影响，及时反馈产程进展情况，增强信心，缓解其紧张焦虑的情绪。解除孕妇及家属的思想顾虑,使其积极配合治疗及护理。

(2)治疗护理,并发症预防 明确狭窄骨盆类别和程度,了解胎位、胎儿大小、胎心、宫缩强弱、宫口扩张程度、破膜与否,结合年龄、产次、既往分娩史进行综合判断,决定分娩方式。①骨盆入口平面狭窄:明显头盆不称、胎儿体重大于3000g、胎位异常、高龄初产妇、妊娠期高血压疾病、子痫前期、珍贵胎儿、有难产史且无存活子女者,宜选择剖宫产。轻度头盆不称(相对性骨盆狭窄)、胎头跨耻征可疑阳性,足月活胎体重小于3000g,胎心率和产力正常,可在严密监护下进行试产。试产时,应密切观察宫缩、胎心音及胎头下降情况,并注意产妇的营养和休息。如宫口渐开大,胎头渐降入盆,即为试产成功,多能自产,必要时可用胎头吸引术或产钳助产。若宫缩良好,经2~4小时,胎头仍不下降、宫口扩张迟缓或停止扩张者,表明试产失败,应及时行剖宫产术结束分娩。若试产时出现子宫破裂先兆或胎心音有改变,应立即施行剖宫产术。并发宫缩乏力、胎膜早破及持续性枕后位者,也应行剖宫产术为宜。②中骨盆及骨盆出口平面狭窄:明显头盆不称(绝对性骨盆狭窄)应剖宫产结束分娩。中骨盆狭窄者,若宫口已开全,胎头双顶径下降至坐骨棘水平以下时,可采用手法或胎头吸引器将胎头位置转正,再行胎头吸引术或产钳术助产;若胎头双顶径阻滞在坐骨棘水平以上,应行剖宫产术。出口是骨产道最低部位,出口狭窄多伴有中骨盆狭窄,应做好剖宫产准备。③骨盆三个平面狭窄:若估计胎儿不大、头盆相称、宫缩好,可以试产。若胎儿较大,有明显头盆不称,胎儿不能通过产道,应尽早行剖宫产术。④畸形骨盆:根据畸形骨盆种类、狭窄程度、胎儿大小、产力等情况具体分析,若畸形严重,明显头盆不称,应及时行剖宫产术。⑤预防并发症:严密观察宫缩、胎心、羊水及产程进展情况,若发现胎儿窘迫征象,及时给予吸氧,嘱左侧卧位,通知医生并配合处理。预防胎膜早破、脐带脱垂和子宫破裂。

3. 病情观察

(1)明显头盆不称,不能从阴道分娩者,临产后按医嘱做好剖宫产术前准备。绝对性骨盆狭窄、畸形骨盆、臀位、横位、预产期前2周胎头未入盆的初产妇,提早住院待产。早期破膜则应立即就诊。

(2)相对性骨盆狭窄进行试产者,不用镇静药。保持良好产力情况下,试产 2～4 小时，若出现胎头迟迟不入盆，宫口扩张缓慢或伴胎儿窘迫，应停止试产，按医嘱做剖宫产术前准备。

（3）若胎先露压迫阴道时间长或出现血尿者，产后应留置尿管 8～12 天，防止发生生殖道瘘。

（4）新生儿娩出后及时应用缩宫素，按医嘱使用抗生素。检查新生儿有无产伤，观察颅内出血等症状。

4. 健康指导

（1）指导孕妇定期产前检查，以便及早发现异常骨盆。

（2）告知有头盆不称、先露高浮的孕妇，妊娠晚期少活动，避免增加腹压的动作，及时治疗咳嗽、便秘等，近预产期住院待产。

（3）告知一旦发生胎膜早破，应平卧并立即就诊。

（4）告知产妇试产的指征、必要性与试产的方法，随时告知产程进展及目前胎儿的情况，减少产妇焦虑。

（5）指导产妇保持外阴清洁，以防感染。

第三节 胎位异常

持续性枕后位、枕横位

一、疾病概述

【概念与特点】

在分娩过程中，胎头以枕后位或枕横位衔接，在下降过程中，绝大多数能转成枕前位而自然分娩。若胎头枕骨持续不能转向前方，直至分娩后期仍然位于母体骨盆的后方或侧方，致使分娩发生困难者，称为持续性枕后位或持续性枕横位。

持续性枕后位、枕横位可导致宫缩乏力、使产程延长，手术助产机会多，容易发生软产道裂伤，增加产后出血及感染，可发生生殖道瘘。可引起胎儿窘迫和新生儿窒息，围产儿病死率增高。

【临床特点】

临床上多见，尤其枕骨持续位于骨盆后方，压迫直肠，产妇自觉肛门坠胀及排便感，因过早使用腹压，使产妇疲劳，宫颈前唇水肿，胎头水肿，影响产程进展，导致第二产程延长。

【辅助检查】

根据 B 超检查胎儿颜面及枕部位置可明确胎方位。

【治疗原则】

（1）第一产程　保证产妇充分的营养和休息。如情绪紧张、睡眠不好可给予哌替啶或地西泮。让产妇取胎背对侧卧位，便于胎头枕部转向前方。若子宫收缩欠佳，应尽早静脉滴注缩宫素。子宫口开全之前，嘱产妇不要屏气用力，以免引起子宫颈前唇水肿而阻碍产程进展。若产程无明显进展、胎头较高或胎儿窘迫，应考虑行剖宫产术结束分娩。

（2）第二产程　初产妇已近 2 小时，经产妇已近 1 小时，胎儿尚未娩出，应行阴道检查。当胎头双顶径已达坐骨棘平面或更低时，可徒手将胎头枕部转向前方，使矢状缝与骨盆入口前后径一致，行阴道助产或自然分娩。若转成枕前位困难，也可向后转成正枕后位，再以产钳助产，此时需做较大的会阴后侧切开以免造成会阴裂伤。若胎头位置较高，疑有头盆不称者，则需行剖宫产术。

（3）第三产程　胎盘娩出后应立即肌内注射缩宫素，以防产后出血。软产道损伤者，及时修补。新生儿应重点监护。凡行手术助产及有软产道裂伤者，产后应给予抗生素预防感染。

二、主要护理问题

（1）疲乏　与宫缩乏力，产程延长，进食少，过早向下屏气用力有关。

（2）有感染的危险　与疲劳抵抗力下降，手术产机会多有关。

（3）有胎儿受伤的危险　与产程长，胎头受压缺氧及手术有关。

（4）恐惧　与胎儿畸形有关。

（5）潜在并发症　子宫破裂。

三、护理措施

1. 常规护理　保证产妇有充分的营养与休息，若有情绪紧张、睡眠不好，给予哌替啶或地西泮。鼓励产妇每 2 小时排空膀胱 1 次，减少膀胱充盈阻碍胎头下降。背部按摩或取侧卧位，可减轻腰骶部疼痛。

2. 专科护理

（1）**心理护理**　向产妇及家属详细解释异常分娩的原因及处理措施，使产妇知道手术助产或剖宫产的必要性，分娩过程中全程陪伴分娩，关心、体贴产妇，缓解其焦虑和紧张心理，以取得配合。

（2）**治疗护理**　持续性枕后位、枕横位在骨盆无异常、胎儿不大时，可以试产。试产时应严密观察产程，注意胎头下降，宫口扩张程度，宫缩强弱及胎心有无改变。①第一产程：保持产妇充沛的精力，大多数枕后位可转成枕前位。指导产妇卧向胎背的对侧，可以促进胎方位旋转，也可减轻背部压痛。宫口开大 3～4cm，产程停滞（排除头盆不称）可行人工破膜；若产力欠佳，静脉滴注缩宫素。在试产过程中，若产程无明显进展，胎头较高或出现胎儿窘迫征象，应考虑剖宫产结束分娩。②第二产程：若第二产程进展缓慢，初产妇已近 2 小时，经产妇已近 1 小时，应行阴道检查。当胎头双顶径已达坐骨棘平面或更低时，可徒手将胎头枕部转向前方；若转成枕前位有困难，也可向后转成正枕后位，再以产钳助产。若以枕后位娩出，需做较大的会阴后－斜切开。若胎头位置较高，疑有头盆不称者，则需行剖宫产结束分娩。③第三产程：因产程延长，容易导致产后宫缩乏力，故胎儿娩出后应立即静脉滴注或肌内注射子宫收缩剂，以防产后出血。有软产道裂伤者，应及时修补。新生儿应重点监护，按手术产新生儿护理。凡行手术助产及有软产道损伤者，产后应给予抗生素预防感染。

3. 病情观察　严密观察产程与胎心情况，注意胎头下降程度、子宫颈扩张程度、子宫收缩强弱，及早发现宫缩乏力。

4. 健康指导　向产妇及家属详细介绍异常分娩的相关知识，使产妇知道手术助产或剖宫产的必要性，为产妇提供新生儿护理指导。

臀先露

一、疾病概述

【概念与特点】

臀先露是最常见的胎位异常，约占妊娠足月分娩总数的 3%~4%。臀先露临床上分为：①单臀先露（腿直臀先露）多见；②完全臀先露或混合臀先露，较多见；③不完全臀先露，较少见。

臀先露易发生胎膜早破、宫缩乏力、产褥感染与产后出血机会增多，易产道裂伤、易脐带脱垂使胎儿窘迫甚至死亡、新生儿窒息、臂丛神经损伤及颅内出血可发生；围生儿病死率是枕先露的 3~8 倍。

【临床特点】

臀先露是常见的异常胎位，因为胎头比胎臀大，分娩常可致后出头困难，产妇常感肋下或上腹部有圆而硬的胎头。由于胎臀不能紧贴宫颈，可致宫缩无力，产程延长，亦易导致胎膜早破，脐带脱垂，胎儿窘迫甚至胎儿死亡。

【辅助检查】

B 超检查能准确探清臀先露类型及胎儿大小、胎头姿势等，协助临床决定分娩方式。

【治疗原则】

1. 妊娠期 妊娠 30 周前，臀先露多能自行转为头先露。若妊娠 30 周后仍为臀先露应予以矫正。常用的方法如下。

（1）胸膝卧位 让孕妇排空膀胱，松解裤带，取胸膝卧位，每日 2 次，每次 15 分钟，1 周后复查。这种姿势可使胎臀退出盆腔，借助胎儿重心的改变，使胎头与胎背所形成的弧形顺着子宫底弧面滑动完成胎位矫正。

（2）激光照射或艾灸至阴穴 近年多用激光照射两侧至阴穴，也可用艾条灸，每日 1 次，每次 15~20 分钟，5 次为 1 个疗程。

（3）外倒转术 应用上述矫正方法无效者，于妊娠 32~34 周时，可行外倒转术，因有发生胎盘早剥、脐带绕颈等严重并发症的可能，应用时要慎重，最好在 B 型超声及胎儿电子监测下进行。

2. 分娩期　临产初期根据产妇年龄、产次、骨盆类型、胎儿大小、胎儿是否存活、臀先露类型以及有无并发症，选择正确的分娩方式。

（1）剖宫产的指征　狭窄骨盆、软产道异常、胎儿体重大于3500g、胎儿窘迫、高龄初产、有难产史、不完全臀先露等，均应剖宫产结束分娩。

（2）阴道分娩的处理要点　①第一产程：产妇应侧卧，少做肛门检查，禁止灌肠，尽量避免胎膜破裂。当子宫口开大至4~5cm时，胎足即可脱出至阴道，此时采用"堵"外阴的方法，促使子宫颈和阴道充分扩张，消毒外阴后，子宫收缩时用无菌巾以手掌堵住阴道口，让胎臀下降，直至子宫口开全。在"堵"的过程中每隔10~15分钟听胎心音1次，并注意子宫口是否开全。子宫口近开全时，做好接产和抢救新生儿窒息的准备。②第二产程：导尿排空膀胱，初产妇作会阴后侧切开术，行臀位助产术。当胎臀娩出至脐部后，胎肩及胎头由接生者协助娩出。脐部娩出后，应在2~3分钟内娩出胎头，最长不能超过8分钟。胎头娩出可用单叶产钳，效果佳。③第三产程：肌内注射缩宫素或麦角新碱，防止产后出血。手术操作及软产道损伤者，应及时检查并缝合，给予抗生素预防感染。

二、主要护理问题

（1）焦虑　与担心不能自然分娩而需手术分娩有关。

（2）有感染的危险　与胎膜早破、多次肛查、手术等有关。

（3）有胎儿受伤的危险　与易胎膜早破，脐带脱垂使胎儿缺氧及后出头困难、产伤等有关。

（4）疲乏　与宫缩乏力、产程延长，进食少，过早向下屏气用力有关。

（5）潜在并发症　子宫破裂。

三、护理措施

1. 常规护理　临产过程中，让产妇充分休息，保持良好的心情，鼓励产妇进食、进水，必要时经静脉补充液体，维持水、电解质平衡，保持良好的营养状态。

2. 专科护理

（1）心理护理　向产妇及家属详细解释臀先露分娩时对母儿的影响，并让其明确矫正臀先露的方法及必要性。分娩过程中全程陪伴分娩，关心、体贴产妇，缓解其焦虑和紧张心理，以取得产妇及家属的配合。

（2）治疗护理

·**妊娠期**：妊娠 30 周前，臀先露多能自行转为头先露，可不予处理。若妊娠 30 周后仍为臀先露，应设法矫正。常用的矫正方法有以下几种。①胸膝卧位：胸膝卧位主要是借助胎儿重心改变，使胎臀离开骨盆腔，有助于自然转正。让孕妇排空膀胱，松解裤带，取胸膝卧位，每日 2 次，每次 15～20 分钟，连续做 1 周后复查。②激光照射或艾灸至阴穴：激光照肘至阴穴，左右两侧各照射 10 分钟，每天 1 次，7 天为一疗程，有良好效果。也可用艾条灸至阴穴，每天 1 次，每次 15～20 分钟，5 天为一疗程。③外转胎位术：应用上述矫正方法无效、腹壁较松、子宫壁不太敏感者，可于妊娠 32～34 周试行外转胎位术，将臀位转为头位。操作时切勿用力过猛，不宜勉强进行，以免选成胎盘早剥。操作前后均应仔细听胎心音。

·**分娩期**：应根据产妇的年龄、胎产次、骨盆类型、胎儿大小、胎儿是否存活、臀先露类型以及有无合并症，于临产前作出正确判断，决定分娩方式。①择期剖宫产的指征：狭窄骨盆、软产道异常、估计胎儿体重大于 3500g、胎儿窘迫、脐带脱垂、高龄初产妇、有难产史、不完全臀先露等，应行剖宫产术结束分娩。②决定经阴道分娩。

第一产程：嘱产妇侧卧，不宜站立走动，少作肛查，禁止灌肠，尽量避免胎膜破裂。一旦破膜，应立即听胎心，协助产妇抬高臀部，预防脐带脱垂。若无脐带脱垂，可严密观察胎心及产程进展。当宫口开大 4～5cm，胎臀或胎足出现于阴道口时，消毒外阴，用消毒巾盖住，于宫缩时用手掌"堵"住阴道口，目的是使产道充分扩张。

第二产程：采用臀位助产术，当胎臀自然娩出至脐部后，胎肩及后娩胎头由接产者按分娩机制协助娩出。脐部娩出后，一般应在 2～3 分钟娩出胎头，最长不能超过 8 分钟。

第三产程：预防产后出血和感染。

3. 病情观察　临产过程中，密切注意观察宫缩、胎心率及产程进展，观察有无分娩异常及胎儿窘迫。胎膜破裂时，注意是否出现胎心变化，发现脐带脱垂，及时处理。

4. 健康指导

（1）加强产前位查，妊娠30周后发现臀位应及时给予矫正。

（2）明确矫正臀位的方法及必要性。

（3）若臀位未能矫正，应提前入院待产，选择适当的分娩方式。

肩先露

一、疾病概述

【概念与特点】

胎体纵轴与母体纵轴相垂直为横产式。胎体横卧于骨盆入口之上，先露为肩，称为肩先露。约占妊娠足月分娩总数的 0.1%～0.25%。肩先露是对母儿最不利的胎位，易造成子宫破裂，威胁母儿生命。

【临床特点】

已少见，因先露部不能紧贴子宫下段，宫颈缺乏直接刺激，易发生子宫收缩乏力、胎膜早破，胎儿上肢与脐带脱垂等，可致胎儿窘迫甚至死亡。随着宫缩加强，胎儿肩部及胸廓一部分被挤入盆腔内，肢体折叠弯曲，上肢脱于阴道外，羊水流尽，胎头及胎臀仍被阻于骨盆入口上方，宫壁紧贴胎体，形成忽略性肩先露。

【辅助检查】

B超检查能准确探清肩先露且确定具体胎位。

【治疗原则】

（1）胎位异常　定期产检，妊娠30周前不需任何处理。妊娠30周后仍不正常者，可根据不同情况给予纠正，若失败，则提前住院决定分娩方式。

（2）胎儿发育异常　定期产检，发现异常，及时查找原因对症治疗，及时终止妊娠。

二、主要护理问题

（1）有感染危险　与胎膜早破、子宫破裂手术有关。

（2）有体液不足危险　与子宫破裂或子宫腔感染而大出血有关。

（3）恐惧　与害怕行手术有关。

（4）有胎儿受伤的危险　与胎膜早破，脐带脱垂、胎儿缺氧有关。

（5）疲乏　与宫缩乏力、产程延长、进食少和过早向下屏气用力等有关。

（6）潜在并发症　子宫破裂。

三、护理措施

1. 常规护理　妊娠期发现肩先露应及时矫正。可采用胸膝卧位，激光照射（或艾灸）至阴穴。上述矫正方法无效，应试行外转胎位术转成头先露，并包扎腹部以固定胎头。若行外转胎位术失败，应提前住院决定分娩方式。

2. 专科护理

（1）临产后，胎膜未破或破膜不久，胎儿存活者，立即行剖宫产术。

（2）胎儿已死亡，无子宫破裂征象，宫口开全后，在麻醉下行毁胎术娩出。

（3）若出现先兆子宫破裂或子宫已破裂无论胎儿存活与否、均应行剖宫产术。

（4）向产妇及家属做好解释工作，积极配合治疗。

（5）仔细检查新生儿体表有无异常及肢体活动度，做好新生儿护理。

（6）陪伴在产妇身旁，给予安慰、关心，以增加安全。

第十三章

分娩期并发症

第一节　产后出血

一、疾病概述

【概念与特点】

胎儿娩出后 24 小时内阴道出血量超过 500ml，剖宫产后超过 1000ml 称为产后出血，多发生在产后 2 小时内。其中以胎儿娩出后至胎盘娩出前出血量较多，占产后出血量的 69.27%，产后 2 小时占 80.46%。产后出血为分娩严重并发症，发生率为 10%，是产妇死亡原因之一，必须高度重视，积极预防。

【临床特点】

（1）症状　①子宫收缩乏力，胎盘剥离后阴道出血不止；②软产道裂伤，胎儿娩出后阴道大量出血；③胎盘因素，胎盘未娩出阴道大量出血。所有患者出血多时都有休克症状，如心慌、出冷汗、头晕等。

（2）体征　①宫缩乏力，子宫轮廓不清，触不到宫底，按摩推压宫底部可有血块积血流出，血液能凝固；②软产道裂伤，血鲜红，能凝固，产道有裂伤且出血，宫缩良好；③胎盘因素，胎盘剥离不全及剥离后滞留宫腔者，可以手取出；嵌顿者检查发现有狭窄环；胎盘植入者，徒手剥离胎盘困难；胎盘、胎膜残留者检查见胎盘母体面有缺损或胎膜有缺损，若有副胎盘时，胎膜边缘有断裂血管；④凝血功能障碍，出血不凝，不易止血；皮肤黏膜有出血点或瘀斑。当患者发生休克时，面色苍白、脉细弱、血压下降。

【辅助检查】

（1）血常规检查　了解现在的血红蛋白、血细胞比容水平，以判断产后出血量，同时测定血小板数量，除外因血小板减少引起的出血。

（2）凝血功能检测 检查凝血酶原时间、部分凝血活酶时间、纤维蛋白原、纤维蛋白降解产物、D-二聚体，了解是否存在凝血功能障碍。

（3）超声检查 通过超声检查，可以了解宫腔内是否有胎盘和（或）胎膜残留以及是否有积血、积血的量。

【治疗原则】

（1）针对出血原因，迅速止血。

（2）补充血容量。

（3）纠正失血性休克。

（4）防止感染。

二、主要护理问题

（1）恐惧 与大量出血、濒死感有关。

（2）有感染的危险 与大出血抵抗力低下，反复检查、操作有关。

（3）疲乏 与出血致贫血有关。

（4）体液不足 与大量出血有关。

三、护理措施

1. 常规护理 密切监测产妇生命体征、面色、神志的变化，重视产妇的自觉症状。建立双管静脉通道，及时补充平衡液和血制品。及时排空膀胱，同时注意给产妇保暖。

2. 专科护理

（1）预防产后出血 ①对有产后出血危险的孕妇，要加强产前检查。②正确处理产程。第一产程：重视孕妇休息及饮食，防止疲劳和产程延长；合理使用缩宫素和镇静剂；对高危孕妇，活跃期后期建立静脉通路，做好输液输血准备。第二产程：正确掌握会阴切开时机，认真保护会阴；阴道手术规范、轻柔，正确指导使用腹压，避免胎儿娩出过快；胎肩娩出后立即肌内注射或静脉滴注缩宫素。第三产程：严格掌握胎盘剥离征象，若阴道出血量多应查明原因及时处理；胎盘娩出后仔细检查胎盘、胎膜，并认真检查软产道有无裂伤和血肿。③加强产后观察：准确记录产后出血量。产后 2 小时，严密观察子宫收缩及阴道出血情况；每 15～30 分钟按摩 1 次子宫，注意观察阴道出血是否有凝块。重视产妇主诉，如口渴、会阴、肛门坠胀疼痛等。④观察产妇面色及情绪状态、意识反应；密切观察产妇生命征变化。⑤保持静脉输液通畅，随时做好抢救准备。⑥鼓励产妇多饮水，及时排空膀胱。⑦尽早进行母婴皮肤接触、早吸吮。

（2）针对病因进行处理　①子宫收缩乏力：按摩子宫；遵医嘱正确应用缩宫素；宫腔纱条填塞止血。②胎盘因素引起的出血：膀胱充盈者导尿；胎盘滞留给予缩宫素；胎盘嵌顿，遵医嘱给解痉剂；胎盘粘连应配合医生行徒手剥离胎盘术；胎盘和胎膜残留行钳刮术或刮宫术；胎盘植入，切忌强行剥离，可行子宫切除术。③软产道裂伤引起的出血：软产道裂伤应及时准确修复缝合；软产道血肿应切开血肿，清除血块，缝合止血，注意补充血容量。④凝血功能障碍：凝血功能障碍应去除病因，遵医嘱输新鲜血，补充血小板、凝血因子等。⑤出血性休克：遵医嘱输血、输液；提供安静环境，保持平卧、吸氧、保暖；严密观察并详细记录患者的意识状态、皮肤颜色、血压、脉搏、呼吸及尿量；密切观察子宫收缩情况，有无压痛，恶露量、颜色、气味；观察会阴伤口情况并进行会阴护理；遵医嘱给予抗生素。

（3）预防感染　①严格执行无菌技术操作规程。②保持室内空气清新，指导产妇进食高蛋白、富含维生素的饮食。③观察恶露的量、颜色、气味、持续时间及会阴伤口情况，保持会阴清洁。④观察体温变化，如出现异常，及时报告医生。

（4）陪伴在产妇身旁，给予安慰、关心，以增加安全感。

3. 病情观察　在分娩过程中严密观察产程进展及子宫收缩情况，发现异常及时通知医生处理；产后 2 小时留产房内严密观察产妇生命体征、子宫收缩情况、子宫底高度及硬度、膀胱充盈度、阴道流血及会阴与阴道伤口情况。

4. 健康指导

（1）指导产妇加强营养。

（2）讲解产褥期的卫生知识，异常恶露的表现及可能的原因，及时到医院就诊的必要性。再次妊娠后，应将本次产后出血史告知医护人员，按高危孕产妇管理。

（3）加强妊娠期宣传保健工作，及时治疗可能引起产后出血的疾病。

（4）早期哺乳，促进子宫收缩，减少出血。

（5）产褥期禁止盆浴、性生活。

第二节　羊水栓塞

一、疾病概述

【概念与特点】

羊水栓塞（SFE）是严重的分娩并发症，是指分娩过程中因羊水通过宫颈内膜静脉、开放血管进入母体血循环而引起的急性肺栓塞、休克、DIC、肾衰竭或骤然死亡的疾病，病势凶险，病死率高达60%以上。据我国统计，因羊水栓塞致孕妇死亡率占孕妇死亡的第5位。幸存者可出现凝血障碍。发病原因常见于宫缩过强或为强直性收缩，子宫有病理性血管开放，如宫颈裂伤、子宫破裂、剖宫产时、前置胎盘、胎盘早期剥离、大月份钳刮、中期妊娠引产等。

【临床特点】

（1）症状　大多发病突然，病症凶险。破膜后突然呛咳、呼吸困难、1/3猝死于发病后半小时内，另1/3在以后的1小时内死亡，幸存的1/3病例出现凝血功能障碍和肾衰竭症状。

（2）体征　产妇烦躁不安、呼吸快，咳血性泡沫痰，三凹征，发绀、心率快而弱，肺部听诊有湿啰音，并迅速出现循环衰竭、休克及昏迷体征。幸存者可出血不止、血不凝，皮肤、黏膜、胃肠道或肾出血见血尿，继之出现少尿、无尿及尿毒症。

【辅助检查】

（1）出凝血障碍　①血小板进行性下降；②纤维蛋白原降低 < 1.5g/L 有诊断意义；③凝血酶原时间较正常对照延长3秒以上；④抗凝血酶Ⅲ因子

（AT Ⅲ）下降 <0.2g/L。

（2）纤溶活性增强　①优球蛋白溶解试验缩短 <90 分钟；②凝血酶时间较正常对照延长 3 秒以上；③FDP 增高；④血浆鱼精蛋白副凝固试验（3P 试验）阳性；⑤乙醇胶试验阳性。

（3）中心静脉血涂片　找到上皮细胞、毳毛、羊水中有形物质即可确诊。

（4）胸片　出现双侧弥散性点片状阴影沿肺门周围分布，可伴有轻度肺不张和心脏扩大。

（5）外周血涂片　出现破碎红细胞，超过 2%。

（6）心电图　示右心房、右心室扩大，心肌劳损等。

【治疗原则】

一旦怀疑羊水栓塞，立即抢救。抗过敏、纠正呼吸循环功能衰竭和改善低氧血症、抗休克、防止 DIC 和肾衰竭发生。

二、主要护理问题

（1）气体交换受损　与肺血管阻力增加即肺动脉高压、肺水肿有关。

（2）组织灌流量改变　与失血、DIC 有关。

（3）恐惧　与病情危重、濒死有关。

三、护理措施

1. 常规护理　产妇取半卧位，加压给氧，必要时气管切开；立即停用缩宫素。

2. 专科护理

（1）抗过敏　遵医嘱立即静脉注射地塞米松 20～40mg，根据病情继续输液维持。

（2）解除肺动脉高压　①罂粟碱：解除肺动脉高压首选药物，30～90mg 加入 10% 葡萄糖注射液 20ml，缓慢静脉注射。②阿托品：心率慢时用阿托品 1mg 加入 5% 葡萄糖注射液 10ml 中静脉注射，直至患者面色潮红缓解为止。③氨茶碱：氨茶碱 50mg 加入 25% 葡萄糖注射液 20ml 缓慢静脉注射，松弛支气管及冠状动脉血管平滑肌。

（3）抗休克　①补充血容量：首选右旋糖酐静脉滴注，24小时内输入500～1000ml；或输入平衡液、新鲜血液。②纠正酸中毒：5%碳酸氢钠溶液250ml静脉滴注。③抗心力衰竭：去乙酰毛花苷0.2～0.4mg加入10%葡萄糖注射液20ml缓慢静脉注射，必要时1～2小时后重复应用。④升压药物：多巴胺或间羟胺。

（4）防治DIC　遵医嘱给予肝素、凝血因子、抗纤溶药物等。一旦确诊，尽早使用肝素，抑制DIC，发病10分钟内使用效果更佳。

（5）防治肾衰竭　在血容量不足出现少尿时，用20%甘露醇250ml快速静脉滴注。

（6）预防感染　应用对肾脏毒性小的广谱抗生素，剂量要足，以控制感染。

（7）产科处理　原则上待病情好转后，去除病因，迅速结束分娩，以阻断羊水继续进入母体血液循环。第一产程发病者，考虑剖宫产术。第二产程发病者，抢救产妇的同时行阴道助产术，产后出现无法控制的大出血，在抢救休克的同时进行子宫全切术。钳刮术时发生羊水栓塞，应立即停止手术并积极进行抢救。

3. 病情观察　积极配合医生进行抢救。一旦确诊，应争分夺秒地进行抢救，准备好所需的急救用品，包括新生儿窒息抢救用物。按医嘱立即停滴缩宫素，输血、输液的同时，请儿科医生立即到场，积极配合新生儿的抢救。

4. 健康指导

（1）如果产妇清醒，应鼓励产妇树立信心。

（2）对家属的恐惧心情给予理解和同情，告知其病情的严重性，取得配合。

（3）及时、适度地向家属通报治疗进展情况，增加其信任感。

（4）患者病情稳定后，共同制定康复计划。

第三节　子宫破裂

一、疾病概述

【概念与特点】

子宫体或下段于妊娠期或分娩期发生裂伤，称为子宫破裂。根据破裂的程度可分为完全破裂及不完全破裂。完全破裂指子宫壁全层裂开，宫腔与腹腔相通；不完全破裂则为子宫浆膜层或子宫下段部位膀胱腹膜反折尚完整，肌层虽已全部或部分裂开，但宫腔与腹腔不通。

【临床特点】

（1）症状　①先兆子宫破裂，产妇自诉下腹疼痛难忍，烦躁不安、呼叫；②完全性子宫破裂，撕裂状剧烈腹痛后疼痛缓解，随即出现休克症状，全腹疼痛。

（2）体征　①先兆子宫破裂，脉搏呼吸加快；下腹膨隆，压痛明显，可见病理缩复环，血尿，胎心改变或听不清；②完全性子宫破裂，子宫收缩消失，脉搏快而弱，呼吸急促，血压下降，全腹压痛反跳痛，腹壁下清楚扪及胎体，子宫缩小位于胎儿侧方，胎心消失，阴道鲜血流出，拨露或下降的先露部消失，扩张的宫口回缩。

【辅助检查】

（1）血常规检查　发生子宫破裂内出血时，血红蛋白、血细胞比容下降。

（2）胎心监护　先兆子宫破裂时，胎心增快或不规则，继而减慢；子宫破裂时，胎心变慢消失，胎心逐渐消失。

（3）B超检查　完全破裂时，胎儿甚至胎盘游离于宫体外，腹腔内有大量液体（羊水和血），子宫缩小。

【治疗原则】

（1）先兆子宫破裂　立即采取有效措施抑制子宫收缩。尽快行剖宫产术，迅速结束分娩。

（2）子宫破裂　在输液、输血、吸氧和抢救休克同时，无论胎儿是否存活，均应尽快手术治疗。

二、主要护理问题

（1）疼痛　与子宫强直性收缩或手术创伤子宫破裂有关。

（2）体液不足　与子宫破裂引起大出血，血容量不足有关。

（3）有感染的危险　与大出血抵抗力降低及子宫破裂宫腔与腹腔相通及手术等综合因素有关。

（4）有胎儿受伤的危险　与强直子宫，子宫破裂大出血，胎儿缺氧、窘迫以致死亡有关。

（5）焦虑、恐惧　与子宫破裂大出血及对母婴的危险性有关。

三、护理措施

1. 常规护理　宣传孕期保健知识，加强产前检查，指导产妇定时排尿，防止膀胱充盈影响伤口愈合。保持外阴清洁，防止感染。指导产妇有效回奶。

2. 专科护理

（1）心理护理　对产妇及其家属的心理反应表示理解，做好解释工作，争取其配合治疗。若胎儿死亡，护理人员应给予心理支持，倾听其内心感受，帮助其度过悲伤阶段。为产妇及家属提供舒适的环境，更多地陪伴产妇，鼓励产妇合理饮食，尽快恢复体力。

（2）预防子宫破裂的护理　①加强产前检查，有高危因素者应提前 2 周入院。②加强产时管理　严密观察产程进展，注意子宫形态变化，警惕先兆子宫破裂征象，及时通知医生处理；严格掌握缩宫素引产适应证。③应用缩宫素引产时，应专人监护。④应用前列腺素制剂引产应慎重并严密监护。⑤正确掌握手术助产指征及操作规程，产后仔细检查宫颈及宫腔，及时修补损伤。⑥严格掌握剖宫产指征，加强术后切口护理。

（3）治疗护理　①先兆子宫破裂的护理：密切观察产程进展，及时发现难产诱因；注意胎心率的变化，静脉滴注缩宫素引产时，应由专人守护，用输液泵准确控制滴速；在待产时，出现宫缩过强及下腹部压痛或腹部出现病理性缩复环时，立即报告医生并停用缩宫素和一切操作，监测产妇生命征，遵医嘱给予宫缩抑制剂、吸氧；注意观察有无血尿及阴道出血；重视产妇主诉，对腹痛难忍、烦躁不安及不合作者，应再次监测宫缩情况，发现异常及时报告医生处理；做好输液、输血、急诊剖宫产及抢救母婴的准备工作。②子宫破裂的护理：迅速输血、输液，短时间内补足血容量；迅速做好剖腹探查准备；保暖，面罩给氧；建立危重护理记录，专人记录抢救及护理经过，严密观察生命征及意识状态；严格记录出入液量；陪伴在产妇身旁，给予安慰、关心，以增加安全感；适度解释各项护理措施的目的，以取得理解和配合。

3. 病情观察　观察和记录阴道出血量，并监测患者生命体征变化，了解有无下腹压痛。发现患者宫缩强直、面色改变、疼痛难忍、呼吸急促、脉搏快等症状，及时报告医生给予地西泮 10mg 静脉推注，继续严密观察，设专人守护，发现问题及时给予处理。

4. 健康指导

（1）宣传妊娠期保健知识，加强产前检查，胎位不正者及早矫正。

（2）有子宫手术史的孕妇应提前入院待产。

（3）做好计划生育，对已行子宫破裂修补术无子女的患者，应指导其严格避孕，2 年后再次妊娠，避孕方法可选用药物或避孕套。

（4）允许再次妊娠者，讲解妊娠注意事项，告知按时产前检查的重要性。

第四节　脐带先露与脐带脱垂

一、疾病概述

【概念与特点】

胎膜未破时脐带位于胎先露部前方或一侧，称为脐带先露或隐性脐带脱垂。胎膜破裂脐带脱出于宫颈口外，降至阴道内甚至露于外阴部，称为脐带脱垂。

【临床特点】

（1）对产妇影响　增加剖宫产率及手术助产率。

（2）对胎儿影响　发生在胎先露部尚未衔接、胎膜未破时的脐带先露，因宫缩时胎先露部下降，一过性压迫脐带导致胎心率异常。胎先露部已衔接、胎膜已破者，脐带受压于胎先露部与骨盆之间，引起胎儿缺氧，甚至胎心完全消失；以头先露最严重，肩先露最轻。若脐带血循环阻断超过 7~8 分钟，可胎死宫内。

【治疗原则】

（1）脐带先露　经产妇、胎膜未破、宫缩良好者，取头低臀高位，密切观察胎心率，等待胎头衔接，宫口逐渐扩张，胎心持续良好者，可经阴道分娩。初产妇或足先露、肩先露者，应行剖宫产术。

（2）脐带脱垂　发现脐带脱垂，胎心尚好，胎儿存活者，应争取尽快娩出胎儿。①宫口开全：胎头已入盆，行产钳术；臀先露行臀牵引术。②宫颈未开全：产妇立即取头低臀高位，将胎先露部上推，应用抑制子宫收缩的药物，以缓解或减轻脐带受压；严密监测胎心同时，尽快行剖宫产术。

二、主要护理问题

（1）焦虑　与担心胎儿安危有关。

（2）有胎儿受伤的危险　与脐带脱垂导致胎儿窒息有关。

三、护理措施

1. 常规护理

·产时护理

（1）早发现、早处理　产妇临产后要卧位休息，对有脐带脱垂高危因素的产妇取头低臀高位，严密观察产程进展，勤听胎心，尤其是胎膜破裂后立即测听胎心，如有胎心改变即刻行阴道检查，发现脐带脱垂首先采取孕妇体位还纳法，解除脐带受压恢复血液循环，因脐带受压可使脐血流量减少胎儿缺氧缺血引起胎心率减慢，如脐血流量能迅速恢复胎心可迅速恢复，因此，减轻脐带受压至关重要。如果脐带脱出阴道口外，用温湿纱布将脐带松包裹轻轻送入阴道内，并用纱布阴道塞堵住阴道口，避免脐带受冷空气刺激，引起脐血管痉挛及迷走神经兴奋所致的血循环障碍。然后权衡母婴各方面条件，采取恰当的分娩方式抢救胎儿。

（2）适时应用人工破膜　临产后宫口开大 4～6cm 时，产力强，宫缩时易发生胎膜自破，而这种较大的宫口为增大羊水流速提供了条件，脐带易随羊水冲下而致脱垂。在分娩过程中适时地行人工破膜，可以降低脐带脱垂的发生率，处理较主动。

（3）正确选择分娩方式　脐带脱垂、脐血管受压、胎心缓慢不规则，情况紧急，胎儿能否存活与分娩方式的选择关系密切。临床上根据产次、胎心、胎儿体重、宫缩、宫口大小、骨盆径线等具体情况，选择最佳的分娩方式，以提高围生儿存活率。

· 产后护理

（1）新生儿窒息抢救　脐带脱垂的胎儿均有宫内窘迫，娩出的新生儿呼吸道多有大量的分泌物，而清除呼吸道分泌物，保证呼吸道通畅是抢救新生儿的关键措施。因此，接生前我们即备好吸痰器、氧气、气管插管、新生儿喉镜及急救药品等，胎儿娩出后首先吸净呼吸道的分泌物，然后根据窒息程度分别给氧、气管插管、脐静脉注射等，必要时行胸外按摩及口对口呼吸，待新生儿呼吸建立，皮肤转红，哭声宏亮，方可断脐，同时要注意保暖。

（2）预防产后出血及感染　胎儿娩出后按摩子宫，常规宫体注射催产素20U，认真检查软产道有无损伤，尤其是宫口未开全行臀牵引术的，均注意检查宫颈是否完整，若有裂伤应立即缝合，并给抗生素预防感染。若会阴有伤口应嘱产妇取健侧卧位，防止恶露流入伤口，用稀碘伏擦洗外阴，每日 2 次，保持外阴清洁，预防感染。

2. 病情观察　临产后先露未入盆或胎位异常者，应卧床休息，少作肛查或阴道检查，检查时动作要轻，以防胎膜破裂。一旦胎膜破裂，应立即听胎心，如有异常，立即作阴道检查。争取早期发现、早期正确处理。

3. 健康指导　妊娠晚期及临产后，超声检查有助于尽早发现脐带先露。对临产后胎先露部迟迟不入盆者，尽量不作或少作肛查或阴道检查。

第五节 子宫内翻

一、疾病概述

【概念与特点】

子宫内翻是指子宫底部向宫腔内陷入，甚至自宫颈翻出的病变，这是一种分娩期少见而严重的并发症，多数发生在第 3 产程。子宫内翻是少见而严重的产科并发症，其中急性子宫内翻发病急、病情重，若延误诊治，产妇可发生阴道大出血、休克，常于 3~4 小时内死亡；亦可因内翻子宫坏死、感染而致命。据报道，子宫内翻病死率为 16%。慢性子宫内翻较少见，多是急性子宫内翻未及时发现的患者。

【临床特点】

1. 症状

（1）病史和产程处理 既往子宫内翻病史，合并子宫发育不良如子宫畸形，双胎妊娠，羊水过多，急产，立位生产，脐带过短或相对过短，用力挤压宫底或牵拉脐带以协助娩出胎盘等，掌握上述临床资料有助于诊断子宫内翻。

（2）疼痛表现 疼痛的程度不一。轻者可以仅表现为产后下腹坠痛或阴道坠胀感，重者可引起疼痛性休克。典型的子宫内翻的疼痛是第 3 产程，牵拉脐带或按压宫底后突然出现剧烈的下腹痛，注意这种疼痛为持续性，以便与子宫收缩痛区别。

（3）出血表现 子宫内翻后所表现的出血特点不一。慢性子宫内翻患者仅表现为不规则阴道出血或月经过多；急性子宫内翻出血与胎盘剥离有关，胎盘未剥离者可以不出血，胎盘部分剥离和胎盘完全剥离者均可以表现为大出血。

（4）感染表现 感染常见于慢性子宫内翻或急性子宫内翻各种方法复位后，既可以表现为生殖系统局部感染，又可以表现为盆腹腔腹膜炎甚至脓毒败血症。

（5）休克 子宫内翻可以引起休克，休克的原因和机制因为子宫内翻的临床表现不同而不同。急性子宫内翻疼痛严重者，可于子宫内翻后迅速出现疼痛性休克，发生相对较早，阴道出血与休克程度不符；急性子宫内翻合并产后大出血者如不及时控制出血、纠正贫血和改善微循环，可以并发失血性休克；同时疼痛和失血可以互相作用，导致休克加重。慢性子宫内翻由于慢性失血和渗出，同时合并各种严重感染，可以出现感染性休克。

（6）局部压迫表现　除下腹部憋坠感外，患者可以出现排便和排尿困难。

2. 体征

（1）腹部检查　急性子宫内翻腹部通常触不到规则的子宫轮廓，子宫明显变低、变宽，子宫底部呈杯口状或阶梯状；慢性子宫内翻可以仅表现为腹膜炎的体征。

（2）阴道检查　急性子宫内翻阴道出血多少不一；胎盘可能剥离也可能未剥离，胎盘未剥离者更容易诊断；胎盘剥离者可以触到或见到柔软球形物塞满产道或脱出阴道口，仔细检查球形物上有宫颈环绕或发现输卵管开口可以明确诊断。慢性子宫内翻者除急性子宫内翻的表现外还有慢性炎症的表现，炎性阴道分泌物，肿物表面溃疡、出血、糜烂等。

【治疗原则】

及时发现并明确诊断子宫翻出是治疗子宫内翻的基础。子宫内翻患者在诊断和治疗过程中常合并严重的疼痛、出血、感染和休克等临床表现，所以积极地缓解疼痛，控制出血、感染和休克是子宫内翻治疗的前提。患者全身情况控制后，针对子宫内翻的治疗措施包括保留子宫的治疗措施和切除子宫的治疗措施，前者包括经阴道徒手复位、经阴道水压复位、经腹手术复位和经阴道手术复位，后者经腹或经阴道部分或全子宫切除术。采用何种措施主要根据患者的全身状况、翻出时间、感染程度、有无生育要求、是否合并其他生殖系统肿瘤等。

二、主要护理问题

（1）疼痛、牵拉脐带或按压宫底出现子宫内翻引起剧烈下腹痛或疼痛性休克。

（2）出血、休克　与急性子宫内翻发病急，病情重有关。

（3）有感染的危险　与慢性炎症翻出时间及各种方式的复位有关。

三、护理措施

1. 常规护理 一旦发现急性子宫内翻，立即开通两路静脉通道，保证静脉通畅。持续心电监护，观察意识、面色、瞳孔、生命体征及皮肤颜色、阴道出血情况，15~30 分钟记录 1 次。持续高流量面罩吸氧，氧流量 7L/min；留置导尿管，观察尿量及颜色，记录 24 小时进出入量，可了解肾脏功能和为输液计划提供依据。检测血常规、DIC 全套、肾功能、电解质、血气分析，床边予 B 超检查。同时做好术前准备，联系血库备血，备好抢救药品和器械设备。

2. 专科护理

（1）防止再度子宫内翻的护理 护理是子宫复位术成功的关键，护理如不到位，有可能再度发生子宫内翻。产后 3 天，绝对卧床休息，取半卧位。在观察子宫收缩时动作轻柔，切勿用力按压宫底，避免对子宫强烈刺激。产后 1 个月内避免腹压增加的因素，如咳嗽、便秘等。告知患者有痰时多饮水，稀释痰液便于咳出，如痰液黏稠，可使用药物雾化吸入、翻身、叩背等促进排出痰液。患者如有便秘时，鼓励患者多饮水，多食新鲜蔬菜、水果；可予饮蜂蜜水、番泻叶水或开塞露纳入肛门，软化大便。

（2）预防感染的护理 患者清醒，生命体征平稳后，取半侧卧位，使恶露可以充分引流，用2% 碘伏作会阴消毒，每日 2 次，并仔细观察恶露的颜色、量、气味，及时更换会阴垫及污染的床垫。遵医嘱使用抗生素，严格掌握抗生素使用的时间及速度，监测体温的变化情况。患者产后抵抗力低下，在护理过程中严格执行消毒隔离措施，接触患者前后洗手并用快速消毒液擦手。每日定时开窗保持病房空气清新。

（3）心理护理 子宫内翻发生突然，且产后大量出血，患者易产生紧张、焦虑、恐惧等不良心理，护士态度和蔼，给患者讲解此病发生的原因，与患者建立良好的护患关系，得到患者的理解和配合。鼓励家属给予患者安慰和支持，帮助其减轻紧张、恐惧心理。

3. 病情观察

（1）每日定时观察子宫收缩情况 在腹部做好宫底高度的标记，并注明记录日期及时间，便于观察每日子宫下降程度，如发现子宫收缩不良，及时报告医生予处理。使用计量型产垫，准确评估阴道出血量、颜色。拔除留置导尿管后，嘱患者及时排空膀胱，以免膀胱充盈影响子宫收缩，引起大出血。产后缩宫素针剂 10U，静脉滴注和肌内注射，每日各 1 次，促进宫缩。积极宣传母乳喂养的好处，予新生儿吸吮可促进子宫收缩。

（2）切口护理　密切观察会阴切口的情况，注意有无渗血、红肿、热痛等炎性反映，观察局部皮肤的颜色、温度，有无皮肤或皮下组织坏死。术后 24 小时行外阴红外线照射，每次 20 分钟，每日 1 次。告知产妇每次大小便后，用温水清洗会阴，保持会阴清洁、干燥，有利于切口愈合。

4. 健康指导　告知患者产褥期尽量少蹲，不要提重物，避免重体力劳动。加强营养，多食新鲜蔬菜和水果，多食鸡蛋和牛奶。坚持母乳喂养，促进子宫复旧。采取合适的避孕措施，定期来门诊复查。

第十四章

异常产褥

第一节 产褥感染

一、疾病概述

【概念与特点】

产褥感染是指产褥期生殖道感染引起的局部或全身的炎性变化。如果自产后24小时后的10日之内，连续2次体温达到或超过38℃时，则称产褥病率，包括产后上呼吸道感染、泌尿系感染、乳腺炎，故二者含义不同。产褥感染是指分娩时及产褥期生殖道受病原体感染，引起局部和全身的炎症变化。严重的产褥感染可发展为败血症及中毒性休克，是产妇死亡的四大原因之一。

【临床特点】

1. 临床表现

（1）症状　①急性外阴炎、阴道炎、宫颈炎：局部灼热、疼痛、下坠、脓性分泌物，个别有尿频、尿痛；②急性子宫内膜炎、子宫肌炎：低热、恶露多有臭味、下腹痛；重者可有寒战、高热、头痛；③急性盆腔结缔组织炎、急性输卵管炎：可有高热不退；④急性盆腔腹膜炎及弥漫性腹膜炎：可有高热、恶心、呕吐、腹胀，个别有腹泻、里急后重与排尿困难；⑤血栓性静脉炎，产后1~2周，出现寒战、高热、反复发作持续数周，下肢血栓性静脉炎可有弛张热、下肢持续性疼痛、水肿、皮肤发白；⑥脓毒血症及败血症，可有高热、衰竭症状等。

（2）体征　①急性外阴炎、阴道炎、宫颈炎：伤口感染可见缝线陷入肿胀组织内，针孔流脓；阴道宫颈感染有黏膜充血、溃疡、脓性分泌物；②急性子宫内膜炎、子宫肌炎：有下腹轻重不一的压痛，子宫复旧不良、压痛、宫颈口见脓性分泌物流出，脉搏快等；③急性盆腔结缔组织炎及急性输卵管炎：子宫两侧增厚压痛，附件区增厚，压痛，有脓肿形成者，可触及囊性包块，不活动且压痛；④急性盆腔腹膜炎及弥漫性腹膜炎：下腹部明显压痛反跳痛；⑤血栓性静脉炎：盆腔血栓性静脉炎同盆腔结缔组织炎、下肢血栓性静脉炎者，局部静脉压痛或硬索状，下肢水肿，皮肤发白；⑥脓毒血症及败血症的体征。

【辅助检查】

（1）血常规　一般情况下白细胞计数明显升高。

（2）病原学检查　进行伤口分泌物培养、宫腔分泌物培养、血培养。孕期及产褥期生殖道内有大量需氧菌、厌氧菌、真菌、衣原体及支原体等病原体寄生，以厌氧菌为主，许多非致病菌在特定环境下可以致病。①需氧性链球菌：是外源性产褥感染的主要致病菌。溶血性链球菌致病性最强，能产生外毒素与溶组织酶，引起严重感染，病变迅速扩散，严重者可致败血症。其临床特点为发热早，体温超过38℃，有寒战、心率快、腹胀，子宫复旧不良、子宫旁或附件区触痛，甚至并发败血症。②厌氧性球菌：存在于正常阴道中，以消化链球菌和消化球菌最常见。当产道损伤、胎盘残留、局部组织坏死缺氧时，细菌迅速繁殖，与大肠埃希菌混合感染，放出异常恶臭气味。③大肠埃希菌属：大肠埃希菌与其相关的革兰阴性杆菌、变形杆菌是外源性感染的主要致病菌，是菌血症和感染性休克最常见的病原菌。它寄生在阴道、会阴、尿道口周围，在不同环境对抗生素敏感性有很大差异，需行药物敏感试验。④葡萄球菌：主要致病菌是金黄色葡萄球菌和表皮葡萄球菌。金黄色葡萄球菌多为外源性感染，容易引起伤口严重感染。表皮葡萄球菌存在于阴道菌群中，引起的感染较轻。此外，梭状芽孢杆菌、淋病奈瑟菌均可导致产褥感染，但较少见。支原体和衣原体引起的感染近年明显增多。

（3）B超检查　B超可了解子宫复旧情况、除外宫腔内胎盘组织残留，如怀疑血栓性静脉炎，可行超声多普勒检查局部血流情况。

【治疗原则】

（1）支持治疗，加强营养，增强抵抗力。

（2）会阴伤口或腹部切开感染时，及时切开引流，可疑盆腔脓肿可经腹或后穹窿引流。

（3）B超发现胎盘胎膜残留的，给予抗炎的同时，加强子宫收缩，促进宫内组织物的排出，如残留物较大引起产后出血时，及时清宫。

（4）在未确定病原体时，选用广谱抗生素，然后根据血培养及药敏的结果，调整抗生素。

二、主要护理问题

（1）疼痛　与生殖器官感染有关。

（2）体温过高　与感染引起的全身中毒有关。

（3）有体液不足的危险　与高热有关。

（4）焦虑　与严重产褥感染、哺乳困难、需要未得到满足有关。

（5）自理能力受限　与高热、卧床休息有关。

（6）潜在并发症——感染　与分娩有关。

（7）母乳喂养中断　与母亲感染、体温过高、住院有关。

三、护理措施

1. 常规护理

（1）保持病室安静、空气清新，做好宣教，使产妇了解产褥期自我护理知识，协助产妇做好清洁卫生。

（2）保证产妇充足休息和睡眠，鼓励多饮水，必要时静脉补液。

（3）对患者出现高热、疼痛、呕吐时按症状进行护理。

（4）采取半坐位。

（5）做好心理疏导，提供母婴接触的机会。

2. 专科护理

（1）支持疗法　增加蛋白质的摄入，增强机体抵抗力，纠正贫血及电解质紊乱。

（2）清除宫腔残留物　在有效抗生素使用的基础上清除宫腔内残留胎盘、

胎膜组织。产妇高热者，应待感染控制、体温下降后再清宫，术后取半卧位以利于引流。

（3）切开引流　若产妇会阴切口或腹部切口感染，应及时切开引流。盆腔脓肿者，可经腹或后穹窿切开引流。

（4）抗生素应用　按医嘱正确使用抗生素，维持血液的有效浓度并观察药物的副作用。感染严重者，首选广谱高效抗生素并进行综合治疗，使用前需做药物敏感试验。

（5）有血栓性静脉炎时，在应用大量抗生素的同时加用肝素，并口服双香豆素、双嘧达莫（潘生丁）等药物，同时可用活血化瘀的中药治疗。

（6）若为中毒性休克、肾衰竭等，应积极抢救。

3. 病情观察

（1）测量生命体征，注意体温变化　注意产妇全身情况，是否有发热、寒战、恶心、呕吐、腹部不适等。

（2）子宫复旧情况　宫底高度、硬度、有无压痛及疼痛程度。

（3）伤口情况　有无红、肿、热、痛，伤口有无裂开、流脓液等。

（4）恶露量、颜色、性状、气味。

（5）有无下肢持续性疼痛，局部静脉压痛及下肢水肿。

（6）有无乳房肿胀、红肿等，排除急性乳腺炎。

4. 健康指导

（1）告知产妇保持良好卫生习惯的重要性，注意保持会阴清洁，勤换内衣裤、会阴垫，洗漱用具及便盆及时清洁和消毒。

（2）指导产妇正确的乳房护理方法，保持乳汁分泌通畅，教会挤奶手法，防止乳汁瘀积引起乳腺炎。

（3）指导产妇识别产褥感染的征象，如出现恶露增多、有臭味，发热、腹痛等情况，应及时就诊。

（4）为产妇提供有关休息、饮食、活动、服药的指导，告知产后复查的时间。

（5）积极治疗贫血、营养不良等慢性病。

第二节 晚期产后出血

一、疾病概述

【概念与特点】

分娩 24 小时后至产后 6 周之间发生子宫大量出血，称为晚期产后出血，又称产褥期出血。多由于胎盘胎膜残留、宫腔感染、子宫内膜炎、子宫复旧不全，或剖宫产术后子宫壁切口愈合不良，感染坏死等原因所致。亦可见于绒毛癌。

【临床特点】

（1）症状 产后 1~10 日内阴道持续或间断流血，低热、严重贫血和失血性休克症状。

（2）体征 ①严重贫血或失血性休克体征；②子宫复旧不全、宫口松弛，有时可触及残留组织或大量血块堵塞，按摩子宫可见陈旧血液及血块排出；③剖宫产伤口裂开者，二次开腹探查时可见子宫下段切口部位凹陷、突起或血块、有坏死感染组织。

【辅助检查】

（1）血常规 了解感染与贫血情况。

（2）宫颈分泌物培养。

（3）B 超 了解宫腔内有无残留胎盘组织以及子宫切口愈合情况。

（4）病理检查 确诊胎盘残留或胎膜残留。

【治疗原则】

（1）少量出血可用子宫收缩药，同时给予抗生素及支持治疗。

（2）B 超确认有胎盘、胎膜残留者，静脉输液、备血，行清宫手术，术后继续加强子宫收缩及抗生素治疗。

（3）疑剖宫产切口裂开者，仅有少量阴道出血可给予抗生素及支持疗法，若多量阴道出血，应行剖腹探查。

二、主要护理问题

（1）疲乏 与出血引起贫血有关。

（2）恐惧 与突然大量出血、濒死感有关。

（3）有感染危险 与出血造成贫血使机体抵抗力降低，宫腔残留物、胎盘剥离面存在、二次剖腹探查子宫下段切口情况的手术有关。

（4）有组织灌注异常的危险 与失血有关。

三、护理措施

1. 常规护理 应保持患者外阴清洁，使用消毒会阴垫。加强营养，给予高蛋白、富含维生素及铁的食物，注意休息，以增强机体的抵抗力。

2. 专科护理

（1）心理护理 做好心理疏导，耐心倾听患者诉说，主动关心、安慰患者。允许家属陪伴，帮助照顾婴儿，增强患者战胜疾病的信心。

（2）治疗护理 ①药物治疗：少量或中等阴道流血，应给予足量广谱抗生素、子宫收缩剂，支持疗法及中药治疗。②手术治疗：疑有胎盘、胎膜、蜕膜组织残留或胎盘附着部位复旧不全者，清宫多能奏效，操作力求轻柔，术前备血并做好开腹手术的准备。刮出物送病理检查，以明确诊断。术后给予抗生素及子宫收缩剂。③有效预防：剖宫产时合理选择切口，避免子宫下段横切口两侧角部撕裂，提高缝合技术。晚期产后出血的产妇往往有第三产程和产后2小时阴道流血较多或怀疑胎盘、胎膜残留的病史。因此，产后应仔细检查胎盘、胎膜完整性，如有残缺，应及时取出；在不能排除胎盘残留时，应进行宫腔探查。术后应用抗生素预防感染。

3. 病情观察

（1）产后仔细检查胎盘胎膜，及时处理胎盘残留。测量生命体征，注意血压、脉搏、呼吸的改变。

（2）恶露的颜色、量和性状。发现颜色变红，量增多及时告知医务人员。产褥期禁止盆浴，避免产褥感染。

（3）按医嘱正确使用缩宫素和抗生素。

4. 健康指导

（1）指导产妇加强营养。

（2）讲解产褥期卫生知识，异常恶露的表现及可能的原因，及时到医院就诊的必要性。

（3）加强妊娠期宣传保健工作，及时治疗可能引起产后出血的疾病。

（4）早期哺乳，促进子宫收缩，减少出血。

（5）产褥期禁止盆浴、性生活。

第三节　产褥期抑郁症

一、疾病概述

【概念与特点】

产褥期抑郁症指产妇在产褥期间出现抑郁症状，是产褥期精神综合征最常见的一种类型。发病率国外的报道约为30%，通常在产后2周内出现症状。

【临床特点】

情绪改变：心情压抑、沮丧、情绪淡漠，甚至焦虑、恐惧、易怒，夜间加重；有时表现为孤独、不愿意见人或伤心、流泪；自我评价降低：自暴自弃、自罪感，对身边的人充满敌意；创造性思维受损，主动性降低；对生活缺乏信心，觉得生活无意义，出现厌食、睡眠障碍、易疲倦、性生活障碍。严重者绝望有自杀倾向。

【治疗原则】

（1）心理治疗。

（2）药物治疗　常用的有盐酸帕罗西汀、盐酸舍曲林、阿米替林。

二、主要护理问题

（1）知识缺乏　产妇缺乏产褥期抑郁症相关知识。

（2）家庭应对无效　与缺乏感情交流，产妇抑郁有关。

（3）家庭运行中断　产妇情绪异常，无法承担母亲的角色。

三、护理措施

1. 常规护理 休息与活动，保证充足的休息和睡眠，每天有 8～10 小时的睡眠时间。

2. 专科护理

（1）心理护理 倾听产妇诉说心理问题，做好产妇心理疏通工作。解除不良的社会、心理因素，减轻其心理负担。对于有不良个性的产妇，应给予相应的心理指导，减少或避免精神刺激，减轻生活中的应激性压力。

（2）发挥社会支持系统作用 对手术产及存在抑郁症高危因素的产妇应给予足够的重视，注意发挥社会支持系统积极的作用，改善家庭关系及家庭生活环境等。

（3）促进产妇角色认同 协助并促进产妇适应母亲角色，指导产妇与婴儿进行交流、接触，为婴儿提供照顾，培养产妇的自信心。

（4）警惕产妇的伤害行为 警惕产妇对自身和婴儿的伤害性行为，注意做好安全保护。

3. 病情观察

（1）加强婚前检查，做好围生期保健。在产前、产时及产后向孕产妇提供心理支持和必要的生理、心理知识。产后 6 周内是产后抑郁症的高发时期，产后访视应注意观察产妇的心理变化，及时为产妇提供心理辅导。

（2）观察产妇情绪的变化，注意产妇对婴儿的喜恶程度，观察母婴之间的交流及与其他人交流的情况，是否有孤独感，是否有伤害行为。有异常表现者给予特别关注和护理。

（3）按医嘱用药，用药期间停止母乳喂养，最好退乳。

4. 健康指导

（1）出院后嘱产妇的丈夫和家人继续发挥良好的支持系统作用，耐心倾听产妇的诉说并及时给予安慰和指导。

（2）教会产妇出院后护理婴儿的技巧，定期随访。

（3）病情严重者家人应及时与医生联系，并给予心理咨询和治疗。

第四节　产褥中暑

一、疾病概述

【概念与特点】

产褥中暑是指产妇在高温闷热环境中，体内余热不能及时散发所引起的中枢性体温调节功能障碍，也称产褥期热射病，常发生于产褥早期。

【临床特点】

（1）症状　①中暑先兆，有心悸、恶心，有时呕吐、发热、四肢无力、头晕眼花、大量出汗；②轻度中暑，高热，关节、肌肉疼痛、痉挛、胸闷、口渴；③重度中暑，可有呕吐、腹痛、腹泻。

（2）体征　①轻度中暑，体温高，皮肤干燥无汗、体表布满痱疹，心率快、呼吸急促、面色潮红、烦躁；②重度中暑，体温达$41 \sim 42℃$，谵妄、抽搐、昏迷，皮下及胃肠出血，瞳孔缩小，反射减弱，呼吸急促、脉搏细弱、皮肤干燥无汗、血压下降。

【治疗原则】

迅速有效地降温，纠正酸中毒及休克，补充水和盐。

二、主要护理问题

（1）体温过高　与居室和身体处于高温环境而不能出汗散热有关。

（2）知识缺乏（特定的）　与从前未患过此病，缺乏信息有关。

（3）母乳喂养中断　与母亲住院治疗有关。

三、护理措施

1. 常规护理

（1）降温　迅速置于低温、通风环境中，物理或药物降温，体温降至$38℃$即可暂停。

（2）停乳期间教会家属行人工喂养，情况平稳后恢复母乳喂养。

2. 专科护理

（1）气道护理 ①重度患者有时合并口鼻出血、呕血，立即经口气管插管，气囊内充入足量空气，防止呕吐物吸入引起窒息，必要时准备呼吸机治疗。②氧气吸入 4~5L/min，避免吸入高浓度氧加重肺损伤。③每 2 小时向气管内滴入 1 次生理盐水与糜蛋白酶等组成的气滴液 5ml，并翻身、拍背、吸痰。若患者需吸痰时，动作应轻柔，避免损伤气道黏膜。

（2）其他护理 ①重度患者可应用深静脉置管，建立良好的静脉通路，保证脱水剂、血小板、血浆、升压药物等静脉滴注通畅，按时完成每日补液量。②患者若有抽搐时置牙垫于上下齿之间防止舌咬伤，适当约束患者四肢，床加患者以防坠床。③遵医嘱应用生理盐水 200ml 膀胱冲洗，必要时加抗生素，每日 2 次，防止尿液中的血凝块阻塞导尿管和预防尿路感染。

3. 病情观察

（1）密切观察体温变化 40℃以上每 30 分钟测 1 次体温，39℃以上每 1 小时测 1 次体温，38℃以上每 4 小时测 1 次体温。

（2）密切观察血压变化 血压低于 90/60mmHg，每小时测量 1 次，按休克处理。

（3）密切观察病情变化 注意有无脑水肿征象，如惊厥、呼吸变慢、瞳孔散大、昏迷加深等。注意有无肺水肿征象如呼吸困难、发绀、咳嗽等，有异常及时报告医生。

4. 健康指导

（1）预防产褥中暑的发生，应打破旧的传统风俗习惯，经常性地对孕妇进行科学教育和产褥卫生教育。

（2）产妇常沐浴更衣，穿着适宜。

第十五章
女性生殖系统炎症

第一节 外阴阴道炎

外阴炎

一、疾病概述

【概念与特点】

增多的阴道分泌物（如宫颈、阴道的炎性白带），宫颈癌的分泌物，经血或产后恶露、尿瘘、糖尿病尿液刺激、外阴皮肤不洁，均易引起不同程度外阴部皮肤、黏膜的炎症。

【临床特点】

（1）症状 外阴皮肤瘙痒、疼痛或烧灼感，于活动、性交、排尿及排便时加重。

（2）体征 炎症多发生于小阴唇内外侧，严重时波及整个外阴。外阴肿胀、充血，重者有糜烂、湿疹，甚至溃疡。慢性炎症时皮肤增厚、粗糙，可有皲裂，甚至苔藓样变。

【辅助检查】

外阴炎症的致病原因或病原体仅仅局限于外阴的机会比较少，多数是来自于阴道，因此在检查时除了要进行外阴分泌物的检查以外，还要重点对阴道和宫颈进行检查。

（1）对外阴分泌物检查，了解是否有滴虫、真菌等病原体的存在。

（2）对阴道和宫颈部分泌物进行检查，了解是否有衣原体、支原体、淋球菌。

（3）如果外阴部溃疡长期不愈合，或是怀疑有恶变的可能时，应做活体组织病理检查。

（4）对于炎症反复发作的患者，要考虑糖尿病的可能，要检查尿糖及血糖。

（5）如果怀疑是直肠阴道瘘或膀胱阴道瘘，可以进行亚甲蓝试验：在阴道内塞入干净的纱布后向直肠或膀胱注入亚甲蓝稀释液，过数分钟后取出纱布观察是否有亚甲蓝的颜色，如果纱布上有相应颜色则证明存在直肠阴道瘘或膀胱阴道瘘。

【治疗原则】

寻找病因，对症治疗。

二、主要护理问题

（1）性功能障碍　与外阴皮肤的不适感（瘙痒、疼痛或烧灼感）于性交时加重有关。

（2）焦虑　与外阴皮肤瘙痒、疼痛或烧灼感而产生的忧虑不安有关。

（3）自尊紊乱　与外阴皮肤炎症害怕被别人嘲笑和排斥有关。

三、护理措施

1. 常规护理

（1）保持外阴清洁、干燥。注意个人卫生，经常洗换内裤，避免搔抓。

（2）不穿化纤内裤。

2. 专科护理

（1）停用擦洗外阴的药物。

（2）积极寻找病因包括检查阴道分泌物及尿糖，以消除刺激的来源。

（3）急性期注意休息，禁性生活。

（4）局部可用 1：5000 高锰酸钾液坐浴，每日 2 次。若有破溃可涂抗生素软膏，或用中药苦参、蛇床子、白藓皮、土茯苓、黄柏各15g，川椒6g，水煎薰洗外阴部，每日1~2次。

3. 病情观察 观察患者外阴瘙痒症状、阴道分泌物的量及颜色等。

4. 健康指导

（1）注意个人卫生，经常洗换内裤，保持外阴清洁、干燥，避免搔抓。

（2）进行病因治疗，治疗阴道炎、宫颈炎、糖尿病，修补瘘管。

滴虫性阴道炎

一、疾病概述

【概念与特点】

滴虫性阴道炎是由阴道毛滴虫引起的传播性疾病。阴道毛滴虫是一种厌氧性原虫，对不同的环境适应能力十分强大。能在25~40℃之间生长繁殖，在3~5℃的低温下仍能存活21日之久，在46℃的高温环境下能存活20~60分钟。在沸水中5分钟死亡，在半干燥环境中能生存10小时。在pH值为5.2~6.6时，最容易生存。阴道毛滴虫常隐藏于腺体及阴道皱襞中，还常侵入尿道及尿道旁腺以及男性的包皮皱褶、尿道及前列腺中。经性交直接传播，也可通过被滴虫污染的浴巾、游泳池、便桶、衣物及器械等间接传播。

【临床特点】

潜伏期为4~28日，阴道黏膜有红色小颗粒或瘀点。pH值较正常高。阴道有多量黄绿色或灰色泡沫分泌物流出，有腥臭味，有时混有少许血液或为脓性，分泌物刺激外阴而有痒感。外阴发红，甚或出现炎性溃疡，有的因湿润及擦伤所致，可蔓延到生殖皱襞。性交时疼痛，并可有尿痛，尿频等症状。

【辅助检查】

阴道分泌物生理盐水悬滴液检查滴虫，此方法敏感性60%~70%。阴道分泌物滴虫培养，阳性率可达98%以上。

【治疗原则】

杀灭阴道毛滴虫，保持阴道的自净作用，防止复发。夫妻双方同时接受治疗，切断直接传播途径。

二、主要护理问题

（1）皮肤黏膜完整性受损　与炎症引起的阴道、外阴皮肤黏膜充血、破损有关。

（2）性生活形态改变　炎症引起性交痛，与治疗期间禁性生活有关。

（3）焦虑　与病程长、易反复发作有关。

（4）睡眠形态紊乱　与局部瘙痒不适或环境改变有关。

（5）知识缺乏　与不了解生殖系统炎症的防护知识有关。

三、护理措施

1. 常规护理

（1）缓解症状　指导患者正确使用药物。外阴瘙痒时不可用力搔抓、用热水烫洗及涂刺激性药物，以免加重感染，使皮损范围增大。

（2）加强心理护理　生殖系统炎症的患者一般心理负担较重，常出现不安、烦躁、焦虑、紧张等情绪，应帮助患者树立治疗信心，减轻心理负担，坚持治疗。

（3）卫生宣教　向患者介绍女性自然防御系统的相关知识，讲解生殖系统发生炎症的原因及传播途径，指导患者做好经期、孕期、产前、产后及流产后的卫生，预防感染发生。外出住宿时，应淋浴，禁盆浴，注意公厕卫生条件。

（4）性生活指导　治疗期间禁性生活，以防相互感染造成久治不愈。

（5）防止交叉感染及重复感染　治疗期间保持会阴清洁干燥，内裤及清洗外阴用物要用开水烫洗或煮沸消毒，以杀死物品上的细菌及寄生虫，防止再次引起感染。有些生殖系统炎症应夫妇双方同时治疗，以免双方交替感染。

（6）养成良好的卫生习惯　妇女平时每日用温开水清洗会阴，一般不用阴道灌洗。月经期及阴道分泌物多时要及时更换会阴垫，保持局部清洁、干燥，内裤应通风透气、不宜过紧，每日更换。

（7）防止院内感染　医院内要严格执行消毒隔离制度，妇科检查用物每人1套，并认真做好消毒处理。医护人员为患者检查、治疗前后应认真洗手，防止医源性感染。

（8）饮食指导　炎症期间禁食辛辣刺激性食品，高热时补充液体食物及蛋白质。

（9）适当休息　指导患者安排好日常生活，避免过度劳累。

（10）遵医嘱用药。

（11）急性期有引流的患者，治疗期间半卧位。

2. 专科护理

（1）全身用药　甲硝唑为高效口服杀滴虫药物，可甲硝唑2g，单次口服，或每次400mg，口服，每天2次，共7日。治疗后查滴虫转阴时，应于下次月经后继续治疗1疗程，以巩固疗效。男方应同时治疗。此药口服吸收好、疗效高、毒性小。甲硝唑用药期间及停药24小时内禁止饮酒，哺乳期用药不宜哺乳。

（2）局部用药　①常用甲硝唑200mg，于阴道冲洗后或每晚塞入阴道1次，10日为1疗程。②增强阴道防御能力，可用0.5%乙酸、1%乳酸或1∶5000高锰酸钾溶液冲洗，每日1次。

（3）滴虫性阴道炎常在月经后复发，故治疗后检查滴虫已为阴性时，仍应每次月经后随诊，复查阴道分泌物，经3次检查均为阴性，方为治愈。

（4）为了避免重复感染，内裤及洗涤用的毛巾，应煮沸5～10分钟以消灭病原体。已婚者还应检查对方，是否有生殖器、前列腺液滴虫存在，若为阳性，需同时治疗。

3. 病情观察　观察患者外阴瘙痒症状、阴道分泌物的量及颜色等。

4. 健康指导

（1）做好卫生宣传，积极开展普查普治工作，消灭传染源，提高群体公德意积和自我防护意识。

（2）取阴道分泌物检查前24～48小时避免性生活、阴道灌洗或局部用药。

（3）做好消毒隔离，防止交叉感染。告知患者性伴侣应同时治疗，治疗期间禁止性生活。

（4）治疗后按时复查，连续3次月经后复查阴道分泌物，均为阴性者为治愈。

（5）保持外阴清洁、干燥，每日更换内裤，清洗外阴，用物应煮沸消毒。

（6）甲硝唑可通过乳汁排出，哺乳期妇女用药后不宜哺乳。

外阴阴道假丝酵母菌病

一、疾病概述

【概念与特点】

外阴阴道假丝酵母菌病曾称外阴阴道念珠菌病，是由假丝酵母菌引起的常见外阴阴道炎症。国外资料显示，约75%妇女一生中至少患过1次外阴阴道假丝酵母菌病，45%妇女经历过2次或2次以上的发病。

【临床特点】

主要表现为外阴瘙痒、灼痛、性交痛及尿痛，部分患者阴道分泌物增多。妇科检查可见外阴红斑、水肿，常伴有抓痕；严重者出现皮肤皲裂，表皮脱落，常伴有水肿。

【治疗原则】

消除诱因，根据患者的情况选择局部或者全身应用抗真菌药物。

二、主要护理问题

（1）有皮肤完整性受损的危险　与外阴瘙痒时搔抓过度致抓伤有关。

（2）寻求健康行为（特定的）　与白带增多和外阴瘙痒而就医有关。

（3）疼痛（外阴、阴道灼痛、尿痛、性交痛）　与念珠菌感染有关。

（4）性功能障碍　与念珠菌性阴道炎可通过性生活感染而使性生活受到限制有关。

三、护理措施

1. 常规护理

（1）缓解症状　指导患者正确使用药物。外阴瘙痒时不可用力搔抓、用热水烫洗及涂刺激性药物，以免加重感染，使皮损范围增大。

（2）加强心理护理　生殖系统炎症的患者一般心理负担较重，常出现不安、烦躁、焦虑、紧张等情绪，应帮助患者树立治疗信心，减轻心理负担，坚持治疗。

（3）卫生宣教　向患者介绍女性自然防御系统的相关知识，讲解生殖系统发生炎症的原因及传播途径，指导患者做好经期、孕期、产前、产后及流产后的卫生，预防感染发生。外出住宿时，应淋浴，禁盆浴，注意公厕卫生条件。

（4）性生活指导　治疗期间禁性生活，以防相互感染造成久治不愈。

（5）防止交叉感染及重复感染　治疗期间保持会阴清洁干燥，内裤及清洗外阴用物要用开水烫洗或煮沸消毒，以杀死物品上的细菌及寄生虫，防止再次引起感染。有些生殖系统炎症应夫妇双方同时治疗，以免双方交替感染。

（6）养成良好的卫生习惯　妇女平时每日用温开水清洗会阴，一般不用阴道灌洗。月经期及阴道分泌物多时要及时更换会阴垫，保持局部清洁、干燥，内裤应通风透气、不宜过紧，每日更换。

（7）防止院内感染　医院内要严格执行消毒隔离制度，妇科检查用物每人1套，并认真做好消毒处理。医护人员为患者检查、治疗前后应认真洗手，防止医源性感染。

（8）饮食指导　炎症期间禁食辛辣刺激性食品，高热时补充液体食物及蛋白质。

（9）适当休息　指导患者安排好日常生活，避免过度劳累。

（10）遵医嘱用药。

（11）急性期有引流的患者，治疗期间半卧位。

2. 专科护理

（1）用2%～4%的碳酸氢钠液冲洗外阴或坐浴。轻轻拭干后，置制霉菌素栓剂或达克宁栓剂塞入阴道或涂擦局部，每晚1次或早晚各1次，共10～14日。

（2）如久治不愈应查尿糖、血糖，确诊糖尿病者须同时治疗糖尿病。

（3）应检查有无滴虫感染。

（4）为防止肠道念珠菌的互相感染，可口服制霉菌素 50 万 ~ 100 万单位，每日 3 次，7 ~ 10 日为 1 疗程，以消灭肠道念珠菌。

（5）患念珠菌阴道炎的孕妇，为避免感染新生儿，应进行局部治疗，有时治疗需持续至妊娠 8 个月，以防复发。

（6）为避免念珠菌性阴道炎通过性生活感染，治疗期间应避免性生活，并且夫妇应同时进行治疗。

3. 病情观察 观察患者外阴瘙痒症状、阴道分泌物的量及颜色等。

4. 健康指导

（1）勤换内裤，用过的内裤、盆及毛巾均应用开水烫洗。

（2）合理应用广谱抗生素及雌激素。

（3）由于皮肤瘙痒而搔抓，可使手指带菌，传播至阴道。对其他部位的念珠菌感染应予治疗，防止阴道感染。

细菌性阴道病

一、疾病概述

【概念与特点】

细菌性阴道病所属妇科疾病之一，指的是白带增多，黄水样或脓性，或为血性分泌物，可伴有外阴烧灼感或瘙痒。

细菌性阴道病，分为嗜血杆菌性阴道炎、棒状杆菌阴道炎、厌氧菌性阴道病，加德纳菌性阴道炎。本病是由链球菌和一些厌氧菌的混合感染所致，这是一种由于阴道内微生态平衡失调引起的阴道分泌物增多，白带有鱼腥臭味及外阴瘙痒灼热的综合征，它的显著特点是阴道缺乏炎症，故称为阴道病而非阴道炎。它的病原学特点是致病性厌氧菌和链球菌生长过盛、兼氧性乳酸杆菌生长受抑制，故称细菌性阴道病。阴道的弱酸性环境能保持阴道的自洁功能，正常人为 3.7 ~ 4.5，因此用 pH 值为 4 的弱酸配方的女性护理液适合日常的清洁保养，治病期间使用会引起细菌性阴道病的菌群紊乱。临床当中通过分泌物涂片检查可发现大量的脓球，并可找到致病菌，但分泌物中不会有滴虫和霉菌。

【临床特点】

此病患者临床约有 10% ~50% 无症状，有症状者多诉有鱼腥臭味的灰白色的白带，阴道灼热感、瘙痒。因为白带增多并不是本病的特有症状，如淋病、霉菌性阴道炎、滴虫性阴道炎都可以出现白带增多的临床症状。本病患者多为育龄妇女，起病缓慢，自觉症状不明显，主要表现为白带增多。检查阴道分泌物有如下特点：

（1）pH 值比正常高，达 5.0 ~5.5。

（2）白带为灰色或灰绿色，均质，如面糊样黏稠度，可有许多气泡。

（3）有烂鱼样恶臭。妇女月经后或性交后恶臭加重，性伴侣生殖器上也可发出同样的恶臭味。

（4）少数合并滴虫或念珠菌感染者可出现外阴瘙痒、阴道烧灼感或性交疼痛等。

本病常可合并其他阴道性传播疾病故其临床表现可受到合并症的影响而有所不同。如当合并淋球菌感染时，阴道分泌物可表现为明显脓性状并可出现尿痛、排尿困难等尿路刺激症状；合并滴虫感染时，可出现泡沫状阴道分泌物且瘙痒加剧，呈奇痒；合并念珠菌感染时，阴道分泌物可呈现为凝乳状或豆腐渣样

【治疗原则】

积极治疗可以消除易感因素。保持外阴清洁干燥，避免搔抓。不宜食用辛辣刺激性食品，效果很好。勤换内裤，并用温水进行洗涤，切不可与其他衣物混合洗，避免交叉感染。

二、主要护理问题

（1）有皮肤完整性受损的危险　与外阴瘙痒搔抓过度致抓伤有关。

（2）寻求健康行为（特定的）　与白带增多和外阴瘙痒而就医有关。

（3）疼痛（外阴、阴道灼痛、尿痛、性交痛）　与病原菌感染有关。

（4）性功能障碍　与阴道炎可通过性生活感染而使性生活受到限制有关。

三、护理措施

1. 常规护理 缓解症状，指导患者正确使用药物。外阴瘙痒时不可用力搔抓、用热水烫洗及涂刺激性药物，以免加重感染，使皮损范围增大。绝经后的妇女体内雌激素分泌减少，阴道黏膜和皮肤干燥，阴道呈碱性，组织萎缩，易发生炎症及外阴瘙痒，护理人员要指导患者合理使用含激素类药物，以减轻症状。

2. 专科护理

（1）加强心理护理 生殖系统炎症的患者一般心理负担较重，常出现不安、烦躁、焦虑、紧张等情绪，应帮助患者树立治疗信心，减轻心理负担，坚持治疗。

（2）卫生宣教 向患者介绍女性自然防御系统的相关知识，讲解生殖系统发生炎症的原因及传播途径，指导患者做好经期、孕期、产前、产后及流产后的卫生，预防感染发生。外出住宿时，应淋浴，禁盆浴，注意公厕卫生条件。

（3）性生活指导 治疗期间禁性生活，以防相互感染造成久治不愈。

（4）防止交叉感染及重复感染 治疗期间保持会阴清洁干燥，内裤及清洗外阴用物要用开水烫洗或煮沸消毒，以杀死物品上的细菌及寄生虫，防止再次引起感染。有些生殖系统炎症应夫妇双方同时治疗，以免双方交替感染。

（5）养成良好的卫生习惯 妇女平时每日用温开水清洗会阴，一般不用阴道灌洗。月经期及阴道分泌物多时要及时更换会阴垫，保持局部清洁、干燥，内裤应通风透气、不宜过紧，每日更换。

（6）防止院内感染 医院内要严格执行消毒隔离制度，妇科检查用物每人1套，并认真做好消毒处理。医护人员为患者检查、治疗前后应认真洗手，防止医源性感染。

（7）饮食指导 炎症期间禁食辛辣刺激性食品，高热时补充液体食物及蛋白质。

（8）适当休息 指导患者安排好日常生活，避免过度劳累。

（9）遵医嘱用药。

（10）急性期有引流的患者，治疗期间半卧位。

（11）针对病原菌的治疗进行相应的护理。

3. 病情观察 观察患者外阴瘙痒症状、阴道分泌物的量及颜色等。

4. 健康指导 认真做好健康教育和普查普治工作，努力提高群体维护公德和自我保护意识，严格规章管理制度，禁止患者进入游泳池，消灭传染源。浴盆、浴巾等严格消毒，医疗单位要认真做好消毒隔离，以防交叉感染。

第二节 前庭大腺炎

一、疾病概述

【概念与特点】

前庭大腺（巴氏腺）位于两侧大阴唇后 1/3 深部，腺管开口于处女膜与小阴唇之间。因解剖部位的特点，在性交、分娩等情况污染外阴部时，病原体容易侵入而引起前庭大腺炎。主要病原体为葡萄球菌、大肠埃希菌、链球菌、肠球菌，随着性传播疾病发病率的增加，淋病奈瑟菌及沙眼衣原体已成为常见的病原体。急性炎症发作时，病原体首先侵犯腺管，腺管呈急性化脓性炎症，腺管开口往往因肿胀或渗出物凝聚而阻塞，致脓液不能外流、积存而形成前庭大腺脓肿。

【临床特点】

（1）症状 感染多为单侧性。急性期局部疼痛、肿胀，常伴有发热等全身症状。脓肿形成时，疼痛加剧。

（2）体征 检查发现大阴唇下 1/3 处有红肿硬块，压痛明显。形成脓肿时，肿块可增大如鸡蛋大小，有触痛及波动感。脓肿继续增大，表面皮肤变薄，则自行溃破。如破孔小，引流不畅，则炎症持续不散，并可反复急性发作。前庭大腺炎常伴有腹股沟淋巴结肿大。前庭大腺炎急性期后往往由于腺管口阻塞，腺体分泌物潴留而形成前庭大腺囊肿。

【辅助检查】

（1）脓液涂片检查 找到革兰阴性双球菌，即可诊断淋球菌性前庭大腺炎。

（2）脓液细菌培养 根据培养所得细菌及药敏，决定下一步治疗。

【治疗原则】

急性炎症发作时，需卧床休息，局部保持清洁。可取前庭大腺开口处分泌物进行细菌培养，确定病原体。根据病原体选用口服或肌内注射抗生素。也可选用清热、解毒中药局部热敷或坐浴。脓肿形成后需切开引流及造口术，并放置引流条。

二、主要护理问题

（1）疼痛　与病原菌侵入前庭大腺造成感染有关。

（2）体温过高　与病原菌侵入前庭大腺造成局部疼痛、肿胀等炎性反应有关。

（3）皮肤完整性受损　与脓肿自行破溃或手术切开引流有关。

三、护理措施

1. 常规护理

（1）急性期患者应卧床休息。

（2）饮食易消化，富含营养的食物。

2. 专科护理

（1）心理护理　患者常常烦躁不安、焦虑紧张，应尊重患者，为患者保密，以解除其忧虑，使其积极治疗，帮助其建立治愈疾病的信心和生活的勇气。

（2）治疗护理　①治疗原则：急性期局部热敷或坐浴，抗生素消炎治疗；脓肿形成或囊肿较大时，切开引流或行囊肿造口术，保持腺体功能，防止复发。②治疗配合：急性炎症发作时，取前庭大腺开口处分泌物作细菌培养，确定病原体。根据细菌培养结果和药物敏感试验选用抗生素口服或肌内注射。脓肿形成或囊肿较大时，切开引流或行囊肿造口术，并放置引流条。术后保持局部清洁，引流条每日更换1次，外阴用1：5000氯己定棉球擦拭，每日擦洗外阴2次，也可用清热解毒中药热敷或坐浴，每日2次。

3. 病情观察

（1）注意体温变化。

（2）观察局部肿胀、疼痛程度，分泌物的量及性状变化，及时给予局部擦洗、热敷、理疗等护理，减轻患者疼痛，增加患者的舒适感。发现异常及时与医生联系。

（3）疼痛剧烈者可按医嘱给予镇痛药。

（4）脓肿或囊肿手术治疗后，局部有引流条填塞，每日用0.1%安多福擦洗外阴2次。观察伤口有无红、肿及引流物性质。

4. 健康指导

（1）保证外阴清洁干燥，局部严禁搔抓，指导患者注意经期、孕期、分娩期及产褥期卫生。

（2）纠正不良卫生习惯，发现异常及时就医，勤换内裤，勿穿紧身化纤内裤。

（3）如有外阴溃破者使用柔软无菌会阴垫，减少摩擦和交叉感染的机会，急性期禁性生活。

（4）加强卫生知识教育，注意消除诱因，积极治疗阴道炎、糖尿病、尿失禁等。

（5）耐心教会患者坐浴的方法及浴液的配制，包括浴液的温度和坐浴的注意事项。月经期暂停坐浴。

第三节　子宫颈炎

急性子宫颈炎

一、疾病概述

【概念与特点】

子宫颈炎是生育年龄妇女的常见病，有急性和慢性子宫颈炎两种。急性子宫颈炎常与急性子宫内膜炎或急性阴道炎同时发生，临床以慢性子宫颈炎多见。

急性子宫颈炎，习称急性宫颈炎，指子宫颈发生急性炎症，包括局部充血、水肿、上皮变性、坏死，黏膜、黏膜下组织、腺体周围见大量中性粒细胞浸润，腺腔中可有脓性分泌物。急性子宫颈炎可由多种病原体引起，也可由物理因素、化学因素刺激或机械性子宫颈损伤，子宫颈异物伴发感染所致。

急性子宫颈炎的病原体。①性传播疾病病原体：淋病奈瑟菌及沙眼衣原体，主要见于性传播疾病高危人群；②内源性病原体：部分子宫颈炎的病原体与细菌性阴道病病原体、生殖支原体感染有关。但也有部分患者病原体不清楚。

【临床特点】

（1）白带增多，呈黏液脓性或血性分泌物，有异味。

（2）外阴瘙痒及灼热感，伴腰酸、腹痛及下腹坠痛。

（3）膀胱刺激症状，尿频、尿急、尿痛等。

（4）若沙眼衣原体感染，可出现经量增多，经间期出血，性交后出血等症状。

（5）妇科检查，宫颈充血、水肿、糜烂，有黏液脓性分泌物从宫颈管流出，衣原体宫颈炎可见宫颈红肿，黏膜外翻，宫颈触痛，接触性出血，宫颈表面糜烂，浅表溃疡，脓性分泌物。

【治疗原则】

（1）治疗主要针对病原体及时、足量、规范、彻底抗病原体治疗。

（2）淋病性宫颈炎应同时治疗性伴侣。

（3）淋病性宫颈炎治疗时除选用抗淋病的药物外，同时应用抗沙眼衣原体的药物，如沙眼衣原体性宫颈炎，可仅选用沙眼衣原体的药物。

（4）禁用电烫、激光、微波等物理治疗。

（5）局部用药可做阴道擦洗，宫颈用碘液擦洗，放置抗生素粉药或栓剂。

二、主要护理问题

（1）焦虑　与担心癌变有关。

（2）组织完整性受损　与炎症及内分泌物刺激有关。

（3）舒适改变　与白带增多、腰骶部疼痛有关。

三、护理措施

1. 常规护理

（1）给予高蛋白、富含维生素的饮食。

（2）做好生活护理，保证患者充分休息。

（3）嘱患者及时更换衣物，保持外阴清洁卫生。

2. 专科护理

（1）心理护理　耐心讲解疾病知识，关心安慰患者，强调彻底治疗的重要性，鼓励患者积极配合诊疗。

（2）预防措施　①积极治疗急性宫颈炎，定期妇科检查（每年1次），进行宫颈刮片细胞学检查做防癌筛查。②不过早开始性生话，避免过早、过多、过频的生育和流产。分娩和流产都会造成宫颈的损伤，从而为细菌的侵入提供了机会。③避免不洁性生活。不洁性生活易带入各种病原体，诱发宫颈炎甚至宫颈癌。④提高助产技术，避免分娩时或器械损伤宫颈。⑤产后发现宫颈裂伤应及时正确缝合。

3. 病情观察　注意患者主诉，了解尿急、尿频、尿痛等症状，观察阴道分泌物和阴道出血量、颜色和气味。发现异常及时与医生联系。

4. 健康指导

（1）注意个人卫生，保持外阴清洁干燥；注意经期、产褥期卫生，避免感染；选择尺寸合适的棉质内裤，每天消毒会阴2次。

（2）按医嘱用抗生素，及时、足量、规范用药。阴道用药应在月经干净后第3天开始，经期停用。

（3）物理治疗常用方法有激光、冷冻、红外线、微波治疗等，治疗时间在月经干净后3~7天内进行。

慢性子宫颈炎

一、疾病概述

【概念与特点】

慢性子宫颈炎是妇科最常见的疾病。病原体多于分娩、流产或阴道手术后，侵入宫颈引起炎症，但临床上往往无急性过程的表现。

【临床特点】

（1）症状　①白带增多：这是慢性子宫颈炎的主要症状。由于病原菌、炎症的范围及程度不同，白带的量、性质、颜色及气味也不同，可呈乳白色黏液状，有时呈淡黄色脓性。②血性白带或性交后出血：有宫颈息肉者可有此症状。③外阴瘙痒：白带的刺激可继发外阴－阴道炎，引起外阴瘙痒。④腰骶部疼痛、盆腔部下坠及胀痛、痛经：当炎症沿子宫骶韧带、主韧带扩散至盆腔时可引起，每于月经、排便或性交时加重。⑤不孕：黏稠脓性的白带不利于精子穿过阴道和宫颈而造成不孕。⑥尿频或排尿困难：由于炎症蔓延至膀胱三角区或膀胱周围结缔组织时可引起此症状。

（2）体征　作妇科检查时可发现：①宫颈糜烂：宫颈外口处的宫颈阴道部分，外观呈颗粒状的红色糜烂。在炎症初期，糜烂面表面平坦，为单纯型糜烂。后由于腺上皮过度增生，并伴有间质增生，糜烂面凹凸不平呈颗粒状。如间质增生明显，表面凹凸不平更明显而呈乳突状糜烂。如果糜烂面小于整个宫颈面积的 1/3 称为轻度糜烂（Ⅰ度）；糜烂面占整个子宫颈面积的 1/3～2/3 称为中度糜烂（Ⅱ度）；糜烂面占整个子宫颈面积的 2/3 以上称为重度糜烂（Ⅲ度）。②宫颈肥大：宫颈组织在长期慢性炎症的刺激下充血、水肿，宫颈呈不同程度的肥大，可比正常大 2～4 倍。宫颈表面可表现糜烂或光滑。宫颈纤维结缔组织的增生，使宫颈质地变硬。③宫颈息肉：息肉根部多附着于宫颈外口，或在颈管内。一个或多个不等，直径一般在 1cm 以下，色红、舌形、质软而脆，易出血，蒂细长。④宫颈腺体囊肿（又称纳博特囊肿）：宫颈表面突出多个青白色小囊泡，内含无色黏液。若囊肿感染，则外观呈白色或淡黄色小囊泡。这种囊肿一般约米粒大小，也可长大至 1cm 直径大小。⑤宫颈内膜炎：检查时可见子宫颈口有脓性分泌物堵塞，有时可见子宫颈口发红充血。⑥宫颈裂伤或宫颈外翻。

【辅助检查】

（1）一般检查　取阴道分泌物找滴虫、念珠菌、衣原体、淋菌，进行细菌培养及药敏试验。

（2）特殊检查　宫颈糜烂与早期宫颈癌从外观上难以鉴别，须常规作宫颈刮片检查，必要时在阴道镜下取活组织检查，以明确诊断。也可通过固有荧光诊断仪进行检测，如有阳性征象则作定位活组织检查。

【治疗原则】

根据不同病理改变，采用不同的治疗措施，以局部治疗为主，可采用物理治疗、药物治疗、手术治疗。

（1）物理治疗　物理治疗是治疗慢性宫颈炎的主要方法，适用于宫颈糜烂、宫颈腺囊肿和宫颈息肉，主要方法有电灼、电熨、激光、冷冻、波姆光疗射频及微波治疗。

（2）药物治疗　宫颈管炎，取宫颈管分泌物作培养＋药敏，针对病原体，选择相应的抗感染等药物。

（3）手术治疗　适用于糜烂面较大，伴肥大或累及宫颈管内者或物理治疗效果欠佳者，主要是宫颈锥切术，现多采用宫颈电环切术。

二、主要护理问题

（1）排尿异常　与慢性宫颈炎症蔓延至膀胱三角区或膀胱周围结缔组织时造成尿频或排尿困难有关。

（2）性功能障碍　与宫颈息肉可致性交后出血使患者恐慌而引起性生活受到限制；也可由于炎症扩散至盆腔时造成腰、骶部疼痛，于性交时加重而引起性生活受到限制有关。

（3）有皮肤完整性受损的危险　与外阴瘙痒搔抓过度致抓伤有关。

（4）自尊紊乱　与慢性子宫颈炎致不孕有关。

（5）焦虑　与担心是否患宫颈癌有关。

三、护理措施

1. 常规护理

（1）向患者解释积极治疗宫颈炎的必要性。

（2）协助患者在治疗前常规做宫颈刮片细胞学检查，以排除早期宫颈癌。

（3）协助患者做好宫颈上药、物理治疗和手术治疗的护理配合。

2. 专科护理

（1）心理护理　向患者讲解有关宫颈炎的知识，解除患者的思想顾虑与恐癌心理，使其接受和配合治疗。

（2）医护配合　①向患者解释检查的方法和必要性，协助医生进行宫颈刮片或宫颈活组织检查，以排除癌变。②物理治疗的护理：常用的设施有激光、冷冻、红外线凝结及微波等。生殖器官急性炎症时禁行物理治疗，治疗时间宜选择在月经干净后 3~7 日内进行。协助医生做好物理治疗准备，术后告知患者物理治疗的注意事项：术后阴道分泌物增多，甚至有大量水样排液，在术后 1~2 周脱痂时可有少量出血，特别注意保持外阴清洁；术后 2 个月内禁盆浴、性生活及阴道冲洗；一般于 2 次月经干净后 3~7 日到医院复查，未痊愈者可择期再行第二次治疗；对接受物理治疗后的患者若有异常阴道流血或感染，应立即就诊。

（3）手术治疗的护理　包括息肉摘除术和宫颈锥形切除术，手术时间为月经于净后 3~7 日内，术后应及时送病理检查。

（4）药物治疗的护理　子宫颈局部涂中药等，注意保护正常组织。

3. 病情观察　注意患者主诉，了解尿急、尿频、尿痛等症状，观察阴道分泌物和阴道出血量、颜色和气味，发现异常及时与医生联系。

4. 健康指导

（1）保持外阴清洁干燥。注意经期、产褥期卫生，避免感染。选择尺寸合适的棉质内裤，每天消毒会阴 2 次。

（2）慢性宫颈炎，尤其是宫颈糜烂在治疗前应先做宫颈刮片，排除早期宫颈癌。

（3）久治不愈者，必要时可手术治疗，治疗期间不同房。在创面尚未完全愈合期间应避免盆浴、性交及阴道冲洗等。解释治疗的方法，及时、规范用药的重要性。术后定期到医院复查，以了解创面愈合情况。

第四节　盆腔炎性疾病

急性盆腔炎

一、疾病概述

【概念与特点】

急性盆腔炎是指盆腔内子宫、输卵管、卵巢、盆腔结缔组织及盆腔腹膜的炎症，其中主要是输卵管炎症，波及卵巢、子宫、盆腔结缔组织及盆腔腹膜。

【临床特点】

（1）症状 可因炎症的轻重及范围大小而有不同。①发热：病情严重者可有高热、寒战、头痛、食欲不振。②下腹疼痛。③恶心、呕吐、腹胀、腹泻：如有腹膜炎时出现消化系统症状。④下腹包块及局部压迫刺激症状：包块位于前方时可有膀胱刺激症状如排尿困难、尿频，如引起膀胱肌炎还可有尿痛等；包块位于后方可有直肠刺激症状，如在腹膜外可致腹泻及里急后重感和排便困难。

（2）体征 ①一般检查：患者呈急性病容，体温高，心率快。②腹部检查：下腹有肌紧张、压痛及反跳痛。听诊肠鸣音减弱或消失。③盆腔检查：阴道可能充血，并有大量脓性分泌物，穹窿有明显触痛。子宫颈充血、水肿、举痛明显。子宫体略大，有压痛，活动度受限。子宫的两侧压痛明显，有时可扪及肿块。子宫旁结缔组织炎时，可扪到下腹一侧或两侧有片状增厚，或两侧宫骶韧带高度水肿增粗，有水肿形成且位置较低时，可扪及后穹窿或侧穹窿有肿块且有波动感。

【辅助检查】

（1）实验室检查 白细胞及中性粒细胞升高，血沉增快。考虑性传播疾病时，应进行尿道口分泌物及颈管分泌物淋菌涂片及培养，衣原体、支原体培养、细菌培养及药敏试验等。考虑宫腔感染可能性比较大时，应进行宫腔内膜分泌物培养及药敏试验、血培养及药敏试验。

（2）特殊检查 ①后穹窿穿刺有助于盆腔炎诊断。正常情况下白细胞 $\leq 1 \times 10^9/L$。盆腔炎常 $\geq 3 \times 10^9/L$，盆腔积脓时吸出物均为脓液，可送细菌培养（包括厌氧菌）及药敏试验。②B超对输卵管卵巢脓肿、盆腔积脓的诊断有价值，可以发现盆腔不同部位的脓肿。③为了明确诊断，或考虑手术治疗时，可进行腹腔镜检查。

【治疗原则】

（1）控制感染为主，辅以支持疗法。

（2）根据细菌培养及药敏试验选择敏感抗生素。

（3）若脓肿形成或破裂，则应采取手术治疗。

二、主要护理问题

（1）体温过高　与急性盆腔炎症有关。

（2）疼痛　与盆腔结缔组织炎症有关。

（3）知识缺乏（特定的）　与缺乏经期卫生知识或经期同房有关。

（4）焦虑　因担心治疗效果不佳及预后有关。

（5）潜在并发症　败血症、感染性休克。

三、护理措施

1. 常规护理

（1）嘱患者取半卧位休息，有利于炎症局限。

（2）给予高热量、高蛋白、富含维生素的流质或半流质饮食，及时补液。高热时给物理降温；有腹胀时应行胃肠减压术；出汗多时及时更衣、更换床单，保持清洁舒适。

（3）保持会阴清洁干燥，会阴垫、便盆等物品用后应立即消毒。

2. 专科护理

（1）预防措施　①做好妇女经期、孕期、产褥期的卫生保健。②严格掌握妇科、产科手术指征；宫腔手术应严格进行无菌操作；保持外阴清洁卫生。③注意性生活卫生，防止性传播疾病。

（2）心理护理　关心理解患者，耐心倾听患者诉说。向患者解释疾病的原因、发展及预后，说明手术的重要性，减轻患者的焦虑、忧郁等心理压力。

（3）医护配合　①正确采集各种检验标本，及时送检并收集结果。②按医嘱给予足量抗生素，常联合用药，注意观察输液反应，做好配血等准备。必要时少量输血。③手术患者，做好术前准备、术中配合及术后护理。

3. 病情观察

（1）定时监测体温、脉搏、血压，并做好记录。发现感染性休克征象应及时报告医生并协助抢救。

（2）观察下腹部疼痛程度，注意有无压痛与反跳痛；产妇注意观察会阴伤口有无感染及脓性分泌物等。

4. 健康指导　指导患者注意休息，增加营养，保持会阴部清洁，不断提高机体抵抗能力，预防慢性盆腔炎急性发作。遵医嘱及时彻底治愈急性盆腔炎，防止其转为慢性。

慢性盆腔炎

一、疾病概述

【概念与特点】

慢性盆腔炎多因急性盆腔炎治疗不及时、不彻底，或因患者体质差，病情迁延所致。亦有无急性病史者。当机体抵抗力较低时，慢性盆腔炎可急性发作。

【临床特点】

（1）症状　①全身症状：多不明显，可有低热、疲乏、精神不振、失眠等。②下腹痛及腰痛：由于慢性炎症形成的瘢痕粘连以及盆腔充血，可引起下腹部坠胀、疼痛及腰骶部疼痛。常于劳累、性交后及月经前后加剧。③其他症状：月经增多（因盆腔瘀血引起）、月经失调（卵巢功能受损害时引起）、不孕（由于输卵管粘连阻塞引起）。

（2）体征　①子宫常呈后位，活动受限。②如为输卵管炎，可在子宫一侧或两侧触及增粗的输卵管，呈索条状，并有轻度压痛。③如为输卵管积水或输卵管卵巢囊肿，可在盆腔的一侧或两侧摸到囊性肿物，活动多受限。④如为慢性盆腔结缔组织炎，子宫一侧或两侧有片状增厚、压痛。如炎症蔓延的范围广，可使子宫固定，宫颈旁组织也增厚变硬，向外呈扇形扩散，直达盆壁，即所谓的冰冻骨盆。

【辅助检查】

（1）对阴道或盆腔分泌物进行衣原体、支原体培养，细菌培养及药敏试验，常可寻找到相关的病原体。

（2）后穹窿穿刺有助于盆腔炎诊断，盆腔积脓时吸出物均为脓液。可送细菌培养（包括厌氧菌）及药敏试验。

（3）怀疑宫腔感染时，进行宫腔分泌物培养及药敏试验，同时进行血培养及药敏试验。

（4）B超对输卵管卵巢脓肿、盆腔积脓之诊断有价值，可以在盆腔不同部位发现脓肿。

（5）为了明确诊断，或者是考虑手术治疗时，可进行腹腔镜检查或剖腹探查。通过剖腹探查或腹腔镜检查，可以直接采取感染部位的分泌物做细菌培养及药敏试验，这时的结果最准确，但临床应用有一定的局限性。

【治疗原则】

多采用综合性方法控制炎症，包括中药治疗，物理治疗，药物治疗和手术治疗，同时注意增强局部和全身的抵抗力。

二、主要护理问题

（1）疼痛　与慢性炎症形成的瘢痕粘连以及盆腔充血有关。

（2）营养失调，低于机体需要量　与经济原因或心理因素、身体不适等生理因素影响了摄入、消化或吸收营养素有关。

（3）情绪消极　长期的下腹痛及腰痛和（或）月经失调和（或）不孕使患者对自我的评价呈消极的态度。

三、护理措施

1. 常规护理

（1）疼痛时注意休息，防止受凉，必要时可遵医嘱给予镇静止痛药，以缓解症状。

（2）保持生活规律，劳逸结合，若患者睡眠不佳，可在睡眠前用热水泡脚、饮热牛奶等，保持室内安静或在睡前进行按摩，必要时服用安眠药。

2. 专科护理

（1）预防措施　①及时、彻底治疗急性盆腔炎，防止扩散、迁延转为慢性盆腔炎。②注意经期卫生、性生活卫生，减少感染机会。③加强营养与锻炼，增强体质。

（2）心理护理 耐心讲解疾病的病因、发生发展和治疗，倾听患者诉说不适和烦恼，提供心理支持，减轻患者压力，增强治疗信心，鼓励按流程治疗。

（3）治疗护理 ①指导：患者服用清热利湿、活血化瘀的中药，遵医嘱帮助患者以不同途径用药，如口服、保留灌肠和外敷等；灌肠后嘱患者俯卧休息30分钟以上。②协助医生进行物理治疗，此法有利于炎症吸收和消退，可选用短波、超短波、微波、激光、离子透入（可加入各种药物如青霉素、链霉素等），或用食盐炒热放入袋中，热敷下腹部。③盆腔炎性肿块体积大或经药物、物理治疗无效，可考虑手术切除病灶，做好术前准备，术中配合，术后沪理。

3. 病情观察 观察患者精神状态，有无焦虑、烦躁、失眠，注意腹痛程度、性质，了解白带、月经是否正常等。

4. 健康指导 加强卫生宣教，注意经期、孕期、产褥期及性生活的卫生；彻底治愈急性盆腔炎，防止转为慢性；坚持治疗；积极锻炼身体，提高机体抵抗能力；注意劳逸结合，避免长时间站立、行走和过度疲劳等。

第五节　生殖器结核

一、疾病概述

【概念与特点】

由结核杆菌引起的女性生殖器的炎症称为生殖器结核，又称作结核性盆腔炎。多见于年龄20～40岁妇女，也可见于绝经后的老年妇女。近年因耐多药结核，艾滋病增加，生殖器结核发病率有升高趋势。

【临床特点】

（1）症状 生殖器结核绝大多数首先感染输卵管，然后病变逐渐向下蔓延至子宫、卵巢，侵犯宫颈，阴道，外阴者较少。①月经异常：早期患者因子宫内膜充血及溃疡，可有月经过多；患病已久者子宫内膜已经遭受不同程度的破坏而表现为月经稀少或闭经。②下腹坠痛：由于盆腔的炎症及粘连，可有不同程度的下腹坠痛，在月经期尤为明显。③全身症状：可有结核活动期的症状如发热、盗汗、乏力、食欲不振或体重减轻等，有时仅有经期发热。④不孕：主要是由于患者双侧输卵管均已封闭，即使未完全封闭，亦因管壁变硬、黏膜表面纤毛有粘连或丧失，以至输卵管失去正常功能所致。子宫内膜受到结核病灶的破坏，也是导致不孕的原因。

（2）体征　①腹部检查：发现腹部有压痛、柔韧感或腹水征。如形成包裹性积液时，可触及囊性肿块，边界不清，不活动。②妇科检查：子宫一般发育较差，往往因周围有粘连使活动受限。如附件受累，在子宫两侧可触及大小不等及形状不规则的肿块，质硬、表面不平、呈结节或乳头状突起，或可触及钙化结节。

（3）心理状况　患者一般心理负担较重，常出现不安、烦躁、焦虑、紧张等情绪，害怕被别人嘲笑和排斥。同时患者害怕治疗预后会导致不孕。

【辅助检查】

（1）实验室检查　实验室常规检查对诊断无大帮助。大多数患者白细胞总数及分类基本正常，慢性轻型内生殖器结核的红细胞沉降率加速不如化脓性或淋菌性盆腔炎明显，但往往表示病灶尚在活跃，可供诊断与治疗的参考，因此血沉检查应列为常规检查的项目。

（2）胸部 X 线检查　本病绝大多数患者继发于肺部感染，故胸部摄片检查应列为常规检查项目，重点是注意有无陈旧性结核病灶或胸膜结核征象，阳性发现对诊断可疑患者有一定参考价值，但阴性却不应据此否定本病的可能。

（3）结核菌素试验　皮试阳性说明以往曾有过感染，并不表示试验时仍有活动性结核病灶，参考价值在于提高怀疑指数，特别对强阳性患者或青春期少女，以鉴别是否需要作更特异性检查。

（4）诊断性刮宫　月经前 2~3 日内或月经来潮 12 小时内施行最为适宜。病理检查结果阴性还不能排除结核的可能性。临床可疑者应间隔 2~3 月重复诊断性刮宫，如经 3 次检查均为阴性，可认为无子宫内膜结核或已治愈。

（5）子宫输卵管碘显影剂造影　生殖器结核病变的子宫输卵管造影可显示某些特征，根据这些特征，结合临床高度怀疑结核可能时，基本上可作出生殖器结核的诊断。

（6）腹腔镜检查　可直接观察到病变情况，并可在镜下取活检作病理检查，腹水作直接涂片，抗酸性染色，镜检，或送细菌培养敏感性高度增加。尤其对子宫内膜异位症或卵巢癌的鉴别价值较大。许多经 B 超及 CT 等检查不能确诊的疑难病例，经腹腔镜检查而确诊。

【治疗原则】

减轻症状，缓解不适，抗结核治疗。

二、主要护理问题

（1）疼痛　与盆腔的炎症及粘连有关。

（2）月经紊乱　与生殖器结核有关。

（3）疲乏　与结核活动期的体力下降有关。

三、护理措施

1. 常规护理

（1）休息　指导急性期患者，至少休息 3 个月；慢性期患者可从事部分工作或学习，注意劳逸结合。

（2）营养　加强营养，增强机体的抵抗力及免疫功能。

2. 专科护理

（1）心理护理　当自己得知患上生殖器结核病时，患者会表现出程度不同的消极情绪，不愿意配合治疗，因此，要重视对其进行心理护理。如从专业角度采用通俗易懂的语言将疾病的发生、治疗方法、自我护理等要点向患者解释清楚，在掌握患者心理特点的基础上，对其进行心理疏导，通过握手、饱含鼓励的眼神等非语言沟通方式给予患者精神支持，鼓励患者家属给予患者情感支持，以共同帮助患者树立战胜疾病的信心，提高患者治疗依从性。

（2）饮食指导　提醒患者要科学合理搭配饮食，提醒患者摄入的食物最好富含蛋白、热量、维生素，摄入的脂肪最好为植物性脂肪，要对动物性脂肪的摄入量加以严格的控制。要增加 B 族维生素含量高的食物的摄入量，如全谷类、坚果类、蛋类等食物。禁止使用辛辣刺激性的食物，不要抽烟、饮酒、饮浓茶和咖啡等。

（3）**药物指导**　一般情况下经常采用的药物有利福平、异烟肼、链霉素等抗结核药物。为了确保患者得到良好的用药效果，应当重视对患者进行用药指导，采用通俗易懂的语言将各种抗结核药物的使用注意事项、不良反应等向患者解释清楚，如告知患者利福平会对肝脏造成损害，有导致胎儿畸形的可能性，因此，患有肝脏疾病的患者、孕妇要禁止使用。在服用利福平时，最好不要同时合用虎杖片、四季春、甘草及其制剂，因联合的话，会因药物间的相互作用而降低用药效果。此外，要告知患者依医嘱定时、定量服用药物，不可以私自增加或者减少药物的使用剂量，若出现严重副作用，要及时到医院进行救治，以免造成不良影响。

3. 病情观察　观察是否有发热、盗汗、乏力、食欲不振、体重减轻等，观察是否有有下腹坠痛，观察是否有月经过多等。

4. 健康指导　关心患者疾苦，耐心倾听患者诉说，加强患者对疾病的认知，增强患者对治疗的信心。

第六节　外阴白色病损

一、疾病概述

【概念与特点】

外阴白色病变又称外阴白色病损，外阴白斑或外阴营养不良。所谓外阴白斑实际上是指外阴局部神经与血管营养障碍引起的组织变性与色素改变的疾病。临床上常常把外阴局部的皮肤与黏膜变白变粗或萎缩性疾病，统称为"外阴白斑"。

【临床特点】

外阴奇痒为主要症状，瘙痒时间从发病到治疗有 2～3 个月之内，也有达20 年之久，瘙痒剧烈程度不分季节与昼夜，如伴有滴虫性或霉菌性阴道炎，分泌物会更多，局部烧灼感，刺痛与瘙痒所致的皮肤黏膜破损或感染有关，局部有不同程度的皮肤黏膜色素减退，常有水肿，皲裂及散在的表浅溃疡。

【治疗原则】

（1）消除诱因　对伴有糖尿病，滴虫性或霉菌性阴道炎者等，应行治疗，少食辛辣食物，保持外阴清洁，避免肥皂擦洗，搔抓及使用有刺激性药物，可服多种维生素及镇静剂、脱敏剂。

（2）局部用药　以止痒、消炎、润肤和改善局部营养为目的。①外洗药：中药苦参茵陈洗剂或其他中药水煎熏洗。②对萎缩型：用 1%～2% 丙酸睾丸素鱼肝油膏（丙睾 100～200mg，加于 20% 鱼肝油软膏 10～20g 内）外擦，每日 3～4 次，连用 2～3 个月，能使皮肤变厚变软，粘连松解。③对增生型，混合型，可用地塞米松，氢化可的松软膏，混合型者还需用丙酸睾丸素鱼肝油膏外擦。

（3）针灸和穴位注射可试用。

（4）激光治疗　激光治疗硬化苔藓型营养不良，有止痒之效，促进溃破创面愈合及改善局部血运。

（5）手术治疗　中、重度不典型增生，或经非手术治疗经久不愈的溃疡，皲裂，可考虑单纯外阴切除术。

二、主要护理问题

（1）疼痛　与瘙痒所致皮肤黏膜破损有关。

（2）排尿异常　与炎症引起的尿痛、排尿困难有关。

（3）焦虑　与担心疾病预后有关。

（4）睡眠形态紊乱　与局部瘙痒、疼痛、焦虑有关。

（5）有皮肤完整性受损的危险　与病原体侵蚀、破坏及炎性分泌物刺激有关。

三、护理措施

1. 常规护理

（1）注意经期卫生，行经期间勤换月经垫。

（2）保持外阴清洁干爽，不用热水烫洗，不用肥皂擦洗。

（3）内裤需宽松、透气，并以棉制品为宜。

（4）忌酒及辛辣食物，不食海鲜等极易引起过敏的食物。

（5）忌乱用、滥用药物，忌搔抓及局部摩擦。

（6）局部如有破损、感染，可用1∶5000高锰酸钾液（在温开水内加入微量高锰酸钾粉末，使呈淡粉色即可，不可过浓）浸洗，每日2次，每次20～30分钟。

（7）就医检查是否有霉菌或滴虫，如有，应夫妇双方同时治疗，而不要自己应用"止痒水"治疗。

（8）久治不愈者应做血糖检查。

2. 专科护理

（1）治疗区局部护理　即刻用冰袋局部间歇性冰敷（冰敷5分钟，间歇5分钟），如此循环12小时（夜间可暂停冰敷，以保证患者的休息），以此降低皮肤及皮下组织温度，同时可减少炎性介质的释放，减轻组织水肿。冰敷时应防止皮肤冻伤，随时观察皮肤颜色，发现皮肤明显苍白时应立即停止，冰敷24小时后即可停止。继续白天用50%硫酸镁湿敷治疗区，因治疗后外阴局部大面积的水肿是特有的反应，24小时内持续有效的冰敷以及24小时后硫酸镁湿敷2～3天对减轻或消除术后水肿具有重要作用，可降低皮肤及皮下组织的温度，减轻炎性介质的释放，减轻水肿。夜间用湿润烧伤膏代替，两者交替，至局部水肿消退为止，50%硫酸镁能扩张局部血管，改善循环，缓解组织的红、肿、痛等症状，达到消炎去肿的作用；每次便后给予碘伏消毒外阴皮肤。

（2）留置尿管的护理　妥善固定尿管并保持通畅，观察小便性状及量。每日用碘伏消毒清洁尿道外口及会阴部2次，一般于术后24天拔除留置尿管。在留置尿管期间及拔除后早期鼓励患者多饮水，使每日尿量＞2500ml以达到内冲洗的目的。

（3）排尿困难护理　在拔除尿管后，密切观察排尿情况，有无排尿困难，因治疗后在早期尿道黏膜及尿道口周围组织炎症水肿明显，排尿阻力增加，排尿时会阴部明显酸痛，憋尿所致膀胱过度充盈，取尿管后患者常伴有紧张焦虑情绪，护士须对其关心，使其在完全放松状态下排尿。取尿管（留置尿管24小时）指导适量饮水。老年人膀胱感觉迟钝，常常不能及时排尿，提醒已有尿意即排尿，不可憋尿。

3. 病情观察　注意观察治疗区有无水泡、水肿的程度。

4. 健康指导

（1）麻醉清醒后2小时即可进食，指导患者多食用新鲜水果、蔬菜、粗粮等，忌食用刺激性食物。

（2）嘱咐患者保持外阴清洁，每日更换内裤，注意营养，忌食刺激性食物。治疗后按期随访，每月随访1次，连续随访3个月。根据患者的瘙痒症状减轻程度和皮肤体征的变化（包括色素减退区缩小的程度，皮肤颜色的变化及皮肤弹性恢复情况），外阴皮肤结构的变化情况，评定治疗效果，并对出现的问题及时处理。

第十六章

月经病

第一节 闭 经

一、疾病概述

【概念与特点】

闭经是妇科疾病中常见症状，指月经停止至少6个月。闭经本身不是一种疾病，而是由许多原因造成的症状，且经常是某些疾病的组成症候之一。

闭经发生的原因有两大类：一类是生理性闭经，即妇女因某种生理原因而出现一定时期的月经不来潮，例如初潮前、妊娠期、产后哺乳期、绝经后等。另一类是病理性闭经，是指因某些病理性原因而使妇女月经不来潮。闭经又可分为原发性和继发性两类：原发性闭经指凡妇女年满13岁或超过15岁第二性征已发育仍无月经来潮者。继发性闭经指凡妇女曾已有规则月经来潮，但以后因某种病理性原因而月经停止6个月以上者。

【临床特点】

（1）症状 闭经是主要的症状。

（2）体征 ①全身检查：注意发育、营养、胖瘦及智力等情况；测体重及身高；注意四肢、躯干的比例；检查第二性征发育程度；检查毛发多少及分布；检查乳房发育，轻挤乳房，观察有无泌乳。②妇科检查：注意有无生殖道先天性畸形，外生殖器发育情况，阴蒂是否肥大，子宫及卵巢是否增大，子宫附件处有无包块或结节等。

【辅助检查】

（1）诊断性刮宫 适用于已婚妇女，用以了解颈管或宫腔有无粘连、宫腔深度及宽度。刮取子宫内膜送病理检查以了解内膜对卵巢激素的反应，排除子宫内膜结核等。

（2）子宫、输卵管碘油造影　了解子宫腔大小与形态、输卵管形态及通畅情况，有助于诊断子宫、输卵管结核、子宫畸形、宫腔粘连等病变。

（3）内镜检查　宫腔镜可观察子宫腔及其内膜，取内膜组织做病理检查。腹腔镜检查可直接观察子宫、输卵管、卵巢形态及盆腔、腹腔病灶，并可取活组织检查，有助于诊断卵巢功能早衰、发育不良、肿瘤及多囊卵巢综合征。

（4）卵巢功能检查　①基础体温测定：基础体温呈双相型，提示卵巢内有排卵和黄体形成，卵巢功能正常。②阴道脱落细胞涂片捡查：脱落细胞出现周期性改变提示卵巢有排卵，观察表层、中层、底层细胞的百分比，表层细胞百分率越高提示雌激素水平越高。③宫颈黏液结晶检查：根据涂片上羊齿状结晶及椭圆体的周期变化，判断卵巢功能。④血留体激素测定：测定雌激素及孕激素的含量及周期性变化。

（5）垂体功能检查　雌激素试验阳性提示患者体内雌激素水平低落，为确定发病原因在卵巢、垂体或下丘脑，需做以下检查：①血促卵泡素（FSH）、促黄体激素（LH）放射免疫测定：FSH、LH均低于正常水平表示垂体功能减退，病变可能在垂体或下丘脑。如高于正常水平提示卵巢功能不足。②垂体兴奋试验：当患者FSH与LH含量均低时，应进行垂体兴奋试验，以区别病变在是在垂体还是在下丘脑。用LH-RH 50μg溶于生理盐水5ml，静脉推注，于注射前及注射后15、30、60、120分钟取血2ml，用放射免疫法测定血中LH含量变化，一般于注射后15~30分钟LH值约高于注射前的2~4倍，提示垂体功能正常，闭经原因在下丘脑。如不升高或升高很少则为垂体性闭经。③蝶鞍检查：疑有垂体肿瘤可进行蝶鞍X线摄片或多向断层摄片，有助于诊断垂体肿瘤。

（6）药物试验　①孕激素试验：黄体酮20mg，肌内注射，每日1次，共5日，停药后1周内出现撤药性出血者为阳性，说明子宫内膜已受到一定水平雌激素的影响，对孕激素反应功能正常。②雌激素试验：如孕激素试验阴性，可做雌激素试验。口服己烯雌酚1mg/d，连服20日，最后10日加用醋酸甲羟孕酮，每日口服10mg。停药后1周内出现撤药性出血为阳性，提示子宫内膜对雌激素有反应，闭经是由于缺乏雌激素，病变部位在卵巢、垂体或下丘脑。

无撤药性出血者为阴性，可诊断子宫性闭经。

（7）其他检查　包括染色体检查、甲状腺功能检查、肾上腺功能检查、B超检查等。

【治疗原则】

（1）全身治疗　女性生殖器官是整体的一部分，闭经的发生与神经内分泌的调控有关，因此，全身体质性治疗和心理学治疗在闭经中占重要地位。

（2）病因治疗　闭经若由器质性病变引起，应针对病因治疗。

（3）激素治疗　通过对闭经患者的检查诊断步骤，即可确定为正常、高或低促性腺激素性闭经，据此给予不同的治疗方案。

二、主要护理问题

（1）自尊紊乱　与不能像其他正常女性每月月经来潮而出现自我否定，对自我或自我能力的消极评价和感觉有关。

（2）焦虑　与不了解疾病的发展结果、不了解诊断结果出现精神上的紧张、缺乏安全感有关。

（3）恐惧　与诊断需要患者须作一些介入性的检查，如诊断性刮宫及子宫内膜活组织检查、子宫输卵管碘油造影术、内窥镜检查、盆腔充气造影等有关。也与不了解检查方法和检查结果，使患者有危险感有关。

三、护理措施

1. 常规护理

（1）宜居住在空气新鲜，整洁安静，避免强烈的噪声刺激。

（2）适当进行体育锻炼，增强体质。

（3）供给患者足够的营养。

（4）注意个人卫生，保持外阴清洁，防止感染。

2. 专科护理

（1）纠正全身健康情况　包括：①增加营养，进食富含维生素的食物；②避免精神紧张，消除不良刺激；③保持情绪稳定，对精神、神经不稳定者，可酌情使用自主神经阻断剂或精神安定剂。

（2）病因治疗　找到引起闭经的器质性疾病给予恰当治疗。例如结核性子宫内膜炎者即给予抗结核治疗。

（3）激素治疗　对先天性卵巢发育不良，或卵巢功能受损或破坏以致早衰者可用性激素替代疗法。一般应用性激素人工周期疗法。包括：①小剂量雌激素周期治疗；②雌、孕激素序贯疗法；③雌、孕激素合并治疗；④诱发排卵，常用氯米芬（克罗米芬）、黄体生成激素释放激素、绒毛膜促性腺激素和小剂量雌激素－孕激素序贯疗法。指导患者正确合理用药，向患者讲解性激素治疗的作用，具体用药方法，剂量及不良反应，帮助患者了解药物的撤退性出血。指导患者严格按医嘱准时服药，不能随意增量、减量或停药，并注意观察使用性激素后的不良反应。

（4）给予情感支持　一些侵入性的检查操作会对人的整体感产生威胁，使者有恐惧感，护士应给予情感上的支持。建立信任的护患关系，仔细耐心解说病情，消除心理压力，利于治疗。鼓励患者说出自己的感受及对疾病的看法，并随时帮助患者澄清错误观念。

（5）降低焦虑水平　评估患者的焦虑水平，按低度、中度、重度和极重度分级；提供安全舒适的环境，与患者进行沟通交流；解释疾病可能的发生发展，进行知识宣教；指导应用放松疗法。

3. 病情观察　观察患者的生命体征、用药前后的反应等。使用性激素治疗者，要遵医嘱按时、按量服用雌激素、孕激素。服用中药者，虚证患者宜温服，阴虚血燥患者宜凉服。服药期间忌浓茶、生冷油腻之品。服药后注意休息，不宜马上做剧烈运动，以免引起呕吐。

4. 健康指导

（1）告知患者闭经的发生、疗效与个体精神状态关系密切，指导患者保持良好精神状态，克服不良情绪影响。

（2）指导患者家属理解闭经治疗的复杂性和患者情绪变化，细微体贴患者。

（3）告知患者闭经与营养的关系，改变饮食习惯，配合诊疗方案。

（4）向患者强调擅自停药或非正规用药的不良结果，使其能自觉遵从医嘱。

（5）鼓励患者与医生、护理人员保持联络，按时复诊。

第二节　功能失调性子宫出血

一、疾病概述

【概念与特点】

功能失调性子宫出血简称功血，是调节生殖的神经内分泌功能失常引起的异常子宫出血，而全身及内外生殖器官无器质性病变存在。功血可发生于月经初潮至绝经间的任何年龄。常表现为月经周期长短不一、经期延长、经量过多或不规则阴道出血。可分为排卵性和无排卵性两类。

【临床特点】

（1）症状　常表现出月经周期无正常规律，经量过多，经期延长，甚至不规则阴道流血等。①无排卵型功血：临床表现为无规律性的子宫出血，月经来潮的日期也无法预知，经期长短不一，从 1～2 日到 10 多日，甚至可达 1 个月以上，经量多少不定，从淋漓不断至大量出血。由于出血过多，患者自觉乏力、呼吸困难等。②有排卵型功血：这些妇女都有排卵功能，其中可分为排卵型月经过多、黄体功能不全、子宫内膜脱落不全和排卵期出血等类型。排卵型月经过多主要表现为月经过多，周期正常。黄体功能不全表现为月经周期缩短，月经频发。患者不易受孕或易流产。子宫内膜脱落不全表现为月经间隔时间正常，但经期延长，长达 9～10 日，流血量多。排卵期出血在月经中期有少量阴道流血，伴或不伴腹痛。

（2）体征　①一般检查：注意精神和营养状态，是否有贫血或其他病态。②腹部检查：触诊时检查有无胀痛或包块。③妇科检查：以排除器质性病灶为主。外阴：裂伤、赘生物、炎症特别接近阴道口处都有可能出血。不可忽视对肛门的检查，因为此部位的出血很可能被某些患者误认为是阴道出血。阴道：用窥器查宫颈和阴道壁、穹窿是否有局部病灶出血等。用双合诊和三合诊做阴道检查以明确子宫大小、质地、位置和活动性，了解双侧附件的质地、卵巢大小和活动性。功血患者，盆腔检查有无明显病灶。未婚的女性，一般只检查外阴及肛查，若经治疗无效或病史明显地提示有器质性病灶，则应征得家长的同意后进行阴道检查。

【辅助检查】

（1）基础体温测定　利用孕激素的中枢致热作用，将每日清晨醒后，测得的体温绘制成曲线图。根据图形特点判断卵巢有无排卵及黄体功能。如基础体温呈双相型提示有排卵，即在排卵前体温降低，排卵后体温上升 0.3 ~ 0.5℃，持续 10 ~ 14 日，月经前 1 ~ 2 日体温下降。无排卵周期，基础体温始终处于较低水平，呈单相型，据排卵后体温上升的幅度及持续天数还可作为判断黄体功能的参考。

（2）子宫颈黏液检查　子宫颈黏液的量和质都受到卵巢性激素的影响，在雌激素影响下，黏液量增多、质稀薄透明、拉丝度长、干燥后镜检可见典型羊齿状结晶，羊齿状结晶越明显越粗提示雌激素水平超高。排卵后在孕激素影响下，黏液量少、质稠、混浊、拉丝度短、结晶呈排列成行的椭圆体。临床上可借以了解卵巢功能。判断有无排卵及雌激素水平。有上述正常周期性变化时提示卵巢功能良好；羊齿状结晶持续存在表示无排卵；无结晶或极少结晶，表示卵巢功能低落。

（3）阴道脱落细胞涂片检查　阴道上皮细胞的成熟程度与体内雌激素水平呈正比。成熟过程的特点表现为表层细胞增多、细胞核致密、胞浆嗜酸性红染。因此从阴道细胞的形态、各层细胞的比例、致密核细胞和嗜酸性细胞的多少，可以反映出体内雌激素水平的高低。结合月经周期多次涂片做连续观察可以动态的反映月经周期中雌激素水平的升降，间接地反映了卵巢功能。临床常用阴道涂片法检查，从阴道侧壁上 1/3 处用刮板轻轻刮取上皮细胞，均匀地涂于玻片上，置 95% 乙醇中固定后，即可染色、镜检。

临床上常用下列指数代表体内雌激素水平：①阴道上皮细胞成熟指数（MI），计算底层、中层、表层细胞在总细胞数中所占的百分率；②致密核细胞指数（KI），即鳞状上皮细胞中表层致密核细胞的百分率；③嗜酸性细胞指数（EI）即鳞状上皮细胞中红染的表层细胞的百分率；④角化指数（CI），即鳞状上皮细胞中表层嗜酸性致密核细胞的百分率。

正常成年妇女涂片上无底层细胞出现。通常以 CI 代表雌激素水平。CI < 20% 表示雌激素轻度影响，见于早期卵泡期；CI 在 20% ~ 60% 为雌激素中度影响，相当于卵泡中期或排卵前期雌激素水平；CI > 60% 提示雌激素水平过高，如无排卵型功血涂片多见中、高度雌激素影响，每周 1 ~ 2 次连续检查亦无周期性变化。有排卵型功血月经周期的中期涂片可见雌激素高度影响并有周期性变化。其他如闭经、卵巢早衰、过期妊娠、胎盘功能减退等均可用以辅助诊断。

（4）诊断性刮宫 适用于已婚妇女，刮取子宫内膜行病理检查，可了解卵巢功能及内膜情况，以明确诊断。刮宫时间的选择，如为止血排除内膜恶性病变，可随时刮宫；为了解有无排卵，可于月经来潮 6 小时内刮宫；为了解黄体功能应在经前期刮宫，如果怀疑黄体萎缩不全；应在月经第 5 日刮宫。

【治疗原则】

（1）一般治疗 患者体质往往较差，呈贫血貌，应加强营养，改善全身情况，可补充铁剂、维生素 C 和蛋白质，贫血严重者尚需输血。出血期间避免过度疲劳和剧烈运动，保证充分的休息。流血时间长者给予抗生素预防感染，适当应用凝血药物以减少出血量。

（2）药物治疗 内分泌治疗极有效，但对不同年龄的对象应采取不同方法。青春期少女以止血、调整周围期、促使卵巢排卵为主进行治疗；围绝经期妇女止血后以调整周期、减少经量为原则。使用性激素治疗时应周密计划，制定合理方案，尽可能使用最低有效剂量，并做严密观察，以免性激素应用不当而引起出血。

二、主要护理问题

（1）营养失调，低于机体需要量 与月经失调，经量增多、经期延长有关；或与青春期少女过度节食、神经性厌食以及偏食有关；也可与更年期因味觉改变或得不到所需食物有关。

（2）疲乏 与月经不调，经量过多、经期延长导致了继发性贫血有关。

（3）有感染的危险 与贫血导致机体抵抗力下降有关；或与流血时间长久，病原菌侵入机体，上行感染有关。

（4）焦虑 与知识缺乏，担心治疗效果有关。

（5）舒适的改变 与患者应用激素治疗不良反应有关。

（6）生活自理能力缺陷 与患者出血期间卧床休息有关。

（7）知识缺乏 与缺乏疾病相关知识有关。

三、护理措施

1. 常规护理

（1）休息与活动　注意休息，防止跌倒。

（2）饮食　高蛋白、高热量，富含维生素、矿物质和钙的饮食。

（3）每天清洗外阴 1～2 次。

2. 专科护理

（1）维持正常血容量　①观察记录生命体征、出入液量，保留会阴垫及内裤，准确评估出血量。②出血量多者，嘱卧床休息，避免劳累及剧烈活动。③严重贫血者，遵医嘱配血、输血。

（2）预防感染　①严密观察体温、脉搏、子宫体有无压痛等。②监测白细胞计数及分类。③做好会阴清洁护理。④有感染征象及时通知医生，遵医嘱给予抗生素治疗。

（3）遵医嘱使用性激素　①按时按量服用药物；若出现不规则阴道出血，应及时就诊。②告知患者，药物减量应严格遵医嘱进行。

（4）加强心理护理　①耐心倾听患者诉说，了解患者真实感受。②向患者适度解释病情及提供相关信息。

3. 病情观察

（1）测量出血、脉搏、呼吸。

（2）准确记录出血量和颜色。

（3）了解血红蛋白和出凝血时间等实验室检查结果。

4. 健康指导

（1）针对患者年龄、对疾病的认知程度，讲解该年龄段功血发病机制、治疗方案。

（2）向患者强调擅自停药或非正规用药的不良反应，使其能自觉遵从医嘱。

（3）告知患者及家属，若治疗期间出现不规则阴道出血，应及时通知医生或立即就诊。

（4）告知患者保留浸血的卫生巾及内裤等，便于正确评估出血量，为及时补充体液和血液提供依据。

（5）对严重出血的患者应强调不单独起床、活动，以防发生晕倒、坠床。

（6）补充营养，增加铁的摄入。

（7）鼓励患者与医生、护理人员保持联络，按时复诊。

第三节　痛　经

一、疾病概述

【概念与特点】

痛经是指月经周期伴有痉挛性腹痛的症状。痛经可分为原发性与继发性两种。原发性痛经是月经时腹痛不伴有盆腔病理情况，常见于初潮后 6～12 个月内，排卵周期初建立时。如果初潮时已有排卵，就可能在初潮时发生痛经。继发性痛经常发生在月经初潮后 2 年，常并发一些妇科疾病如子宫内膜异位症、子宫肌腺病、子宫内膜息肉、盆腔充血。本文仅叙述原发性痛经。

【临床特点】

（1）症状　①下腹痛是主要的症状，多数位于下腹中线或放射至腰骶部、外阴与肛门，少数人的疼痛可引向大腿内侧。按压下腹部或湿热敷腹部时疼痛可稍缓解。②面色苍白、恶心、呕吐和腹泻。③头晕、乏力，严重者出冷汗、全身无力、四肢厥冷甚至虚脱。

（2）体征　妇科检查无特殊异常发现。

【辅助检查】

（1）盆腔超声检查　原发性痛经患者盆腔 B 超检查无异常情况发生。继发性痛经患者盆腔 B 超检查可发现子宫畸形、子宫均匀增大或不规则增大、盆腔包块等病变。

（2）特殊检查　①宫腔镜：宫腔镜检查可以发现黏膜下子宫肌瘤及双子宫、双角子宫、纵隔子宫等子宫畸形。②腹腔镜：腹腔镜检查可明确盆腔有无内膜异位病变、炎症和粘连等情况。③CT 和 MRI：可以了解盆腔包块的大小、部位、边界及质地。

【治疗原则】

（1）一般治疗　重视精神心理治疗，阐明月经时轻度不适是生理反应。疼痛不能忍受时可做非麻醉性镇痛治疗，适当应用镇痛、镇静、解痉药。

（2）前列腺素合成酶抑制药，可抑制环氧合酶系统而减少前列腺素的产生。

二、主要护理问题

（1）疼痛　与痛经有关。痉挛性疼痛可出现休克。

（2）舒适的改变　与患者有恶心、呕吐，与痛经有关。

三、护理措施

1. 常规护理　经期疼痛明显时应多卧床休息，避免剧烈运动，注意经期卫生。

2. 专科护理

（1）心理护理　消除患者对疼痛的恐惧心理，安定情绪，避免急躁、忧郁，保持心情愉快，为患者讲解有关痛经的生理知识。

（2）对症护理　①腹部热敷和进食热饮料，有助于缓解疼痛。②疼痛剧烈者，要注意观察患者的面色、脉搏、血压及出汗等情况，如患者出现面色苍白、出冷汗、脉搏细弱、血压下降，应立即取平卧位，给予保暖，及时报告医生并协助急救。③增加营养，如多补充蛋白质、维生素、铁剂等，忌食辛辣、生冷、酸涩等刺激性食物。疼痛伴有呕吐者，可给予生姜红糖茶热服。

（3）治疗护理　疼痛不能忍受时，可按医嘱给解痉止痛药，如阿托品等。如每次月经期都习惯性服用止痛药，应防止药物依赖性和成瘾性。痛经妇女可按医嘱给予口服避孕药和前列腺素合成酶抑制剂（如布洛芬）。观察用药后的反应。

3. 病情观察　注意观察患者疼痛的部位、性质、程度、时间及经血的量、色、质的变化，以便采取相应的护理措施。如患者出血最多或有组织物排出，要留取标本检查。

4. 健康指导

（1）劳逸结合，生活规律，保证营养和睡眠。

（2）注意经期卫生，经期禁止性生活。

第四节　更年期综合征

一、疾病概述

【概念与特点】

绝经是每一位妇女生命进程中必然发生的生理过程。绝经提示卵巢功能衰退，生殖能力终止。卵巢功能衰退呈渐进性，人们一直用"更年期"来形容这一渐进的变更时期。由于更年期定义含糊，1994 年 WHO 提出废弃"更年期"，推荐采用"围绝经期"一词。围绝经期指从接近绝经出现与绝经有关的内分泌、生物学和临床特征起至绝经 1 年内的期间，即绝经过渡期至绝经后 1 年，绝经指月经完全停止 1 年以上。我国城市妇女的平均绝经年龄为 49.5 岁，农村妇女为 47.5 岁。

【临床特点】

（1）月经紊乱　绝经前半数以上妇女出现月经紊乱，多为月经周期不规则，持续时间长及月经量增加，系无排卵性周期引起，致生育力低下。

（2）潮热　为围绝经期最常见症状。症状典型，面部和颈部皮肤阵阵发红。

（3）骨质疏松　绝经后妇女骨质吸收速度快于骨质生成，骨质流失造成疏松。

（4）精神神经症状　注意力不集中，情绪波动大。

【治疗原则】

（1）一般治疗　围绝经期精神症状可因神经类型不稳定或精神状态不健全而加剧，故应进行心理治疗。必要时可选用适量的镇静药以助睡眠。为预防骨质疏松，老年妇女应坚持体格锻炼，增加日晒时间，摄入足量蛋白质及含钙丰富食物，并补充钙剂。

（2）激素替代治疗　有适应证且无禁忌证时选用。

（3）非激素类药物。

二、主要护理问题

（1）阴道炎　由于雌激素水平减低，阴道黏膜受其影响，阴道分泌物增多。

（2）抑郁　由于家庭环境变化和性格改变（主观、唠叨、易激惹）引起婚姻和家庭矛盾，甚至导致夫妻感情破裂。

三、护理措施

1. 常规护理　指导合理饮食，摄取低脂、低盐、高蛋白，富含维生素、铁和钙的饮食，多进食豆制品、瘦肉、鱼、虾、蛋、奶、芝麻等。适量补充维生素 D 和钙剂，避免烟酒，少饮茶、咖啡等。合理安排工作与休息劳逸结合，加强锻炼，多在阳光下活动；注意个人卫生。

2. 专科护理

（1）心理护理　建立良好的护患关系，关心并理解患者的不适，鼓励患者表达自己的心理感受，通过语言、表情、态度、行为等去影响患者的认识、情绪和行为，让患者及其家属知道围绝经期是女性一生必经的生理阶段，缓解患者心理压力，使其保持乐观情绪。鼓励患者培养广泛的兴趣，多参与社会活动，转移注意力，以缓解或消除不良情绪。

（2）指导用药　帮助患者了解用药目的、适应证、禁忌证、药物剂量、用药时间及可能出现的反应等。雌激素剂量过大时可引起乳房胀痛、白带增多、阴道流血、头痛、水肿或色素沉着等；孕激素的副作用包括抑郁、易怒、乳腺痛和水肿；雄激素有发生高血脂、动脉粥样硬化、血栓栓塞性疾病的危险，大剂量应用可致体重增加、多毛及痤疮，口服用药时可能影响肝功能。对长期使用性激素者指导其定期随访。用药期间子宫不规则出血应随时就诊。

3. 病情观察

（1）月经紊乱　月经周期，月经量。

（2）注意患者主诉　头痛、眩晕、烦躁、心悸、恶心、失眠等。

（3）排尿情况、血压和骨质疏松情况。

4. 健康指导

（1）正确认识围绝经期，保持良好的情绪和心理状态。

（2）摄入足量蛋白质及含钙丰富的食物。

（3）适当体育活动，如散步、打球等。

（4）定期复查。

第十七章
生殖系统肿瘤

第一节　外阴肿瘤

一、疾病概述

【概念与特点】

外阴组织除皮肤、皮下组织及其附属器外，尚有黏液分泌腺（前庭大腺、尿道旁腺）、汗腺、勃起组织、中肾管残余以及子宫圆韧带的组织，偶含有副乳腺组织，故外阴部肿瘤可有各种来源，有良性和恶性之分。

外阴恶性肿瘤包括许多不同组织结构的肿瘤，常见的为外阴鳞状上皮细胞癌（至少占外阴癌的95%），罕见的有恶性黑色素瘤（约占3%）、基底细胞癌、肉瘤、前庭大腺癌、汗腺癌等。

【临床特点】

（1）症状　①局部结节或肿块，常伴有疼痛或瘙痒：大多数患者在结节出现前，往往已有多年外阴瘙痒史及外阴白色病变、尖锐湿疣等表现。②外阴溃疡：溃疡形成后继发感染，分泌物增加呈脓性或血性，且伴疼痛，久治不愈。③疼痛：疼痛系因癌肿继发感染和（或）肿瘤向深部浸润压迫阴部神经所致。疼痛的程度与病变的深度、广度及发生部位有关。侵犯骨质则发生持续性疼痛，如转移肿大的腹股沟淋巴结压迫股静脉或阻塞下肢淋巴回流，可致下肢肿胀（水肿及淋巴性水肿）及疼痛。

（2）体征　约2/3患者病灶发生在大阴唇，1/3发生在小阴唇、阴蒂或后联合等处。大多数见于外阴前半部和外侧，发生在会阴部和大阴唇内侧者较少。早期病灶为局部出现丘疹、结节或小溃疡，可能伴有外阴白色病变，晚期表现为典型的溃烂肿块或不规则的乳头样肿瘤，一侧或双侧腹股沟处淋巴结增大、质硬而固定。

【辅助检查】

（1）病理检查　取外阴病灶活检应去除表面坏死组织，以取靠近正常组织之病灶。如临床考虑黑色素瘤，尽可能在术中取活检，快速冰冻切片病理检查，一旦确诊立即手术。

（2）影像学检查　B超、CT、MRI检查可以了解晚期外阴癌灶与周围组织和脏器的受累情况，盆腔腹膜后淋巴结转移和其他远处转移情况，而制定正确治疗方案。

（3）膀胱镜、直肠镜检查　了解晚期外阴癌膀胱直肠是否侵犯和受累深度及范围。

【治疗原则】

外阴癌的处理以手术治疗为主，辅以放疗及化疗。近年来更强调个体化治疗，根据病情合理选择术式及辅助治疗，以提高疗效，减少手术创伤和术后并发症。

二、主要护理问题

（1）疼痛　与手术切口有关。

（2）潜在并发症——感染　与手术切口及长期留置尿管有关。

（3）角色紊乱　与外阴形态改变有关。

（4）生活自理能力缺陷（如厕、沐浴、进食）　与手术切口及静脉输液有关。

（5）焦虑　与外阴局部结节和肿块、外阴溃疡、疼痛等身体不适，和（或）确立诊断后的无助或在治疗过程中不知结果有关。

（6）有性功能障碍的危险　与手术改变了女性生殖器的结构，造成性心理障碍有关。

三、护理措施

1. 常规护理　给患者提供安静、舒适的睡眠环境，保持空气流通，保持外阴清洁。指导患者病变部位涂凡士林软膏，保护局部组织，避免搔抓。指导患者术后缓解疼痛的方法。

2. 专科护理

（1）术前护理 ①协助检查：配合完成术前各项检查如心电图、B超、血液、尿液检测等。②提供心理支持：讲解相关疾病知识，鼓励患者表达造成恐惧的因素，增强患者的信心、主动配合治疗，加强家属的沟通，给予患者精神支持。③饮食护理：术前3天进食无渣半流质饮食，术前1天进食流质饮食，20∶00禁食，22∶00禁水；按医嘱口服肠道抗生素。15∶00时口服药物清洁肠道，护士观察患者的排便情况，必要时清洁灌肠。④治疗护理：术前3天阴道冲洗或1∶5000高锰酸钾坐浴每天2次。术晨阴道消毒，注意消毒阴道后穹窿部。⑤皮肤护理：术前1天备皮，上起至耻骨联合上10cm，下至大腿上1/3，包括会阴部，动作要轻柔，防止损失局部病变组织。

（2）术后护理 ①术后注意：患者生命体征的变化，做好护理记录。②体位：根据麻醉方式采取平卧位或去枕平卧位，双腿外展屈膝，外阴根治术，采取平卧位，双腿外展屈膝，膝下垫软垫。③饮食护理：待肛门排气后（或按医嘱）进食流质饮食，外阴癌手术后3~5日，应摄入无渣饮食。④留置尿管5~7日，保持尿管通畅。尿管拔除后，督促排尿，避免发生尿潴留，每3天更换尿袋1次。⑤管道护理：保持引流管通畅，观察记录引流液的颜色、性质、量的变化。⑥对于便秘者，术后5天遵医嘱酌情用大便软化剂，以减少或避免因大便引起的疼痛和切口出血。⑦保持伤口创面清洁干燥，及时更换污染敷料，大小便后会阴擦洗。⑧随访：第1~2年，每2~3个月1次，第3~5年，每4~6个月1次，第5年以后每年1次。随访内容：每3~6个月检测肿瘤标志物，每6~12个月复查X线胸片、B超1次。有条件者每年复查盆腹CT/MRI 1次，直至5年。可选择行宫颈或阴道细胞学检查和HPV检查，每年1次。

3. 病情观察 观察切口有无渗血渗液、红肿热痛，注意局部皮肤的颜色、温度和湿度，有无皮肤或皮下组织坏死。阴道分泌物的颜色、性状、量和气味。注意患者的主诉，如疼痛。有阴道塞纱者于术后12~24小时取出。会阴消毒每天2次。按医嘱行会阴红外线治疗。按医嘱正确用药，如抗生素、镇痛药等。

4. 健康指导

（1）注意外阴清洁卫生，每日用清水清洗外阴，勤换内裤，有外阴瘙痒时勿搔抓，应积极治疗。

（2）外阴出现结节、溃疡或白色病变时，应及时就医。

（3）术后严密随访，术后1年内每1~2个月随访1次，第2年每3个月随访1次，3~5年每半年随访1次。

第二节　子宫颈癌

一、疾病概述

【概念与特点】

子宫颈癌是最常见的妇科恶性肿瘤之一，高发年龄50~55岁。发病因素至今尚未完全明了，大量的临床资料表明，与早婚、早育、多产、性生活紊乱等有关。目前主要采取手术、放疗、化疗综合治疗的方法。

【临床特点】

（1）症状　原位癌及早期浸润癌常无任何症状，多在普查中发现。主要症状的表现形式和程度多与子宫颈癌病变的早晚及病理类型有一定的关系。①阴道出血：早期表现为性交后或双合诊后有少量出血（称为接触性出血）。以后则可能有经间期或绝经后少量不规则出血，晚期流血增多，当癌肿侵蚀大血管后，可引起致命的大量阴道出血。一般外生型癌出血较早，血量也多，内生型癌出血较晚。②阴道排液：大多数宫颈癌患者有不同程度的阴道分泌物增多。初期为黏液性或水样，后混有血，晚期癌组织坏死脱落及继发感染，白带变混浊，如米汤样或大量脓性恶臭白带。③疼痛：为晚期宫颈癌症状，可出现严重持续的腰骶部或坐骨神经疼痛、下肢肿胀和疼痛。④泌尿系及直肠症状：癌肿压迫侵犯膀胱可引起尿频、血尿、排尿困难、膀胱阴道瘘。压迫输尿管致肾盂积水、肾盂肾炎、尿毒症等。累及直肠引起腹泻、便血、里急后重或粪瘘。⑤恶病质：消瘦、贫血、发热等。⑥远处转移：如肝、肺、骨等局部症状。

（2）体征　原位癌和早期浸润癌，宫颈可光滑或糜烂，或为极小的结节样隆起，作双合诊后有少量阴道出血（或见指套上带血）。癌肿明显时呈溃疡型、菜花型和浸润型等。视诊注意阴道壁浸润范围。三合诊注意直肠阴道隔、宫颈旁及宫骶韧带等浸润程度。注意锁骨上及腹股沟淋巴结触诊。

【辅助检查】

(1) 宫颈细胞学检查 在门诊中，对于年龄大于30岁的已婚妇女需要常规进行巴氏涂片检查，作为宫颈癌筛查的主要手段之一。宫颈细胞学检查从细胞学上分为五级：1级，正常；2级，炎症；3级，可疑；4级，可疑阳性；5级，阳性。这种方法是目前使用时间最长、范围最广也是最简便的一种筛查方法，据统计其灵敏度约87%，特异度约为93%。3级、4级、5级涂片者应当行阴道镜下活检，2级者先按炎症处理后重复涂片检查。

(2) 阴道镜检查 临床上对于宫颈细胞学检查为3级或3级以上，宫颈中度到重度糜烂的患者需要进行阴道镜检查，阴道镜不能直接诊断癌瘤，但可协助选择活检的部位进行宫颈活检。据统计，如能在阴道镜检查的协助下取活检，早期宫颈癌的诊断准确率可达到约98%。但阴道镜检查不能代替刮片细胞学检查及活体组织检查，也不能发现宫颈管内病变。据统计，其灵敏度约81%，特异度约为77%。

(3) HPV的检测 鉴于HPV感染的特殊性和重要性，在传统的宫颈疾病筛查的方法上又引进了HPV的检测，它大致包括HPV的染色镜检、血清学检测和HPV DNA的检测。目前第二代杂交捕获试验法已在我国大医院中应用，该技术灵敏度高、特异性好，对高危型HPV感染检测有助于宫颈病变的诊治和随访。

(4) 子宫内膜分段诊刮 对于反复阴道少量流血、阴道接触性出血的患者需要进行子宫内膜的分段诊断性刮宫并送病理检查，特别要强调的是"分段"，即宫颈管内膜和宫腔内膜必须进行区分，以明确癌组织的原发部位。因为子宫颈癌可以是子宫内膜癌延伸所造成的。

(5) 碘试验 是将碘溶液涂在宫颈和阴道壁上，观察其着色情况。正常宫颈阴道部和阴道鳞状上皮含丰富的糖原，可被碘溶液染为棕色或深赤褐色。若不染，为阳性，说明鳞状上皮不含糖原。瘢痕、囊肿、宫颈炎或宫颈癌等鳞状上皮不含或缺乏糖原，故本实验对癌无特异性。然而碘实验的主要目的是识别宫颈病变的危险区，以便确定活检部位，提高诊断率。

(6) 氮激光肿瘤固有荧光诊断法 根据荧光素和肿瘤的亲和作用，利用人体内原有荧光，通过光导纤维传送激光激发病变部位，目测病灶组织与正常组织所发出的不同颜色加以诊断。见宫颈表面呈紫红色或紫色为阳性，提示有病变；出现蓝白色为阴性，提示无恶变。

（7）宫颈和宫颈管活体组织检查　在宫颈刮片细胞学检查为 3～4 级以上涂片，但宫颈活检为阴性时，应在宫颈鳞－柱交界部的 6、9、12 点和 3 点处取四点活检，或在碘试验不着色区及可疑癌变部位取多处组织，并进行切片检查，或应用小刮匙搔刮宫颈管，将刮出物送病理检查。子宫颈癌以鳞状上皮细胞癌为主，占 90%～95%，腺癌仅占 5%～10%。通过组织病理检查，可以将宫颈癌的类型和程度区分开。

（8）宫颈锥切术　当宫颈刮片多次检查为阳性，而宫颈活检为阴性；或活检为原位癌，但不能排除浸润癌时，均应做宫颈锥切术。但现在有多种检查方法，尤其是阴道镜下宫颈活检的普遍使用，已经使宫颈锥切术较少进行了。

（9）其他检查　在确诊宫颈癌后，根据具体情况进行胸部 X 线摄片、膀胱镜、直肠镜等检查以确定临床分期。

【治疗原则】

应根据临床分期、年龄、全身情况结合医院医疗技术水平及设备条件综合考虑，制订治疗方案，选用适宜措施，重视个别对待及首次治疗。主要医疗方法为手术、放疗及化疗，亦可根据具体情况配合应用。

二、主要护理问题

（1）慢性疼痛　与晚期癌肿浸润或压迫盆腔神经；或宫颈管内被癌瘤阻塞使宫腔分泌物引流不畅或形成宫腔积脓引起下腹部疼痛；或癌肿侵犯宫旁组织如输尿管；或癌肿压迫使髂淋巴、髂血管回流受阻时引起下肢疼痛或肿胀有关。

（2）恐惧　与被诊断为宫颈癌有关。

（3）绝望　与癌症晚期，患者身体状况衰退或恶化，长期压抑、精神无所寄托、丧失自信心有关。

（4）潜在并发症——有出血感染的危险　与不规则阴道出血、异常排液、子宫颈癌根治术、化疗、放疗等有关。

（5）排尿异常　与宫颈癌根治术影响膀胱正常功能有关。

（6）有皮肤、组织完整性受损的危险　与放射治疗有关。

（7）下肢静脉血栓　手术时取截石位、手术时间长、肿瘤患者血液呈高凝状态。

（8）尿潴留　与术后膀胱位置改变、周围组织切除后支配膀胱的血管减少、血液循环减少有关。

三、护理措施

1. 常规护理　按妇科腹部手术常规护理进行。

2. 专科护理

（1）术前护理　①协助检查：按医嘱做好术前各项检查。②饮食护理：术前1天进食流质饮食，20：00开始禁食、22：00开始禁饮。③治疗护理。15：00口服药物灌肠，护士观察患者的排便情况，必要时清洁灌肠。术晨用消毒液（0.1%安多福）灌洗宫颈及阴道，开腹手术患者术前行阴道塞纱，腹腔镜手术患者免。开腹患者术晨留置导尿管接床边引流尿袋，腹腔镜患者免。④皮肤护理：检查手术范围皮肤情况剑突下至耻骨联合上，两旁至腋中线，用液状石蜡清洁脐部，必要时协助患者进行全身清洁。⑤心理护理：患者产生恐惧心理，因担心手术失败、预后产生恐惧和焦虑的心理。护士应建立良好的护患关系，运用沟通技巧对患者进行心理疏导采用保密性治疗和护理，不泄露患者的隐私并做好家属工作，向患者讲解有关手术的知识及手术前后的注意事项，使患者配合治疗和护理。

（2）术后护理　①体位：根据麻醉种类不同，采取不同的卧位。如硬膜外麻醉，头偏向一侧，去枕平卧6小时；全身麻醉者去枕平卧，专人看守至清醒，防止坠床或吸入呕吐物而发生窒息。②饮食护理：一般术后第1天进食流质饮食（戒奶、糖）。肛门已排气者，术后第2天进食半流质饮食，第3天进食普食。③随访：第1年每1~2个月1次，第2~3年每3个月1次。第

3 年以后每 6 个月 1 次。第 5 年以后，每年 1 次。随访内容包括：每 3 ~ 6 个月检测肿瘤标志物，每 6 个月行宫颈或阴道细胞学检查，每 6 ~ 12 个月复查胸片、B 超 1 次。有条件者每年复查 CT/MRI 1 次，直至 5 年，必要时行 PET/CT 检查。可行 HPV 检查每年 1 次。

（3）潜在并发症的护理措施　①下肢静脉血栓：手术当天开始给患者穿弹力袜，白天穿，晚上脱下；术后给患者抬高双下肢，鼓励患者多活动下肢及鼓励家属为患者按摩下肢；指导患者多饮水，防止血液过于黏稠；观察患者有无下肢肿胀、发热、疼痛，皮温增高，足背动脉搏动减弱等情况，必要时行下肢血管彩超检查，以诊断有无下肢静脉血栓。②尿潴留：术后 3 天指导患者进行提肛运动；术后留置尿管 14 天，观察患者拔除尿管后排尿情况；拔尿管后插尿管测残余尿；观察患者有无尿频、尿急、腹胀、腹痛、腰痛等尿潴留征象。

3. 病情观察

（1）监测神志、生命体征　每半小时测量血压、脉搏、呼吸 1 次，共测量 4 次。稳定后改每小时监测 1 次，测 2 ~ 4 次平稳后停测，异常者监测至正常为止。视血氧监测情况，必要时予低流量吸氧。

（2）观察伤口有无渗血渗液，内出血　注意伤口有无渗血、引流管是否通畅，引流液的色、性质、量的变化，患者阴道流血情况，患者主诉及临床实验室指标。

（3）注意引流管是否通畅　尿管一般留置 14 日，观察尿量、颜色，每 3 天更换尿袋 1 次，术后每天早、晚用 0.1% 安多福消毒外阴。

（4）必要时使用镇痛药物　术后 24 小时内伤口疼痛最明显，对没有留置镇痛泵的患者需根据其具体情况及时给予镇痛处理。

4. 健康指导

（1）提供预防保健知识，宣传诱发宫颈癌的高危因素，积极治疗慢性宫颈炎，定期进行妇科普查，发现异常及时就诊。

（2）鼓励患者及家属参与出院计划的制定，以保证计划的实施。

（3）告知患者出院后如有阴道出血或分泌物增多等异常情况，应及时复诊。

（4）向患者及家属宣传随访的重要意义，告知术后随访时间及内容。

①治疗后2年内每3个月复查1次,3~5年内每6个月查1次,第6年开始每年复查1次。②随访内容:包括盆腔检查、阴道刮片细胞学检查、胸部X片及血常规等。

(5) 根据患者的具体情况指导术后生活方式。

第三节 子宫体癌

子宫内膜癌

一、疾病概述

【概念与特点】

子宫内膜上皮发生的癌称为子宫内膜癌,又称宫体癌。它是妇女常见的恶性肿瘤。子宫内膜癌的发生率,原来约占女性生殖器官恶性肿瘤的第三位,但近年来有上升趋势。绝大多数的子宫内膜癌为腺癌,是老年妇女的疾病。75%以上的病例发生在50岁以上的妇女,40岁以下的妇女较少见。

【临床特点】

(1) 症状 子宫内膜癌发展缓慢,有时1~2年内病变仍可局限于子宫腔内,其转移途径可通过直接蔓延、淋巴转移和血行转移(较少见)。极早期患者可无明显症状,仅在普查或其他原因作检查时偶然发现,一旦出现症状则多表现为:①阴道流血:常为不规则阴道流血,量一般不多,大量出血者少见。在绝经后的患者可表现为持续或间歇性出血,在尚未绝经的患者可表现为月经量增多,经期延长或经间期出血。②阴道排液:少数患者表现为白带增多,早期往往为浆液性或浆液血性白带,晚期合并感染时可出现脓性或脓血性排液,并有恶臭。③疼痛:到了晚期,当癌瘤浸润周围组织或压迫神经时可出现下腹及腰骶部疼痛,并向上肢及足部放射。当癌瘤侵犯宫颈、堵塞宫颈管,导致宫腔积脓时,可表现为下腹胀痛及痉挛样疼痛。④全身症状:晚期患者常伴有全身症状,表现为贫血、消瘦、恶病质、发热及全身衰竭等。

(2) 体征 早期患者作妇科检查时无明显异常。当疾病逐渐发展,可发现子宫增大,质稍软,偶尔在晚期病例可见癌组织自子宫颈口内脱出,质脆,触之易出血。如合并宫腔积脓时，子宫明显增大，极软。晚期时癌灶向周围浸润，子宫固定，在宫旁或盆腔内扪及不规则结节状块物。

【辅助检查】

（1）细胞学检查 子宫内膜癌的阴道细胞学检查诊断率比宫颈癌低，其原因为：①柱状上皮细胞不经常脱落；②脱落细胞通过颈管到达阴道时往往已溶解、变性，不易辨认；③有时颈管狭窄闭锁，脱落细胞难以达到阴道。为了提高阳性诊断率，不少学者对采取标本的部位、方法进行了改进，加上诊断技术水平的提高，子宫内膜癌的阳性诊断率也大大提高。对子宫内膜癌的细胞学检查，取自宫腔标本可大大提高阳性率。

（2）B超检查 子宫超声检查对子宫内膜癌在宫腔大小、位置、肌层浸润程度、肿瘤是否穿破子宫浆膜或是否累及宫颈管等有一定意义，其诊断符合率达79.3%～81.82%。B超检查对患者无创伤性及放射性损害，故它是子宫内膜癌的常规检查之一。尤其在了解肌层浸润及临床分期方面，有重要的参考价值。

（3）诊断性刮宫 刮宫检查为确诊子宫内膜癌不可缺少的方法。不仅要明确是否为癌，还应明确癌的生长部位。如果为宫颈腺癌误诊为子宫内膜癌，而按一般子宫切除处理；子宫内膜癌误作子宫颈腺癌处理显然不妥，但镜检并不能区别子宫颈腺癌或子宫内膜癌。因此需要做分段诊刮：先用小刮匙刮取宫颈管内组织，再进入宫腔刮取子宫两侧角及宫体前后壁组织，分别瓶装标明，进行病理检查。子宫内膜活检的准确率为87%～100%，优点在于组织学检查可以明确诊断，缺点是盲目取材或取材不足，特别在绝经后患者往往取材不足。因此，目前逐渐倾向于宫腔镜观察下直接取活检。

（4）宫腔镜检查 宫腔镜下既可观察癌肿部位、大小、界限是局限性或弥散性，是外生型或内生型，及宫颈管有否受累等；又对可疑病变行活检，有助于发现较小的或早期病变。宫腔镜检查诊断内膜癌的准确性为94%，子宫内膜上皮瘤为92%。如果采用直接活检则准确率高达100%。宫腔镜检查时注意防止出血、感染、穿孔等并发症。

（5）腹膜后淋巴造影 可明确盆腔及主动脉旁淋巴结是否转移，以利于决定治疗方案。在Ⅰ、Ⅱ期子宫内膜癌，盆腔淋巴结阳性率分别为10.6%和36.5%。

（6）CT 与 MRI　CT 对内膜癌诊断有一定价值，CT 扫描图像清晰，组织细微结构可准确描出，对肿瘤大小、范围，CT 可准确测出，子宫壁肿瘤局限者83％能确定病变阶段。CT 还可确定子宫肿瘤向周围结缔组织、盆腔与腹主动脉旁淋巴结及盆壁、腹膜的转移。尤其对肥胖妇女的检查优于超声检查。MRI 是三维扫描，优于 CT 的二维扫描，对Ⅰa 期内膜癌可描出。MRI 诊断总的准确率为88％，它能准确判断肌层受侵犯程度（放疗后不准），从而较准确估计肿瘤分期。对盆腔较小转移灶及淋巴结转移，MRI 诊断尚不理想。

CT 与 MRI 在内膜癌诊断方面独具一定特点，但诊断准确率并不比 B 超高，而且费用均较昂贵，增加患者经济负担，一般而言，通过细胞学、B 超检查，而后行诊断性刮宫病理检查，绝大多数患者可得到明确诊断。

【治疗原则】

手术治疗是子宫内膜癌的首选治疗方法。早期患者以手术为主，按病理分期的结果及存在的复发高危因素选择辅助治疗。晚期则采用手术、放疗、化疗和孕激素治疗等综合治疗。

（1）手术治疗　根据癌症的不同分期选择不同的手术方式（表17-1）。

表17-1　不同分期子宫内膜癌手术方式选择一览表

手术病理分期	手术方式
Ⅰ期	筋膜外全子宫切除术及双侧附件切除术
Ⅱ期	改良根治性子宫切除术及双侧附件切除术，同时行盆腔及腹主动脉旁淋巴结清扫术
Ⅲ期，Ⅳ期	肿瘤细胞减灭手术

（2）放疗　放疗是治疗子宫内膜癌的有效方法之一，有腔内照射及体外照射2种。多选择手术与放疗结合的综合治疗。

（3）化疗　晚期或复发子宫内膜癌的综合治疗措施之一。

（4）孕激素治疗　对不能手术或放射治疗的晚期或转移复发癌患者，可用孕激素治疗。也用于治疗子宫内膜不典型增生和极早期要求保留生育功能的子宫内膜癌患者。

二、主要护理问题

（1）营养失调、低于机体需要量　与癌症、化疗药物的治疗反应等有关。

（2）疼痛　与癌症晚期癌瘤浸润周围组织或压迫神经有关。

（3）绝望　与在癌症晚期，患者身体状况衰退或恶化，长期压抑和紧张，精神无所寄托、丧失自信心有关。

（4）睡眠形态紊乱　与疾病的诊断及环境变化有关。

（5）知识缺乏　与对疾病知识及术前术后注意事项不了解有关。

三、护理措施

1. 常规护理　指导患者进食高蛋白、富含维生素等含营养素全面、丰富的食物，增强机体抗病能力，出现恶病质时，应加强观察，记录出入量，按医嘱补液。阴道排液多，应取半卧位，注意会阴部卫生，每日冲洗外阴1～2次，便器床旁隔离消毒，防止交叉感染。

2. 专科护理

（1）心理护理　鼓励患者及家属说出疑虑，提供针对性指导，增强治疗信心。

（2）手术治疗护理　按妇科腹部手术常规护理进行，同时执行以下护理常规：术后6～7日阴道残端缝合线吸收或感染可致残端出血，须密切观察并记录出血情况，嘱患者卧床休息，减少活动。

（3）药物治疗护理　①孕激素治疗：对晚期或复发癌患者、不能手术切除、年轻、癌变早期、要求保留生育功能的患者，可采用孕激素（醋酸甲羟孕酮、己酸孕酮、甲羟孕酮）治疗；因孕激素用药剂量大，至少用10～12周才能评价疗效，需告知患者耐心配合治疗；应告知患者药物名称、口服用药的时间、剂量及不良反应；注意观察药物不良反应，主要表现为水钠潴留、水肿、药物性肝炎等，停药后逐渐好转。②抗雌激素制剂治疗：抗雌激素制剂治疗子宫内膜癌，其适应证与孕激素治疗相同；应告知患者药物名称、口服用药的时间、剂量及不良反应；注意观察药物不良反应，表现为潮热、畏寒、急躁等类似围绝经期综合征的症状；骨髓抑制表现为白细胞、血小板计数下降；其他不良反应可有头晕、恶心、呕吐、不规则阴道少量出血、闭经等。

（4）化疗护理　晚期不能手术或治疗后复发者可考虑使用化疗。

（5）盆腔放疗护理　①放疗前应灌肠并留置导尿管，以保证肠道、膀胱空虚状态，避免放射性损伤。②在腔内放置放射源期间，需保证患者绝对卧床，应教会患者在床上运动肢体的方法，以避免发生长期卧床并发症。③在取出放射源后，鼓励患者渐进性下床活动及逐渐恢复生活自理。

3. 病情观察　注意观察患者阴道出血及排液量，出现恶病质应观察并记录液体出入量。术后注意监测体温、血常规、伤口感染征象。用羊肠线缝合阴道残端，术后6～7日可能因羊肠线吸收导致感染或便秘，腹压增加导致残端出血，需密切观察并记录出血情况，减少患者活动。

4. 健康指导

（1）普及防癌教育，增强自我保健知识，定期进行防癌检查。

（2）对高危人群进行随诊、检查。

（3）严格掌握雌激素的用药指征，加强对用药人群的监护和随访，定期监测子宫内膜。

（4）围绝经期及绝经后的妇女有阴道不规则出血应及时就诊，警惕子宫内膜癌可能。

（5）做好出院指导，告知定期随访，及时确定有无复发。①随访时间：术后2年内，每3～6个月随访1次，术后3～5年，每6～12个月随访1次。②随访内容：盆腔检查、阴道细胞学涂片检查、胸片。期别晚者，可进行CA125检查，根据不同情况选用CT、MRI等。③患者出院随访时，确定恢复性生活的时间及体力活动的程度。

子宫肉瘤

一、疾病概述

【概念与特点】

子宫肉瘤是一组起源于子宫平滑肌组织、子宫间质、肌层结缔组织和内膜间质恶性肿瘤。组织学起源多是子宫肌层，亦可是肌层内结缔组织或子宫内膜的结缔组织。发病率大约在1%，多见于40~60岁的妇女，肉瘤可见于子宫各个部位，宫体部远较宫颈部常见约为15：1。子宫肉瘤占子宫恶性肿瘤的2%~4%，好发年龄为50岁左右，而宫颈葡萄状肉瘤多见于幼女。因早期无特异症状，故术前诊断率仅30%~39%。

【临床特点】

（1）阴道异常出血　为最常见的症状，表现为月经异常或绝经后阴道流血。占65.5%~78.2%。

（2）腹部包块　多见于子宫肌瘤肉瘤变者；包块迅速增大，若肉瘤向阴道内生长、常感阴道内有块物突出。子宫常增大，外形不规则，质地偏软。

（3）腹痛　亦是较常见的症状。由于肌瘤迅速生长令患者腹部胀痛或隐痛。

（4）阴道分泌物增多　可为浆液性、血性或白色，合并有感染时可为脓性、恶臭。

（5）若肿瘤较大，可压迫膀胱或直肠出现刺激症状，压迫静脉可出现下肢水肿。

（6）晚期患者可有消瘦、贫血、发热、全身衰竭、盆腔包块浸润盆壁，固定不能活动。

妇科检查子宫明显增大，呈多个结节状，质软。如肉瘤从子宫腔脱出子宫颈口或阴道内，可见紫红色肿块，合并感染时表面有脓性分泌物。如为葡萄状肉瘤，子宫颈口或阴道内发现软、脆、易出血的肿瘤。

【治疗原则】

（1）手术　子宫肉瘤以手术治疗为主，单纯子宫全切除＋双侧附件切除是其手术治疗的标准术式，但关于具体术式仍然存在一些争议，主要体现在是否可以保留卵巢、淋巴结切除有何临床意义、是否必须行淋巴结切除以及肿瘤细胞减灭术在晚期病变中的作用等方面。

（2）放疗　子宫肉瘤对放射线敏感性较低。文献报道，单独应用放疗很少有5年生存者。放疗对子宫内膜间质肉瘤及子宫混合性中胚层肉瘤的疗效比平滑肌肉瘤为佳。Gilbert认为，子宫内膜间质肉瘤术前、后应辅以放疗。不少专家认为术后辅以放疗比单行手术好。Badib报告各种子宫肉瘤（临床Ⅰ期）患者的手术合并放疗和单行手术治疗比较，5年存活率由57%提高为74%。对转移或复发的晚期肉瘤患者，可考虑放疗作为姑息治疗，以延长生命。

（3）化疗　许多细胞毒性抗癌药对子宫肉瘤的转移与复发有一定疗效。化疗药物可单用或联合，2012年NCCN指南推荐药物包括多柔比星，吉西他滨/多西紫杉醇，其他可选择的单药有达卡巴嗪、多西紫杉醇、表柔比星、吉西他滨、异环磷酰胺、脂质体阿霉素、紫杉醇、替莫唑胺等。激素治疗仅适用于子宫内膜间质肉瘤，包括甲羟孕酮、甲地孕酮、芳香酶抑制剂、GnRH拮抗剂和他莫昔芬等。

二、主要护理问题

（1）绝望　与在癌症晚期患者身体状况衰退或恶化，长期压抑和紧张，精神无所寄托、丧失自信心有关。

（2）睡眠形态紊乱　与疾病的诊断及环境变化有关。

（3）知识缺乏　与对疾病知识及术前术后注意事项不了解有关。

三、护理措施

1. 常规护理　医护人员要耐心诚恳，针对患者的紧张情绪和对手术的顾虑提供相关医疗信息，增强患者的自信心，缓解焦虑。如子宫全切后对性生活的影响、预后的理想程度、对女性特征的影响等问题，通过宣传小册子、讲解、墙报宣传等向患者宣教，增加患者的治疗信心和对护士的信任感。从术式到化疗方案，鼓励患者参与，也可让其与成功的病例交流，有时患者现身说法的效果更强。

2. 专科护理

（1）术前护理 术前评估患者，包括心理、家庭，对疾病的认识，自身状况；做好各项术前常规准备、必要时做好消化道准备；注意卫生、保暖及皮肤保护，预防感染，监测生命体征及月经情况，交代术后注意事项、自我监测方法等。

（2）术后护理 生命体征监护记录，注意观察各种管道引流、腹部切口情况并准确记录，药物使用准确，尿管（留置 1 周）保持清洁，防止感染。

（3）化疗护理 化疗前了解患者焦虑和悲观情绪的程度，鼓励其树立信心保证化疗顺利进行，说明可能出现的不良反应与应对措施，减轻患者恐惧感；化疗期间及时观察病情，若出现不适应积极处理，最大限度提高患者的舒适感。严格按医嘱执行化疗方案。准确配制药物。3 次以上的化疗尽量使用经外周中心静脉插管（PICC）保护血管，避免渗漏药液，保护穿刺部位。

3. 病情观察 术后去枕平卧 6 小时，患者头侧向一边，防止呕吐物堵塞气管，检查有无停留麻醉管及有无脱落、麻醉穿刺部位有无渗血渗液。经常巡视患者，对肢端末梢循环、生命体征、尿量、疼痛情况、腹部伤口进行观察记录。观察引流管、输液管道的通畅情况。

4. 健康指导

（1）饮食 协助患者调整饮食习惯，进食易消化、富含蛋白质、维生素、高热量食物，化疗前增加提高免疫的食物及保健品，注意营养。

（2）休息与活动指导 多休息，适当运动，避免到人流拥挤的场合，避免提 2kg 以上的重物，运用不同的自我调节方法保持身心健康，如听音乐、健康、宗教信仰。

（3）个人卫生、性生活指导 注意卫生，保持皮肤清洁，保护血管。防治上呼吸道感染，禁止性生活、盆浴 1 个月。

（4）用药指导 交代用药方法及注意事项、副作用等。

（5）复诊时间及随诊的指征 1 个月后复查，不适随诊。

（6）日常自我护理 指导患者 PICC 自我护理注意事项。自我观察腹部伤口，避免感染。

（7）随访 术后1年内，1个月时复诊，以后每2～3个月随访6次；2年内，每3～6个月随访1次；3～5年时每6个月随访1次；5年后每年随访1次。

第四节 子宫肌瘤

一、疾病概述

【概念与特点】

子宫肌瘤为最常见的妇科良性肿瘤，多见于30～50岁，根据肌瘤所在子宫肌壁的部位不同可分为壁间、浆膜下、黏膜下及阔韧带内肌瘤。确切病因尚不明了，大多认为与雌激素刺激，致使未成熟子宫平滑肌细胞增生而成。

【临床特点】

1. 临床表现

（1）症状 大多数患者无明显症状，仅在妇科检查或因其他原因行妇科检查或手术时，偶然发现。子宫肌瘤的临床表现常与肌瘤的生长部位、大小、生长速度等有关，其主要症状如下。①月经改变：为最常见的症状。表现为月经量多；经期延长；周期缩短。一旦肌瘤发生坏死、溃疡、感染时，则有持续性或不规则阴道出血。②压迫症状：肌瘤压迫膀胱时出现尿频、排尿障碍、尿潴留等。压迫输尿管时导致肾盂积水；肌瘤压迫直肠时可致便秘、里急后重等。③疼痛：肌瘤本身不引起疼痛。一般常见的症状是下腹坠胀、腰背酸痛等；浆膜下肌瘤发生蒂扭转时可出现急腹痛。肌瘤红色变性时，腹痛剧烈且伴发热。④阴道分泌物增多：常见于较大的肌壁间肌瘤，由于子宫腔增大，腺体分泌增加而致白带增多。黏膜下肌瘤伴感染时，白带为炎性排液，量亦多，有时可呈血性。⑤不孕：可能由于肌瘤压迫输卵管使之扭曲、子宫肌瘤可改变宫腔形态及肿瘤本身作为异物皆可妨碍孕卵着床等。⑥腹部改变：腹部逐渐膨隆，甚至不对称。⑦贫血：如肌瘤引起长期月经过多常导致继发性贫血，严重时全身乏力、脸色苍白、气短、心慌。

（2）体征 与肌瘤的大小、位置、数量以及有无变性有关。①腹部检查：如肌瘤较大可在腹部扪及质硬、不规则、结节状块物。②妇科检查：如为肌壁间肌瘤则子宫异常增大，表面有不规则结节状突起，单个或多个。如为浆膜下肌瘤则有时可扪及质硬球状物与子宫有细蒂相连，可活动。如为黏膜下肌瘤时子宫多为均匀性增大，有时宫颈口扩张、在宫颈口内或脱出在阴道内见有黏膜下肌瘤，呈红色，表面光滑、质实，如果伴有感染，肌瘤表面可见溃疡或渗出液覆盖。

【辅助检查】

（1）B超检查　可显示子宫大小、宫腔内的情况、肌瘤的数目、大小、部位及退行性变性等。

（2）子宫探测或诊刮　可了解宫腔深度及形态。

（3）子宫输卵管碘油造影　可显示子宫大小，宫腔形态及肌瘤附着部位。

（4）内窥镜检查　宫腔镜可窥视子宫腔内的黏膜下肌瘤。腹腔镜可直视子宫外形及肌瘤情况。

（5）病理检查　镜检有呈漩涡状排列的平滑肌与纤维组织交叉组成，细胞大小均匀，胞核染色较深。

【治疗原则】

根据患者年龄，有无生育要求，症状，子宫肌瘤的部位、大小、数目，选择合适的治疗方案。可采取保守治疗和手术治疗。

（1）保守治疗　①随访：每3～6个月随访1次。适用于子宫肌瘤体积小、无症状、近绝经期妇女。②药物治疗：常用促性腺激素释放激素激动剂或米非司酮。适用于症状轻、近绝经年龄或全身情况不宜手术者。

（2）手术治疗　①子宫肌瘤切除术：希望保留生育功能的患者，可经腹或腹腔镜下切除子宫肌瘤，黏膜下肌瘤可经阴道或宫腔镜下切除。②子宫切除术：不要求保留生育功能或有恶变可能的患者，可行子宫切除术。

二、主要护理问题

（1）活动无耐力　与长时间月经量过多所致贫血有关。

（2）有感染的危险　①与长期反复阴道出血导致贫血，机体抵抗力下降有关。②与宫腔内有开放的血窦，细菌易从阴道侵入宫腔有关。③与黏膜下肌瘤感染坏死有关。

（3）知识缺乏　与对疾病不了解，缺乏子宫切除术后保健知识。

（4）排便异常　与子宫肌瘤压迫直肠致便秘、里急后重等有关。

三、护理措施

1. 常规护理　患者应注意休息，避免劳累，保证充足睡眠。加强营养，尤其是贫血的患者应从饮食中补充营养物质，多食含蛋白质、铁丰富的食物，如动物肝脏、瘦肉、蛋类、海带、紫菜、菠菜、豆类、黑木耳、藕粉、枣。保持外阴清洁，防止感染。

2. 专科护理

（1）心理护理　给患者及家属讲解有关疾病的知识，使患者确信子宫肌瘤为良性肿瘤，不是恶性肿瘤的先兆。让患者及家属了解手术的必要性，纠正错误认识，使其消除顾虑。

（2）治疗护理　①雄激素：可对抗雌激素，使子宫内膜萎缩，并能促进子宫收缩，减少出血。常用丙酸睾酮25mg肌内注射，出血期每日1次，连用3日，以后每5天1次；也可用甲睾酮5mg舌下含服，每日2次，连续20日为1疗程。注意每月总剂量不超过300mg，以免引起男性化。②促性腺激素释放激素类似物：如亮丙瑞林能降低雌激素水平，使肌瘤缩小或消失。用药超过6个月，可因雌激素下降而导致围绝经期综合征表现，如出现潮热、急躁、阴道干涩等，应避免长期用药。③抗孕激素药物：如米非司酮，与孕激素竞争受体，拮抗孕激素。每日12.5mg口服，连服3个月。不宜长期服用，避免抗糖皮质激素作用。④按医嘱给予止血药和子宫收缩剂止血，对贫血者遵医嘱补充铁剂。对应用激素治疗的患者，应讲明药物作用原理、剂量、用药方法、可能出现的副作用及应对措施，告之服药过程中不能擅自增减药量，以免出现撤药性出血或男性化。

（3）手术治疗的护理　协助选择手术方式。①肌瘤切除术：适用于35岁以下有生育要求、希望保留子宫者。可经腹或经腹腔镜下切除肌瘤；黏膜下肌瘤可经阴道或宫腔镜切除。术后复发率为50%，约1/3的患者需再次手术。②子宫切除术：适用于肌瘤较大、症状明显、不需保留生育功能或怀疑有恶变者，有子宫全切术或子宫次全切术。根据不同的手术方式，做好不同的术前、术后护理，术后尤其应注意阴道残端出血情况的观察及护理。③阴道手术后的特殊护理：保持外阴清洁，每日外阴擦洗 2 次，大小便后随时擦洗；伤口处可用红外线照射，保持伤口干燥，促进血液循环，有利于创面的愈合；阴道内填塞的止血纱布需在术后 24 小时内取出，注意清点纱布数量，并观察有无出血；术后 5 日内进食少渣、半流质饮食，每日服用肠道抗生素；术后第 5 日口服液状石蜡，软化大便，保持大便通畅。

3. 病情观察

（1）对出血多的患者，严密监测患者面色、生命体征，了解其有无头晕、眼花乏力等症状；正确评估并记录患者阴道出血量，观察出血时间、颜色、性状及有无异味。

（2）注意观察患者阴道分泌物的性质、量、颜色、气味。

（3）注意观察患者有无腹痛，腹痛的部位、程度及性质，当患者出现剧烈腹痛时，及时通知医生，必要时做好急诊手术准备。

（4）告知患者定期妇科检查及 B 超检查，以监测肌瘤的生长情况。

4. 健康指导

（1）子宫肌瘤 <5cm，无明显症状或近绝经期者应遵医嘱定期复查。

（2）向接受药物治疗的患者讲明药物名称、使用目的、剂量、方法，可能的不良反应及应对措施。

（3）指导贫血患者进食高蛋白、富含铁和维生素的饮食。

（4）告知患者术后 1 个月返院复查内容、具体时间、地点及联系人等。

（5）日常活动的恢复需复查后遵医嘱进行。

第五节　卵巢肿瘤

一、疾病概述

【概念与特点】

卵巢肿瘤组织来源众多，可发生于任何年龄，多见于生育期妇女，是妇科常见肿瘤，占女性生殖器肿瘤的 32%，并有逐年上升的趋势。卵巢恶性肿瘤的病死率高居妇科恶性肿瘤首位，成为妇科恶性肿瘤中威胁最大的疾病。

卵巢恶性肿瘤的转移特点是：往往外观局限的肿瘤，在腹膜、大网膜、腹膜后淋巴结、横膈等部位已有亚临床转移。其转移途径主要通过直接蔓延及腹腔种植，淋巴道也是重要转移途径。

【临床特点】

（1）症状 卵巢良性肿瘤早期并无症状，往往在妇科检查时被偶然发现，或待肿瘤达一定大小或发生意外（并发症）时才被患者觉察。卵巢恶性肿瘤早期亦可无症状，但因其生长迅速，易早期扩散，短期内便可出现症状。卵巢肿瘤的临床表现，可因肿瘤的性质、大小、发生时期、有无继发变性或并发症而不同，其一般性的临床表现如下。①下腹不适感：常为卵巢良、恶性肿瘤的最初症状，有时为下腹或盆腔下坠感，可能为肿瘤转移时牵扯其蒂及骨盆漏斗韧带所致。消化不良、恶心及上腹隐约不适等亦可为卵巢恶性肿瘤的常见症状，但常被忽视。②腹部肿物：卵巢良性肿瘤多从下腹侧向上生长，呈球形，多可移动。卵巢恶性肿瘤即使早期也能出现腹水。因此，腹部可出现肿块或无肿块，但均可有腹部膨胀的现象。③压迫症状：巨大的卵巢良性肿瘤以及恶性肿瘤时大量腹水均可引起压迫症状。如压迫横膈引起呼吸困难、心慌；如腹腔内压增加，影响下肢静脉回流可引起腹壁及两下肢水肿；如固定于盆腔的恶性肿瘤压迫髂静脉，往往引起一侧下肢水肿；膀胱受压时可引起尿频、排尿困难、尿潴留；若肿瘤向腹膜后生长，可压迫输尿管，引起其狭窄、肾盂积水；压迫直肠引起下坠感及大便不畅等。④疼痛：良性卵巢肿瘤如无并发症，极少疼痛。出现腹痛尤其突然发生者，多系卵巢肿瘤蒂扭转所致，偶为肿瘤破裂、出血及感染。恶性肿瘤由于浸润，压迫邻近脏器，可引起腹痛、腰痛、腿痛等。⑤月经紊乱及内分泌症状：如性早熟、月经紊乱、不孕、绝经后出血，甚或男性化的表现。

（2）体征 ①全身检查：应注意幼女有无性早熟、第二性征是否明显、有无多毛、喉结突出、乳房发育情况或乳腺萎缩现象。检查锁骨上淋巴结以及是否有腹水和胸腔积液。②妇科检查：如摸到肿块位于子宫一侧或双侧，光滑，可活动，囊性，边界清楚，无压痛，多属良性。恶性者肿块质硬、固定、表面结节感，子宫直肠窝易触及转移性不规则结节，常双侧发生。③并发症：卵巢良、恶性肿瘤均可发生并发症。蒂扭转：急性蒂扭转的典型症状是突然发生一侧下腹剧痛，常伴恶心、呕吐甚至休克。妇科检查可触及张力较大肿块，压痛以瘤蒂处最剧，并有肌紧张。破裂：症状可轻可重。轻者仅感轻度腹痛，重者引起剧烈腹痛、恶心、呕吐，甚至内出血、腹膜炎及休克。妇科检查发现腹部压痛、腹肌紧张，或有腹水征，原有肿块摸不到或仅能摸到缩小瘪塌的肿块。感染：表现为腹膜炎征象，如高热、腹痛、肿块压痛，腹肌紧张及白细胞计数升高。恶变：如出现腹水、消瘦，则病情已届晚期。

【辅助检查】

（1）实验室检查　目前尚无一种肿瘤标志物为某一肿瘤特有，各种类型卵巢肿瘤可具有相对较特殊的标志物。①CA125：一般认为，血清 CA125 正常值为 35U/ml。80% 的非黏液性卵巢上皮癌患者 CA125 水平高于正常值，且在临床诊断出卵巢癌前 10 个月血清 CA125 已上升。90% 以上患者血清 CA125 水平的高低与病情缓解或恶化相一致，可用于疾病监测，敏感性高。但是血清 CA125 不是卵巢癌的特异标志物，其他来源于体腔上皮的妇科恶性肿瘤 CA125 也可以升高，在月经期、正常妊娠早期以及妇科某些良性疾病如子宫内膜异位症、子宫肌瘤血清 CA125 也升高。②甲胎蛋白（AFP）：血清正常值为 20～25ng/ml。AFP 对卵巢内胚窦瘤有特异性价值，敏感性为 57%，特异性为 78%，持续监测可估计预后和早期发现复发。对未成熟畸胎瘤、混合性无性细胞瘤中含卵黄囊成分者有协助诊断意义。③绒毛膜促性腺激素（hCG）：对于原发性卵巢绒毛膜癌有特异性，恶性生殖细胞肿瘤常为混合型，hCG 亦升高。连续监测 hCG/AFP 在卵黄囊瘤和绒毛膜癌肿瘤患者是有效的监测指标，若治疗有效，hCG/AFP 可平行下降，一般 AFP 下降较缓慢。④癌胚抗原（CEA）：原发性黏液性卵巢癌及胃肠道卵巢转移癌 CEA 均可升高，对卵巢癌的敏感性为 25%～50%，但特异性不强。⑤性激素：颗粒细胞瘤、卵泡膜细胞瘤产生较高水平雌激素，浆液性、黏液性或勃勒纳瘤有时也分泌一定量的雌激素。⑥胎盘碱性磷酸酶：45%～58% 卵巢癌的细胞含胎盘碱性磷酸酶，其中囊液的含量高于腹水，腹水的含量又高于血清。胎盘碱性磷酸酶不如 CA125 敏感，但特异性较高，在非孕期的妇女，如血清中发现此酶，即可高度怀疑肿瘤的存在。在卵巢癌发生转移时，此酶的阳性率很高。⑦乳酸脱氢酶（LDH）：LDH 是无性细胞瘤的较有特征性的标志物。

（2）特殊检查　①B 超检查：可了解肿物的大小、位置、囊性或实性，有无腹水。明确肿物与子宫的关系。②X 线检查：腹部 X 线平片，如畸胎瘤常可见到牙齿或骨骼的影像。有的浆液性腺瘤可显示砂粒体影像。盆腔充气造影可了解肿瘤的大小与位置。③细胞学检查：卵巢肿瘤合并腹水，取腹水的沉积物，如检出瘤细胞则可做出诊断。④腹腔镜检查：通过腹腔镜在直视下了解肿物的形态、性质，并可取活检确定诊断。

【治疗原则】

（1）卵巢良性肿瘤　一旦明确诊断，应进行手术治疗。根据患者年龄、生育要求及对侧卵巢情况决定手术范围。①怀疑为卵巢瘤样病变且直径小于5cm者，可进行短期随访观察。②双侧良性卵巢肿瘤者可行肿瘤剥除术。③年轻卵巢肿瘤患者、单侧良性卵巢肿瘤者可行患侧卵巢剥除术或患侧卵巢切除术。④老年卵巢肿瘤患者可行单侧附件切除术或子宫全切及双侧附件切除术。手术中切下的卵巢肿瘤标本应剖开观察，判断其性质，怀疑恶性时需进一步做病理检查确诊。

（2）卵巢恶性肿瘤　治疗原则是手术为主、辅以化疗和放疗等综合治疗措施。疾病预后与分期、病理类型及分级、年龄等有关。手术病理分期越早，预后越好；残存肿瘤越少，预后越好。

（3）卵巢肿瘤并发症　①蒂扭转：一经确诊，应立即手术。②破裂：疑卵巢肿瘤破裂时应立即进行剖腹探查手术，彻底清洗盆腹腔，收集清洗液并行涂片细胞学检查，切除的标本送病理学检查。③感染：抗感染治疗后手术。④恶变：怀疑恶变时应尽早手术。

二、主要护理问题

（1）疼痛　与腹腔内肿瘤增大、腹压增加有关。

（2）营养失调，低于机体需要量　与卵巢癌是慢性消耗性疾病，恶病质或禁食、胃肠减压有关。

（3）有皮肤完整性受损的危险　与患者抵抗力差，长期卧床有关。

（4）预感性悲哀　与卵巢癌晚期，濒临死亡有关。

（5）生活自理能力缺陷　与术后保留多条引流管有关。

（6）焦虑　与担心预后，害怕手术有关。

三、护理措施

1. 常规护理　提供安静、舒适、整洁的环境，避免各种刺激。鼓励进食高蛋白、高热量、富含维生素、易消化的食物，必要时静脉补充营养，如输血、白蛋白、氨基酸等。若卵巢肿瘤过大或伴有大量腹腔积液时，指导采取舒适的体位（如侧卧位、半卧位），并提供优质生活护理。

2. 专科护理

（1）心理护理　①了解患者疑虑与需求，并耐心解答。对患者得知病情后的情绪反应表示理解、同情，鼓励其表达、宣泄自己的感受。②鼓励家属照顾患者，增强家庭的支持作用。

（2）术前护理　按妇科腹部手术常规护理，同时执行以下护理常规：①协助检查治疗。②向患者及家属介绍手术经过、检查项目、护理操作目的、方法，以取得配合。③腹腔穿刺放腹水者的护理：备齐腹腔穿刺用物；操作过程中严密观察记录患者生命征变化，观察患者有无头晕、恶心、心悸、虚弱感等反应。记录腹水性质及腹水量；一次放腹水不宜＞3000ml；放腹水速度宜慢，后用腹带包扎，发现不良反应立即报告医生。④保证手术能够按时实施的护理：评估患者血糖变化，控制血糖＜8mmol/L；评估患者血压和心脏功能，保护肝肾功能；术前3日开始肠道准备，给予少渣、半流质饮食，遵医嘱给予肠道抑菌剂和导泻剂，术前1日晚清洁灌肠，保证肠道清洁；巨大肿瘤或大量腹水者应备沙袋术后加压腹部，预防腹压骤降腹腔充血，出现虚脱；将化疗药物带入手术室，以备术中置于腹腔；术日晨访视患者，监测生命体征，评估肠道准备情况，安慰鼓励患者。

（3）术后护理　①卧位与活动：术后平卧6小时，头偏向一侧，根据麻醉情况和病情及时改为半卧位，鼓励患者活动肢体。②保持输液通畅，做好用药观察及宣教。③氧气吸入：遵医嘱给予持续低流量吸氧。④了解手术、麻醉方式及患者术中生命体征状况、出血量等，以指导术后护理。⑤观察生命体征、心电监护、血氧饱和度监测情况。

3. 病情观察

（1）术前护理　①压迫症状如腹胀、便秘、尿频等。②不规则阴道出血。③消瘦、严重贫血等恶病质表现。④高血压、糖尿病、心脏病等内科合并症。

⑤突然下腹疼痛、恶心、呕吐、发热等，必要时立即做好急救及手术准备。

（2）术后护理　①监测神志、生命体征：每半小时测量血压、脉搏、呼吸1次，共测量4次。稳定后改每小时监测1次，测2～4次平稳后停测，异常者监测至正常为止。视血氧监测情况，必要时予低流量吸氧。②观察伤口有无渗血、渗液，引流管是否通畅，引流液的色、性质、量的变化，患者阴道出血情况，患者主诉及临床实验室指标。③注意引流管是否通畅：观察尿量、颜色，每3天更换尿袋1次，术后每天早、晚用0.1%安多福消毒外阴。④必要时使用镇痛药物：术后24小时内伤口疼痛最明显，对没有留置镇痛泵的患者需根据其具体情况及时给予镇痛处理。

4. 健康指导

（1）宣传卵巢癌的高危因素，加强高蛋白、富含维生素A的饮食摄入，避免高胆固醇饮食，高危妇女预防性口服避孕药。

（2）30岁以上的妇女，每1～2年进行1次妇科检查。

（3）高危人群每半年接受1次妇科检查。

（4）卵巢非赘生性肿瘤直径<5cm者，定期复查，并详细记录；卵巢实性肿瘤或肿瘤直径>5cm者，及时手术切除。

（5）盆腔肿块诊断不清或治疗无效者，宜及早行腹腔镜探查或剖腹探查。

（6）卵巢恶性肿瘤者常辅以化疗，护理人员应讲明重要意义，督促、协助患者克服困难，完成治疗计划，以提高疗效。

（7）凡乳腺癌、子宫内膜癌、胃肠癌等患者，术后随访中定期接受妇科检查。

（8）做好出院指导，告知定期随访，及时确定有无复发。①卵巢良性肿瘤者：术后1个月常规复查。②卵巢恶性肿瘤易复发，需长期随访。随访时间：术后1年内，每月1次；术后第2年，每3个月1次；术后第3年，每6个月1次；3年以上者，每年1次。随访内容：临床症状、体征、全身及盆腔检查；B超检查，必要时做CT或MRI检查；肿瘤标志物测定；对可产生性激素的肿瘤检测雌激素、孕激素及雄激素。

第十八章

妊娠滋养细胞疾病

第一节 良性葡萄胎

一、疾病概述

【概念与特点】

葡萄胎亦称水泡状胎块是指妊娠后胎盘绒毛滋养细胞异常增生，终末绒毛转变成水泡，水泡间相连成串，形如葡萄得名。葡萄胎分为完全性和部分性两类，其中大多数为完全性葡萄胎，且具较高的恶变率；少数为部分性葡萄胎，恶变罕见。两类葡萄胎从发病原因至临床病程均不相同。

【临床特点】

（1）症状 ①闭经（停经）：100%的患者有停经史，从4～37周不等，平均为12周。②阴道流血：为不规则阴道流血，多为间断性少量流血，也可突然大量流血。部分出血可蓄积于子宫内，从而使闭经时间延长。③腹痛：一般在阴道流血之前，常有隐隐阵发性腹痛，乃子宫阵发性收缩及子宫胀大所致，一般不剧烈。④子宫异常增大：子宫增大与停经月份不符者占半数以上，是葡萄胎的又一症状特点。⑤早孕剧吐，中孕出现水肿、高血压、蛋白尿，甚至抽搐。⑥发现下腹双侧包块：为双侧卵巢黄素囊肿，一般不产生症状，偶有急性扭转而致急腹痛。⑦贫血与感染：反复出血或突然大出血而未及时治疗者常呈不同程度的贫血。反复的阴道流血，宫颈口开放，贫血患者抵抗力低，阴道内病原体乘虚而入，造成感染。

（2）体征 作妇科检查时发现子宫大而软，下段较宽，子宫大小与停经月份不符。子宫大于5个月者尚触不到胎体，听不到胎心，无胎动感。卵巢黄素囊肿可因子宫过大而不易触及。

【辅助检查】

1. 实验室检查

（1）绒毛膜促性腺激素（hCG）测定　葡萄胎时血β-hCG异常升高，在100 000U/L以上，且持续不降，但在孕12周左右，即在正常妊娠血β-hCG处于峰值时，需根据动态变化或结合超声检查做出诊断。

（2）胎盘催乳素（HPL）检测　HPL存在于细胞胞浆内，正常妊娠孕5周即可检出，34周浓度上升维持平稳，产后即消失。葡萄胎患者HPL水平比相应月份的正常妊娠者低10~100倍。HPL半衰期短，局部病变去除后，HPL很快消失，有活动病灶时血中可测出β-hCG，但HPL则不能检出。

2. 特殊检查

（1）超声诊断　超声检查对患者安全无创伤，可重复检查，配合hCG测定可提高早期诊断率。对于完全性葡萄胎，其诊断准确率可达90%以上。其超声图像表现为子宫增大，多数大于孕周，无妊娠囊或胎心搏动。宫腔内充满不均质密集状或短条状回声，呈"落雪状"，若水泡较大而形成大小不等的回声区，则呈"蜂窝状"。子宫壁薄，但回声连续，无局灶性透声区。常可测到两侧或一侧卵巢囊肿，多房，囊壁薄，内见部分纤维分隔。彩色多普勒超声检查可见子宫动脉血流丰富，但子宫肌层内无血流或仅稀疏"星点状"血流信号。对于部分性葡萄胎，超声诊断也较敏感，符合率也高。临床上在胎块排出前不易发现部分性葡萄胎，其超声图像表现为子宫增大或无增大，宫腔内含有水泡样结构及一部分正常胎盘组织，并可见胎儿或羊膜腔等。胎儿常合并畸形，有胎儿者宫腔内可见水泡样胎块，同时有一完整胎盘及胎儿。

（2）多普勒胎心测定　葡萄胎仅能听到子宫血流杂音，无胎心音。

（3）组织病理学诊断　完全性葡萄胎可见水泡状物占满整个宫腔，无胎儿及附属物或胎儿痕迹。镜下见滋养细胞增生，间质水肿和间质内胎源性血管消失。部分性葡萄胎仅部分绒毛变为水泡，常合并有胚胎或胎儿组织。镜下见部分绒毛水肿，轮廓不规则，滋养细胞增生程度较轻，且常限于合体滋养细胞，间质内可见胎源性血管及其中的有核红细胞。此外还可见胚胎和胎膜组织结构。

【治疗原则】

（1）清宫 葡萄胎一经临床诊断，应及时清宫。但清宫前首先仔细做全身检查，注意有无休克、子痫前期、甲状腺功能亢进、水及电解质紊乱和贫血等。必要时先对症治疗，稳定病情。子宫小于妊娠 12 周可以 1 次刮净，子宫大于妊娠 12 周或术中感到一次刮净有困难时，可于 1 周后行第 2 次清宫。

（2）卵巢黄素化囊肿的处理 因囊肿在葡萄胎清宫后会自行消退，一般不需处理。

（3）预防性化疗 葡萄胎是否需要预防性化疗存在争议。常规应用会使约 80% 的葡萄胎患者接受不必要的化疗，所以一般不常规推荐。

（4）子宫切除术 单纯子宫切除只能去除葡萄胎侵入子宫肌层局部的危险，而不能预防子宫外转移的发生，所以不做常规处理。

二、主要护理问题

（1）有感染的危险 与反复出血而又未及时治疗致贫血，抵抗力下降，阴道内病菌乘虚而入有关。

（2）有活动无耐力的危险 与阴道反复出血或大量出血有关。

（3）预感性悲哀 与期盼胎儿又被明确诊断为葡萄胎有关。

（4）恐惧 与不了解病情及将要接受清宫术有关。

三、护理措施

1. 常规护理

（1）休息与活动 确诊后卧床休息。保持外阴清洁。

（2）饮食护理 饮食以高蛋白、富含维生素、易消化的食物为宜。

2. 专科护理

（1）心理护理 ①评估患者，确定其主要的心理问题。②鼓励患者表达哀伤情绪，讲解有关葡萄胎的相关知识。

（2）做好清宫治疗配合 ①配血，用大号留置针建立静脉通路，备大号吸管、缩宫素、抢救药品及物品，协助患者排空膀胱。②术中严密观察患者反应，注意有无面色苍白、出冷汗及口唇发绀等表现，并及时测量脉搏、血压，有异常及时通知医生。③刮出物送病检。④子宫大于妊娠 12 周或一次刮净有困难者，可于 1 周后再次清宫。

（3）对随诊困难、有高危因素者可遵医嘱进行预防性化疗；对于年龄 > 40 岁，子宫增大迅速、无生育要求、有高危因素者可行子宫切除术，并做好相应的护理。

（4）对妊娠合并高血压疾病者做好相应的护理。

（5）进行术后随访指导。

3. 病情观察

（1）注意观察腹痛及阴道出血情况，发现阴道排出物内有水泡状组织，应立即送检并保留卫生巾、纸垫。

（2）出血过多时，密切观察血压、脉搏、呼吸等生命体征，通知医生并协助处理。

（3）卵巢黄素化囊肿发生急性扭转时，协助医生进行 B 超或腹腔镜下穿刺吸液。

4. 健康指导

（1）向患者及家属讲解监测 hCG 的意义，使其了解系统治疗和随访是治疗该疾病的关键。

（2）告知患者进高蛋白、富含维生素、易消化饮食，适当活动，保证睡眠充足。

（3）保持外阴清洁，每次清宫手术后禁止性生活 1 个月。

（4）严格避孕 1 年，首选避孕套，避免选用宫内节育器及药物避孕方法；宫内节育器易混淆子宫出血的原因，避孕药物可能促进滋养细胞生长。

（5）术后随访 ①hCG 测定：葡萄胎清宫术后每周测定 1 次，至连续 3 次正常后，每月检查 1 次，至少持续半年，此后每半年 1 次，共随访 2 年。②每次随访时除必须进行 hCG 测定外，应注意月经是否规律，有无异常阴道出血，有无咳嗽、咯血及转移灶症状，并做妇科检查。③定期或必要时做盆腔 B 超、胸部 X 线摄片或 CT 检查。

第二节　侵蚀性葡萄胎

一、疾病概述

【概念与特点】

侵蚀性葡萄胎指葡萄胎组织侵入子宫肌层局部，少数转移至子宫外，因具恶性肿瘤行为而命名，但恶性程度一般不高，预后较好。

【临床特点】

（1）症状　①阴道流血：葡萄胎清除后出现不规则阴道流血，量多少不定。②转移灶症状：肺转移时，咳嗽、痰中带血丝；病灶穿破子宫时，腹腔内大出血，表现为腹痛、休克；脑转移时可致头痛、呕吐、晕厥、抽搐、偏瘫甚至昏迷死亡；肝、脾转移时，可致黄疸；泌尿系统转移时，可发生血尿；消化系统转移时，有呕血、便血等；阴道、宫颈转移时，当结节溃破可致大量出血。③腹痛：黄素化囊肿扭转时可致腹痛。

（2）体征　妇科检查发现子宫略大而软，或形状不规则。阴道、宫颈有转移时表现为紫蓝色结节。

【辅助检查】

（1）血 hCG 变化　葡萄胎排出后，每周测定 1 次血 hCG，最好测定血 β-hCG。如 hCG 值下降后又回升，或持续在较高水平，或术后 8~12 周仍未恢复至正常，即可考虑侵蚀性葡萄胎的诊断。

（2）盆腔 B 超检查　显示子宫壁有局灶性或弥漫性强光点或光团与暗区相间的蜂窝样病灶。特别是阴式彩色 B 超，对判断病灶大小及侵犯的程度、发现病灶区异常血流、观察治疗后的变化，均具有重要价值。

（3）刮宫　主要用于排除残存葡萄胎。如刮宫后血 hCG 降至正常，则可证实为残存葡萄胎，若血 hCG 下降，甚至上升，则可考虑为侵蚀性葡萄胎。

（4）X 线检查　主要用于肺转移的诊断，可拍摄胸部正位片，必要时应加摄侧位片，以了解肺部有无转移及其病灶大小及部位。如普通胸片显示阴性，有条件的应做胸部 CT，较普通 X 线胸片更易发现病灶。其他如子宫、骨骼、胃肠道、泌尿系、心脏等的病灶或转移也可采用相应的 X 线检查技术，如子宫碘油造影、盆腔动脉造影等。

（5）病理 ①肉眼形态：主要为葡萄胎组织侵入子宫肌层或其他部位所引起的各种表现。宫腔内可以找到原发病灶，但有时也可因完全脱落而消失。子宫肌壁内可见大小不等、深浅不同的浸润病灶，如侵蚀已达浆膜面，可在子宫表面发现蓝紫色结节；如侵蚀更深，则可穿透浆膜侵入两侧宫旁和阔韧带，甚至侵犯周围器官。病灶内可见不同程度的出血和坏死。侵蚀性葡萄胎最常见的转移部位为肺，其次为阴道转移（可于阴道发现蓝紫色结节），脑及骨髓转移较少见。②镜下形态：与葡萄胎相似，滋养细胞有不同程度的增生，可见绒毛结构、出血、坏死等。转移灶镜下所见与子宫原发病灶基本相似，但也有时与原发灶不一致，如原发灶为侵蚀性葡萄胎，而转移灶为绒毛膜癌，只要任何部位病灶中仍可见绒毛，则仍应诊断为侵蚀性葡萄胎

【治疗原则】

采用以化疗为主，手术和放疗为辅的综合治疗。

二、主要护理问题

（1）舒适改变 恶心、呕吐，与化疗药物的不良反应有关。

（2）口腔黏膜改变 与化疗药物的不良反应有关。

（3）腹泻 与化疗药物不良反应引起的假膜性肠炎有关。

（4）营养失调，低于机体需要量 与化疗药物所致恶心、呕吐、食欲下降有关。

（5）有感染的危险 阴道不规则、反复出血或大量出血致贫血，抵抗力下降，病菌乘机而入有关；或与化疗药物的不良反应致造血功能障碍，白细胞数目下降有关。

（6）自我形象紊乱 与化疗药物不良反应脱发、色素沉着有关。

（7）焦虑、恐惧 与被确诊为癌症以及化疗药物的不良反应引起难以忍受的恶心、呕吐等有关。

三、护理措施

1. 常规护理　病房应空气流通、清洁、安静舒适，帮助患者保持外阴清洁，每天用温开水擦洗外阴 1~2 次，勤换消毒会阴垫。卧床休息，鼓励患者进高蛋白、富含维生素、易消化食物，对不能进食或进食不足者，应遵医嘱静脉补充营养。足够营养、休息和睡眠是保证治疗效果的前提。

2. 专科护理

（1）化疗护理　首选治疗措施。目前常用的一线药物有甲氨蝶呤、氟尿嘧啶、放线菌素 D 及长春新碱等，低危患者首选单一药物化疗，高危患者首选联合化疗。

（2）手术护理　无生育要求、病变在子宫、化疗无效者可切除子宫。做好相应术前准备和手术后护理。

（3）转移灶的护理　①肺转移患者：卧床休息，遵医嘱积极化疗；呼吸困难者予半卧位并吸氧；大咯血者取头低侧卧位以保持呼吸道畅通，叩击患者背部，排出积血，防止窒息。②阴道转移患者：密切观察阴道有无破溃出血，避免不必要的阴道检查，以防损伤结节表面黏膜；病灶破溃出血时，用无菌长纱条填塞阴道压迫止血，纱条须在 24~48 小时内取出。出血量多时，密切观察生命体征，做好输血、输液准备，配合医生积极抢救；限制走动。③脑转移患者：严密观察生命体征与病情变化，记录液体出入量，预防各种并发症的发生；昏迷、偏瘫者按相应的护理常规进行护理；配合医生实施各项诊疗措施。

3. 病情观察

（1）严密观察腹痛及阴道出血情况，记录出血量，观察血压、脉搏、呼吸并及时做好手术准备。

（2）认真观察转移灶症状，发现异常，立即通知医生并配合处理。

4. 健康指导

（1）鼓励患者进食高蛋白、富含维生素、易消化的饮食。

（2）注意休息，有转移者应卧床休息，保持外阴清洁。

（3）告知患者及家属节制性生活，随访期间应严格避孕，采用避孕套避孕法。

（4）强调出院后严密随访，警惕复发的重要性，使其能自觉遵从医嘱。

①随访时间：第 1 年内每月随访 1 次，1 年后每 3 个月随访 1 次，持续至 3 年后改为每年随访 1 次至 5 年，此后第 2 年随访 1 次；复发病例再治愈者需终身随访。②随访内容：包括出院健康状况、恢复工作时间、月经、婚育情况、重复血 hCG 和胸片检查。③对保留生育功能已妊娠或生育者建立特殊记录，对已生育者其女儿应随母亲一起进行随访。

第三节　绒毛膜癌

一、疾病概述

【概念与特点】

绒毛膜癌为一种高度恶性肿瘤，早期就可通过血行转移至全身，破坏组织及器官，引起出血坏死。

【临床特点】

（1）症状　①阴道流血：葡萄胎排出后，或产后、流产后阴道不规则流血是绒毛膜癌最常见的症状。流血量多少不定，量多者可致休克。由于反复流血，多数患者表现为严重贫血及（或）感染。②假孕症状：乳头、外阴色素加深，伴有闭经、乳房增大等症状。③腹部包块：患者发现的下腹包块往往是增大的子宫或阔韧带内形成血肿，或增大的黄素囊肿。④腹痛：是由于癌组织侵蚀子宫壁或子宫腔积血所致，也可因癌组织穿破子宫或内脏转移所致。⑤转移灶表现：最常见的是肺、阴道、脑、肝、消化道等部位的转移。临床症状与侵蚀性葡萄胎基本相同，但绒毛膜癌肿瘤生长快，转移早而广泛，并发症多，病死率高。

（2）体征　作妇科检查时，发现子宫复旧不全，大且软，外形可不规则，一侧凸或结节状，有时可查到黄素化囊肿，阴道有转移结节时呈紫蓝色。

【辅助检查】

1. 实验室检查　绒毛膜促性腺激素（hCG）测定是诊断绒毛膜癌的重要手段，一般来说，葡萄胎清除后 84～100 日血 β-hCG 降至正常值，人工流产和自然流产后分别仅为 30 日和 19 日，足月妊娠分娩后为 12 日，而异位妊娠术后为 8 ~ 9 日。若超过上述时间，hCG 仍持续在高值并有上升趋势或曾经一度下降后又上升，排除妊娠物残留可能后，结合临床情况可诊断绒毛膜癌。当疑有脑转移时，可做脑脊液及血浆的 hCG 测定。脑脊液的含量与血中含量相比，若超过 1∶20，则说明有 hCG 直接分泌入脑脊液，有脑转移的可能。

2. 特殊检查

（1）超声诊断　B 超显示子宫正常大小或不同程度增大。子宫腔病变与良性葡萄胎大致相同，主要区别是子宫肌层有大小不等、疏密不均光点（或光斑）回声反射和液性暗区。病变累及子宫浆膜层或宫旁则子宫边界不清或形成肿块，子宫穿破者可见腹腔片状不规则液性暗区。侵蚀性葡萄胎和绒毛膜癌的声像图难以区分，最后以临床或病理诊断为依据。彩色多普勒超声主要显示丰富的血流信号和低阻力型血流频谱。

（2）诊断性刮宫是一个重要的诊断方法。如果病灶凸出于宫腔，则可得阳性结果。若病灶在肌层内，则可能会得到假阴性结果。若刮出物组织病理学检查有成团的滋养细胞伴增生与分化不良及坏死组织，则对诊断恶变有帮助。若刮出物为良性的妊娠残留物，刮宫后血清 β – hCG 下降，症状消除，可排除恶变。诊断性刮宫不能了解滋养细胞侵蚀肌层的情况，且有穿孔、促进肿瘤扩散的危险，需轻柔谨慎操作。

（3）X 线胸片检查是诊断肺转移的重要检查方法。肺转移最初 X 线征象为肺纹理增粗，以后发展为云片状或小结节状阴影，典型表现为棉絮状或团块状阴影。转移灶以右侧肺及中下部较为多见。

（4）CT 检查和 MRI 检查对诊断盆腔肿瘤及其他脏器转移瘤具有极高价值。在肺转移患者中，X 线摄片未见明显异常时，CT 检查即可发现极早期的病灶。

（5）子宫造影检查　以碘油注入宫腔后摄片，若滋养细胞肿瘤局限在子宫，则 X 线摄片上可有下列几种变化：①宫腔充盈缺损，此由于病灶凸向宫腔所致，但需注意排除葡萄胎后的组织残留，或流产、足月产后的胎盘残留；②若病变在肌层内，且与宫腔相通，X 线摄片上可见造影剂由宫腔进入病灶，部位及大小均可显示；③碘油进入血管，此表示宫腔表面被肿瘤组织破坏，碘油通过静脉溢出。

（6）盆腔动脉造影　有助于子宫肌层内及宫旁组织内病灶的诊断，还可协助决定手术范围，判断化疗效果，但不能鉴别病变是绒毛膜癌还是其他滋养细胞疾病。造影片上表现为：①患者子宫动脉延长，屈曲且增粗，子宫壁血管丰富，病灶部位出现多血管区；②弓形动脉不经过子宫肌壁血管网，而直接和肌壁间血窦相通；③肌壁血窦中有时可见圆形或半圆形和边缘锐利的充盈缺损，但一般不常见；④静脉期提前出现；⑤病变区造影剂排空延迟；⑥病变向子宫外发展而成宫旁转移时，可见子宫范围外有多血管区或血窦造成的阴影；⑦若转移至阴道，在阴道上端也有同样表现。

（7）腹腔镜检查　滋养细胞肿瘤疑有盆腔、腹腔内脏器转移时，可行腹腔镜检查，可清晰见到肿瘤的大小、累及的部位和有无内出血等，并可行摄片及活组织检查。

【治疗原则】

采用化疗为主，手术和放疗为辅的综合治疗方法。

二、主要护理问题

（1）舒适改变　恶心呕吐与化疗药物的不良反应有关。

（2）口腔黏膜改变　与化疗药物的不良反应有关。

（3）腹泻　与化疗药物不良反应引起的假膜性肠炎有关。

（4）营养失调，低于机体需要量　与化疗药物所致恶心、呕吐、食欲降低有关。

（5）有感染的危险　阴道不规则、反复出血或大量出血致贫血，抵抗力下降，病菌乘机而入有关；或与化疗药物的不良反应致造血功能障碍，白细胞数目下降有关。

（6）自我形象紊乱　与化疗药物不良反应脱发、色素沉着有关。

（7）焦虑、恐惧　与被确诊为癌症，以及化疗药物的不良反应引起难以忍受的恶心、呕吐等有关。

三、护理措施

1. 常规护理　病房应空气流通、清洁、安静舒适，帮助患者保持外阴清洁，每天用温开水擦洗外阴 1~2 次，勤换消毒会阴垫。卧床休息，鼓励患者进高蛋白、富含维生素、易消化的食物，对不能进食或进食不足者，应遵医嘱静脉补充营养。足够营养、休息和睡眠是保证治疗效果的前提。

2. 专科护理

（1）日测体重 宜在清晨空腹、排空大小便后，穿贴身衣裤测量。

（2）协助患者做好各项化验检查。

（3）遵医嘱准确给药 ①熟悉化疗药物的药理作用、不良反应。②严格执行查对制度，正确溶解和稀释药物。③化疗药物应现用现配，药液一般常温下放置不超过 1 小时。④严格掌握用药时间、剂量、浓度、给药途径、用药方法，准时、准量，按医嘱对药物的排序给药。⑤严格调节滴速。⑥使用放线菌素 D、顺铂（顺氯氨铂）时要避光。⑦应用两种以上化疗药物时，中间要用引导液间隔 10~30 分钟。

（4）保护静脉 ①从远端静脉开始，有计划地穿刺。②用药前先注入少量生理盐水，确定针头在静脉内，静脉滴注顺畅后再注入化疗药物。③发现药物外渗应立即停止输注，对刺激性较强的药物，立即给予局部冷敷，遵医嘱作进一步处理。④化疗结束前用生理盐水冲管，以降低穿刺部位拔针后药液残留浓度，保护血管。

（5）造血功能障碍的护理 ①保持环境清洁、定期消毒病室及限制陪视人员。②严格执行消毒隔离制度与无菌技术操作规则。③化疗期间应定期复查血常规，当白细胞 $<4.0 \times 10^9/L$ 时应停止用药；白细胞 $<3.0 \times 10^9/L$ 时，减少外出，避免感染；白细胞 $<2.0 \times 10^9/L$ 时，遵医嘱进行输血、升白细胞药物治疗，限制探视，实行保护性隔离。④指导患者注意个人卫生，尤其注意饮食卫生，增加蛋白质、维生素等营养物质的摄入。⑤血小板降低时的护理：保持病室温度、湿度适宜；嘱患者适当休息，避免剧烈活动，防止出血；观察患者有无牙龈出血、鼻出血、皮下淤血或阴道活动性出血，警惕颅内出血的发生；实施护理操作时动作轻柔，穿刺完毕适度按压穿刺点至不出血为止；遵医嘱给予新鲜血小板少量多次输入。

（6）肝功能损害的护理 注意患者皮肤、黏膜有无黄染，定期化验肝功能，异常时遵医嘱治疗。

（7）肾功能损害的护理 准确记录出入液量，嘱患者多饮水，遵医嘱查尿常规。

（8）向患者讲解化疗药物引起脱毛的特性，指导其准备假发或帽子。手术治疗者按妇科手术前、后常规护理实施护理。

3. 病情观察

应严密观察患者腹痛情况、腹泻次数、量及性质，正确留取便标本并及时送检。

4. 健康指导

（1）向患者及家属讲解化疗的目的、疗程及并发症。

（2）告知患者化疗时和化疗后 2 周内是化疗反应较重的阶段，当出现口腔溃疡或恶心、呕吐等消化道症状时，要坚持少量多餐、进食清淡易消化食物，避免进食油腻、硬、甜的食物。

（3）根据患者的口味和喜好提供高蛋白、富含维生素的饮食，保证营养需求及液体摄入。

（4）保持口腔清洁，进食前后漱口，用软毛牙刷刷牙。

（5）牙龈出血时，可用纱布绕指清洁牙齿。

（6）白细胞过低时引起机体免疫力下降，易发生感染，应指导患者保持自身清洁卫生。

（7）在自觉乏力、头晕时，要以卧床休息为主，尽量避免去公共场所，如需外出应注意保暖、戴口罩，并有家属陪伴。

（8）如白细胞 $<10 \times 10^9/L$ 时，需进行保护性隔离。

第十九章
子宫内膜异位症

一、疾病概述

【概念与特点】

子宫内膜异位症是指具有生长功能的子宫内膜组织出现在子宫以外的身体其他部位。本病多发生在 30～40 岁的妇女，20 岁前后发病者并不少见，但未有月经初潮前发病者。异位子宫内膜可以侵犯全身任何部位，但绝大多数位于盆腔内，其中卵巢和宫骶韧带为最常见被侵犯部位。异位的子宫内膜组织侵及卵巢皮质，在卵巢皮质内生长并随月经周期激素的变化反复出血，使囊内液呈黑色、柏油样、巧克力色，故又名"巧克力囊肿"。子宫内膜异位症表现为"良性形态、恶性行为"，是一种始于细胞水平而终止于盆腔疼痛和不孕为特点的持续性病变，是妇科常见疾病之一。

【临床特点】

（1）痛经　患者常有痛经，并呈进行性加剧趋势。一般多在月经前 1～2 日开始出现下腹及腰骶部胀痛，月经第 1 日最严重，以后逐渐减轻，直至月经干净后缓解。当病变累及子宫骶韧带或阴道直肠隔时，疼痛可向臀部、肛门、会阴及大腿内侧放射。疼痛严重程度与病变程度并不完全呈正比，部分患者病变虽较严重但无痛经与腹痛。子宫骶韧带附近的病灶即使较小，也常有明显的痛经；而较大的卵巢内膜异位囊肿，却可以毫无症状。27%～40% 患者无痛经，因而痛经并非是诊断子宫内膜异位症的唯一证据。

（2）月经失调　患者常有经量增多，经期延长或周期紊乱，少数患者还可出现月经量减少。

（3）不孕　子宫内膜异位症与不孕呈高度相关。在异位症病例中，不孕的发生率为 30%～40%，而不孕症患者中 30%～50% 患子宫内膜异位症。异位症引起不孕的原因可能与子宫内膜异位症致盆腔解剖结构破坏、盆腔内微环境改变，卵巢功能异常等有关。

（4）性交痛　病灶位于子宫直肠陷凹、子宫骶韧带或阴道直肠隔，或有极度后倾固定的子宫时，性交可引起疼痛。一般于月经前性交痛更为明显。

（5）急性腹痛　卵巢巧克力囊肿的囊壁如果发生破裂，致使巧克力样内容物流入腹腔，刺激腹膜，可引起剧烈腹痛，并可伴有恶心、呕吐，肛门坠胀等症状。

（6）盆腔以外部位病灶的异常出血　如气管内膜异位病灶会导致月经时少量咯血或大口咯血；肺胸膜灶可引起月经期气胸，胸腔积血。输尿管膀胱内的内膜异位症可导致月经期血尿；如输尿管内病灶增大还可以阻塞管道，引起肾盂积血、积液等并发症；直肠内病灶致周期性便血。手术后腹壁瘢痕异位症可出现周期性瘢痕处疼痛和逐渐增大的肿块。

患者精神表现抑郁、焦虑，患者因疾病造成自尊紊乱，对他人的轻视过分敏感、经常失眠。

【辅助检查】

1. 实验室检查　①CA125：子宫内膜异位症患者血清 CA125 浓度升高，但一般不超过 200U/ml。血清 CA125 浓度与子宫内膜异位症的临床程度呈正相关，故 CA125 测定可以监测内膜异位病变活动情况。若药物或手术治疗有效，CA125 值下降，复发时又升高。②抗子宫内膜抗体：抗子宫内膜抗体是子宫内膜异位症的标志抗体，其产生与异位子宫内膜的刺激及机体免疫内环境平衡失调有关。患者经达那唑及 GnRH－a 治疗后，血清中抗子宫内膜抗体会明显降低，故测定抗子宫内膜抗体有助于子宫内膜异位症的诊断与疗效观察。

2. 一般检查　典型的子宫内膜异位症在盆腔检查时，子宫多呈后倾固定，直肠子宫陷凹、宫骶韧带或子宫后壁下段等部位可扪及触痛性结节。有卵巢子宫内膜异位囊肿时，在一侧或双侧附件处扪到囊性包块，往往有轻压痛，其特点是囊壁较厚，常与子宫相连固定。囊肿破裂时可出现腹膜刺激征和急腹症表现。若病变累及直肠阴道隔，可在阴道后穹隆处扪及甚至可看到隆起的紫蓝色结节。其他部位的异位病灶如腹壁瘢痕、会阴侧切等处在经期可见肿大的结节。

3. 特殊检查　①超声检查：可了解子宫大小形态。子宫腺肌症者，子宫均匀增大，肌壁间有散在不规则无回声区，内膜线偏移。卵巢子宫内膜异位囊肿见囊内呈密集光点，可见贴壁光块，囊壁较厚，囊肿与子宫关系密切。②腹腔镜：腹腔镜是目前诊断子宫内膜异位症的最佳方法，特别是对盆腔检查和 B 超均无阳性发现的不孕或腹痛患者是唯一手段，腹腔镜下可以进行活检确诊，还可以治疗子宫内膜异位症，如电凝异位病灶、囊肿的穿刺冲洗、囊肿的剥除和切除。子宫内膜异位症的腹腔镜下表现：局部内膜异位症病灶早期为红色病变，继而发展为棕色病变、黑色病变。当成为纤维化时成为白色病变。镜下可见盆腔腹膜充血、腹膜窗样结构、白色斑块、水泡样病变、出血病灶、腹膜皱缩、瘢痕形成、紫色或褐色病灶、囊肿形成和盆腔广泛粘连等。腹腔镜的不足之处是无法发现微小病灶，且不能反复施行。腹腔镜检查的最佳时间是经后即进行，可明显提高子宫内膜异位症的检出率。③子宫输卵管造影（HSG）：HSG 对子宫内膜异位症的诊断价值在于了解病变的程度，特别是对宫腔的影响和输卵管通畅度的影响，子宫内膜异位症的 HSG 影像图特征为：子宫不规则增大，宫体边缘有小囊状阴影；子宫内树枝状或火炬状阴影，宫体和宫底的两侧缘有毛刷状改变；双侧输卵管可受压，也可因粘连而增宽；造影剂在盆腔内弥散不均匀。④CT 或 MRI 检查：CT 扫描其病灶多表现为边界轮廓不清，密度不均匀，如有出血者可表现为高密度。卵巢子宫内膜异位囊肿，MRI 信号呈多样性特征，囊内形成方层状结构，囊肿边缘锐利。可根据 T_1 加权像显示高信号，T_2 加权像部分显示高低混杂信号诊断卵巢子宫内膜囊肿。

【治疗原则】

解决痛苦，促进生育。

二、主要护理问题

（1）焦虑　与知识缺乏、痛经和不孕有关。

（2）疼痛　与出血刺激、腹腔镜检查手术有关。

（3）自尊紊乱　与不孕感到内疚有关。

（4）性生活改变　与子宫内膜异位症病灶位于直肠阴道隔引起性交痛有关。

三、护理措施

1. 常规护理

（1）给予心理支持，关心和理解患者的不良情绪反应，支持家属与患者沟通，理解和支持患者，减轻患者心理压力（因不孕）。多与患者交流，给患者家属提出问题的机会，并适当解释指导患者面对问题、正确处理问题，协助患者建立自我理念，接受并配合治疗，以达到康复的目的。

（2）在使用激素治疗期间，应向患者介绍服药方法、用药量、注意事项及可能出现的反应（如恶心、食欲不振、乏力、闭经或体重增加等），使其做好充分的心理准备。同时，说明该病只要坚持按医嘱用药或采取必要的手术可改善症状，鼓励患者树立信心，解除思想顾虑，积极配合治疗，提高疗效。

（3）注意观察患者病情，如出现急性腹痛，要注意是否为异位囊肿破裂征象，应及时通知医生，并做好剖腹探查手术的各项准备工作。

2. 专科护理

（1）术前护理　①做好心理护理，解除紧张、恐惧心理。②阅读病历，做好术前评估，了解病情及手术内容。③完善各项化验检查：血尿常规、心电图、胸片、乙肝五项、肝肾功能、血型、Rh 因子、HIV 等；了解患者各项化验检查是否正常，尤其是出凝血时间及活动度。④术前 1 日遵医嘱配血。⑤根据术中情况拟定使用药物，术前遵医嘱做药物过敏试验，阳性反应者告知医生，并在病历上做明显标记。⑥皮肤准备：术前 1 日备皮。剔净阴毛，注意勿损伤皮肤，腹部体毛重者应剔除，轻者无须备皮，脐窝部用络合碘棉签浸润 5~10 分钟，致使其污垢软化，清除干净。⑦阴道准备：术前 1 日用 0.9% 生理盐水溶液冲洗阴道，早、晚各 1 次；全子宫切除患者术前 3 日开始阴道冲洗，每日 1 次，有炎症者遵医嘱阴道上药。⑧肠道准备：在术前 1 日进行。①口服 50% 硫酸镁 40ml 或甘油灌肠剂 110ml 肛用，年老体弱者一般用甘油灌肠法；②术前晚 20：00 开始禁食，22：00 开始禁水。⑨术前测量生命体征，观察患者有无异常变化。有发热、上呼吸道感染、月经来潮等，应及时通知医师。⑩指导患者术前进行淋浴、剪指甲，准备好卫生巾、卫生纸。⑪遵医嘱术前晚 20：00 给予患者口服地西泮 5mg，以助睡眠。⑫术日晨告知患者取下义齿、发卡、手表、钱物及贵重物品，交给家属妥善保管。⑬术日晨遵医嘱准备好手术用物、用药。术前半小时留置尿管，遵医嘱肌内注射术前针。

（2）术后护理　①准备麻醉床及各种物品，如血压计、听诊器、弯盘、吸氧装置等。②接患者后了解术后诊断、手术情况。③密切监测患者生命体征变化，注意有无内出血及伤口渗血，全子宫切除术后患者应注意阴道引流量及颜色。④观察阴道出血情况，必要时保留会阴垫，遵医嘱予以止血剂。⑤保持静脉通路通畅，注意调节滴速，手术当日严格记录出入量。⑥保持尿管通畅，勿弯曲，注意尿液的性质、量，发现异常及时与医生联系。⑦协助患者翻身或肢体活动。注意患者有无恶心、呕吐。及时倾倒呕吐物并协助其漱口，必要时遵医嘱予以镇吐剂。⑧腹腔镜术后伤口疼痛一般较轻，个别不能耐受者可适当应用镇痛剂。⑨注意患者呼吸情况，遵医嘱给予吸氧，随时倾听患者主诉。⑩子宫切除一般于次日拔除尿管，拔除后 4～6 小时仍未排尿并感觉膀胱胀者，需及时采取相应措施，必要时遵医嘱置尿管，解除尿潴留。⑪遵医嘱予以预防性抗生素，防止感染。⑫保持外阴清洁，每日用 0.25% 络合碘溶液冲洗外阴 2 次，勤换护垫及内裤，防逆行感染。⑬腹腔镜灌注药液的患者遵医嘱卧床休息 24 小时，避免发生外阴水肿。⑭术后鼓励并协助患者早下地，避免腹胀、静脉血栓的形成及盆腔粘连，讲解腹腔镜术时行人工气腹可能造成腹胀，使患者理解，解除顾虑。⑮二氧化碳气腹可引起双肋部及肩部疼痛，多可自行缓解，必要时可用镇痛剂。⑯术后 1 日进食半流质饮食，术后 2 日进食普食。告知患者在排气前及排气不畅时，禁食产气食物。⑰气管插管所致咽部疼痛及痰液较多者，可嘱患者多饮水或遵医嘱给予雾化吸入及相应药物。⑱出院前向患者做相应的专科及个体指导，定期随诊，有生育要求者在医师指导下受孕。

3. 病情观察　术后严密观察患者的生命体征，给予低流量吸氧，保持输液管、导尿管通畅，鼓励患者早活动。第一次起床活动后应有家属或护士搀扶，注意观察患者脸色、脉搏，防止直立性低血压。

4. 健康指导　子宫内膜异位症的治疗是一个有计划、长期的过程。出院前应为患者制定详细的出院后治疗计划。包括药物服用方法、休息、饮食、复查计划。嘱咐患者工作生活中，注意保持良好的心态、劳逸结合，加强营养，以提高机体的免疫力，促进机体尽快康复。

第二十章
女性生殖器官损伤性疾病

第一节　阴道壁膨出

阴道前壁膨出

一、疾病概述

【概念与特点】

阴道前壁膨出多因膀胱和尿道膨出所致，以膀胱膨出常见，常伴有不同程度的子宫脱垂。阴道前壁膨出可单独存在或合并阴道后壁膨出。

【临床特点】

轻者无症状，重者自诉阴道内有肿物脱落，伴腰酸、下坠感。检查可见阴道前壁呈球状膨出，阴道口松弛，膨出膀胱柔软，该处阴道壁黏膜皱襞消失，如反复摩擦，可发生溃疡。

【治疗原则】

无症状、阴道膨出传统分级法为Ⅰ度和Ⅱ度的患者无须治疗。重度有症状的患者应行阴道前壁修补术，加用医用合成网片或生物补片能够达到加强修补，减少复发的作用。合并压力性尿失禁者应同时行膀胱颈悬吊手术或阴道无张力尿道中段悬吊带术。

二、主要护理问题

(1) 焦虑、恐惧 与不了解疾病情况及预后有关。

(2) 性生活改变 与膨出的阴道壁堵塞阴道有关。

(3) 排尿困难 重度膀胱膨出伴有尿道膨出加重，可导致排尿困难。

三、护理措施

1. 常规护理

(1) 心理护理 患者长期阴道膨出，行动不便，腰酸腹痛，严重者排尿困难。患者常出现焦虑、苦恼、情绪低落等。应告知患者该病的有关知识，解释手术的必要性及预后，帮助患者树立战胜疾病的信心。

(2) 加强营养，注意休息，教会患者作盆底、肛门肌肉的运动锻炼，增强盆底肌及肛门括约肌的张力。同时积极治疗原发病，如慢性咳嗽等。

2. 专科护理

(1) 术前护理 ①阴道准备：入院即行高锰酸钾坐浴，每日 2 次、每次 30 分钟，术前 3 天行阴道准备，宫颈有溃疡的，应先治疗溃疡面，待治愈后再行手术。手术日用消毒液进行宫颈、阴道穹窿消毒，阴道擦洗时动作轻柔、注意遮挡。②肠道准备：术前 3 天口服抗生素，术前晚灌肠 1 次，术日晨清洁灌肠。由于患者年龄偏大，易发生虚脱，护士应严密观察病情变化，必要时协助。对盆底组织松弛的患者，因控制能力差、应在处置室备好便器，可采用少量多次灌洗，以达到清洁肠道的目的。

(2) 术后护理 ①监测患者生命体征。②会阴伤口的处理：注意阴道填塞纱布有无渗血，如有异常及时报告医师。术后 24 小时取出纱布后注意观察有无流血，会阴伤口有无红肿、保持外阴清洁。③术后禁食，排气后进食少量流质饮食，5 日后进食半流质食物。必要时软化大便，避免因用力排便造成的影响伤口愈合，排便后拆线。④并发症的护理：保持外阴清洁，每天擦洗外阴和红外线照射 30 分钟，每日 2 次。并将抗生素软膏涂于患处，固定好尿管，减少摩擦。预防泌尿系感染，安插尿管，严格无菌操作技术，动作轻柔。

尿管插入深度 8cm 左右，选用 16 号硅胶双腔气囊导尿管，气囊注入空气为宜，防止滑脱，术后第 2 天开始行膀胱冲洗，隔天 1 次。每天用碘伏棉球擦洗导尿管近端、尿道口、外阴，每日 2 次。尽早拔除导尿管，缩短导尿时间，减少感染机会。年龄偏大患者，组织修复能力低下，易发生感染，要严密观察分泌物的量、色和性质；保持局部清洁干燥。术后应保持导尿管通畅，使膀胱得以充分排空。由于留置尿管时间长，在拔管前对尿管进行定时关闭，开放，间断放尿。拔管前 2 日每日开放 1 次，拔管前 1 日，每 2～3 小时开放 1 次，训练膀胱功能。膀胱充盈时拔除尿管，嘱患者立即排尿，减少尿潴留的发生。

3. 病情观察 术后严密观察患者生命体征变化。

4. 健康指导

（1）预防和治疗腹压增加的疾病，避免重体力劳动。

（2）休息 1 个月，进食高蛋白、富含维生素的营养丰富的食物，多食用蔬菜及水果，预防便秘。

阴道后壁膨出

一、疾病概述

【概念与特点】

阴道后壁膨出也称直肠膨出。阴道后壁膨出可以单独存在，也常合并阴道前壁膨出。

【临床特点】

阴道后壁黏膜在阴道口刚能看到者，多无不适。阴道后壁明显凸出于阴道外口者，有外阴摩擦异物感。部分患者有下坠感、腰酸痛。膨出重者出现排便困难，需下压阴道后壁方能排便。检查可见阴道后壁黏膜呈球状物膨出，阴道松弛，多伴陈旧性会阴裂伤。肛门检查手指向前方可触及向阴道凸出的直肠，呈盲袋。如无盲袋的感觉，可能仅为阴道后壁黏膜膨出。阴道后壁有两个球状物突出时，位于阴道中段的球形膨出为直肠膨出，而位于后穹隆部的球形突出时肠膨出，指诊可触及囊内的小肠。

【治疗原则】

仅有阴道后壁膨出而无症状者，不需治疗。有症状的阴道后壁膨出伴会阴陈旧性裂伤者，应行阴道后壁及会阴修补术。修补阴道后壁，应将肛提肌裂隙及直肠筋膜缝合于直肠前，以缩紧肛提肌裂隙。加用医用合成网片或生物补片可加强局部修复，对重度膨出修复有减少复发的作用。

二、主要护理问题

（1）焦虑、恐惧　与不了解疾病情况及预后有关。

（2）性生活改变　与膨出的阴道壁堵塞阴道有关。

（3）排便困难　与膨出的阴道壁堵塞阴道有关。

三、护理措施

1. 常规护理

（1）心理护理　患者长期阴道膨出，行动不便，腰酸腹痛，严重者排便困难。患者常出现焦虑、苦恼、情绪低落等。应告知患者该病的有关知识，解释手术的必要性及预后，帮助患者树立战胜疾病的信心。

（2）加强营养，卧床休息，教会患者作盆底、肛门肌肉的运动锻炼，增强盆底肌及肛门括约肌的张力。同时积极治疗原发病，如慢性咳嗽等。

2. 专科护理

（1）术前护理　①阴道准备：入院即行高锰酸钾坐浴，每日 2 次、每次30 分钟，术前 3 天行阴道准备，宫颈有溃疡的，应先治疗溃疡面，待治愈后再行手术。手术日用消毒液进行宫颈、阴道穹窿消毒，阴道擦洗时动作轻柔、注意遮挡。②肠道准备：术前 3 天口服抗生素，术前晚灌肠 1 次，术日晨清洁灌肠。由于患者年龄偏大，易发生虚脱，护士应严密观察病情变化，必要时协助。对盆底组织松弛的患者，因控制能力差、应在处置室备好便器，可采用少量多次灌洗，以达到清洁肠道的目的。

（2）术后护理　①监测患者生命体征。②会阴伤口的处理。注意阴道填塞纱布有无渗血，如有异常及时报告医师。术后 24 小时取出纱布后注意观察有无流血，会阴伤口有无红肿、保持外阴清洁。③术后禁食，排气后进食少量流质饮食，5日后进食半流质食物。必要时软化大便，避免因用力排便造成的影响伤口愈合，排便后拆线。④并发症的护理：保持外阴清洁，每天擦洗外阴和红外线照射30分钟，每天2次。并将抗生素软膏涂于患处，固定好尿管，减少摩擦。预防泌尿系感染安插尿管，严格无菌操作技术，动作轻柔。尿管插入深度8cm左右，选用16号硅胶双腔气囊导尿管，气囊注入空气为宜，防止滑脱，术后第2天开始行膀胱冲洗，隔天1次。每天用碘伏棉球擦洗导尿管近端、尿道口、外阴，每日2次。尽早拔除导尿管，缩短导尿时间，减少感染机会。年龄偏大患者，组织修复能力低下，易发生感染，要严密观察分泌物的量、色和性质，保持局部清洁干燥。术后应保持导尿管通畅，使膀胱得以充分排空。由于留置尿管时间长，在拔管前对尿管进行定时关闭，开放，间断放尿。拔管前2天每天开放1次，拔管前1天，每2~3小时开放1次，训练膀胱功能。膀胱充盈时拔出尿管，嘱患者立即排尿，减少尿潴留的发生。

3. 病情观察　术后严密观察患者生命体征变化。

4. 健康指导

（1）预防和治疗腹压增加的疾病，避免重体力劳动。

（2）休息1个月，进食高蛋白、富含维生素的营养丰富的食物，多食用蔬菜及水果，预防便秘。

第二节　子宫脱垂

一、疾病概述

【概念与特点】

子宫从正常位置沿阴道下降，子宫颈外口达坐骨棘水平以下，甚至子宫全部脱出阴道口外，称为子宫脱垂。常伴发阴道前、后壁膨出。其发病常与多产、产伤、卵巢功能减退以及长期腹内压增高有关。

【临床特点】

1. 症状　子宫脱垂症状的轻重视子宫脱垂的程度及伴发周围脏器的膨出情况而定。通常轻度脱垂者可无症状或症状较轻，重度脱垂者则症状显著。

（1）阴道内脱出块物　轻度子宫脱垂指宫颈位于阴道内，病情进展指于久站、久蹲或大便用力后子宫脱出外阴口或阴道壁膨出于外阴口，经平卧休息后能自动回纳。膨出物随时间的进展越来越大，且不能自行回缩，需用手还纳。如果局部组织因血流淤滞而致水肿、肥大，严重时发生机械性障碍而使脱出物不能回纳。脱出外阴的子宫、阴道壁使行走时极感不适，少数严重者还可使患者无法行动而终日卧床。

（2）下坠感及腰背酸痛　脱垂程度越重，下坠感也越剧烈，而且可有上腹部不适甚至恶心。

（3）阴道分泌物增加。

（4）泌尿系统症状　子宫脱垂常伴有膀胱膨出，故可发生排尿困难、尿潴留、残余尿。排尿困难者膀胱内经常有残余尿，易引起膀胱感染而发生尿频、尿痛、尿急等症状。久而久之，感染向上蔓延，最终将损害肾脏，形成肾盂肾炎、肾盂输尿管积水，表现为肾区疼痛、腰痛等。

（5）直肠症状　轻度直肠膨出者常不引起症状，重度直肠膨出者可有下坠感、腰酸、便秘、肠胀气或大便困难等症状。

2. 体征

（1）全身检查可有营养不良、体质虚弱。

（2）行妇科检查时，嘱患者向下屏气用力，于腹压增加时检查子宫脱垂的程度。①Ⅰ度轻：子宫颈距离处女膜缘少于4cm，但未达到处女膜缘。②Ⅰ度重：子宫颈已达处女膜缘，但未超过该缘，于阴道口可见到子宫颈。③Ⅱ度轻：子宫颈已脱出阴道口外，但宫体仍在阴道内。④Ⅱ度重：子宫颈及部分宫体已脱出于阴道口外。⑤Ⅲ度：子宫颈及子宫体全部脱出于阴道口外。

（3）阴道前后壁膨出。

（4）张力性尿失禁的检查与分类。让患者屏气或咳嗽，同时注意有无尿液自尿道口流出，如有，再用示、中指压迫尿道两侧重复上述动作，无尿溢出，表示有张力性尿失禁。尿失禁分类法如下：①Ⅰ级：休息情况下用力屏气时发生尿失禁。②Ⅱ级：行走、登高或突然改变体位时发生尿失禁。③Ⅲ级：卧床时有尿失禁。

【辅助检查】

1. 实验室检查 有尿潴留患者行尿常规检查；拟手术患者行术前常规检查。

2. 特殊检查 B超检查了解子宫、附件、膀胱情况，有张力性尿失禁才行尿流动力学检查。对老年患者除常规术前检查外，还应行心肺功能检查及糖耐量检查。

【治疗原则】

对症治疗，使患者不适症状减轻、缓解、消失。尽量使患者恢复或改善排尿功能，同时使患者治疗后对夫妻性生活方式满意。

二、主要护理问题

（1）有感染的危险 与严重的子宫脱垂使脱出物长期暴露于阴道口外，局部上皮增厚，黏膜角化，有时因长期摩擦而发生糜烂、溃疡、感染，渗出脓性分泌物有关；或与膀胱膨出发生排尿困难、尿潴留，经常有残余尿而并发尿路感染有关。

（2）性生活形态改变 与子宫脱垂患者本身的身体功能或结构的改变使性欲水平和性欲行为发生了改变有关。

（3）疼痛 与子宫下垂牵拉韧带、宫颈、阴道壁溃疡有关。

（4）尿失禁、尿潴留 与脱垂的子宫压迫膀胱颈部有关。

三、护理措施

1. 常规护理

（1）加强营养 增强体质，帮助患者选择食物，使其摄入相当量的碳水化合物、脂肪、蛋白质、维生素、矿物质、电解质以及微量元素以维持正常的新陈代谢功能。

（2）防止便秘 从心理上和生理上帮助患者建立正常的排便形态。如摄入足够的液体、高纤维素食物（如粗粮、粗纤维蔬菜包括芹菜和韭菜）等。

（3）肛提肌锻炼　适合不严重的患者，利用盆底有关肌肉的运动锻炼，增加其张力，最终达到功能恢复。具体方法：用力一收一缩肛门，每次连续进行 10 分钟左右，每日数次，第一次锻炼应在起床前进行。有压力性尿失禁者，每次排尿时，有意识地停顿排尿动作数次，并使之形成习惯，对加强肛提肌的张力甚为有益。注意事项：治疗期间及治疗结束后 3 个月内，应注意休息及避免重体力劳动和不适当的家务劳动体位（如蹲位）。

2. 专科护理

（1）非手术治疗　以子宫托治疗为主，这种治疗简便、安全、有效、经济。一般适用于Ⅰ度重、Ⅱ度轻的子宫脱垂，体弱或因其他疾病不能耐受手术者。其他的非手术治疗如宫旁注射中草药治疗，有口服、肌内注射、局部熏洗等。

（2）手术治疗　适应证为保守治疗无效者，或Ⅱ度重、Ⅲ度子宫脱垂，应根据患者的年龄、生育要求及全身健康情况选择适当的手术方式。常用的手术方式有：①阴道前、后壁修补术加缩短主韧带及子宫颈部分切除术；②阴道子宫全切除及阴道前、后壁修补术；③阴道前、后壁修补术；④阴道纵隔形成术。

3. 病情观察　术后严密监测患者的生命体征，观察切口是否有出血，输液滴注时间是否正常；严密监测尿管是否通畅。

4. 健康指导

（1）加强营养，增强体质，注意适当的休息。

（2）开展计划生育宣传　提倡晚婚、晚孕，避免多产、频产。

（3）加强孕期保健　定期行产前检查，纠正贫血，增加营养，及时发现、及时纠正异常胎位，预防发生滞产、难产。加强孕期劳动保护的教育，尤其是妊娠晚期，体质弱，有妊娠合并症者宜适当休息。即使一般情况好，妊娠期也应避免不适当的体力劳动。

（4）普及产褥期保健及有关预防子宫脱垂的知识　产褥期保健中最重要的是休息、营养及避免重体力劳动。产褥期无特殊情况者可早下地活动，但不宜过多的体力劳动，也应避免久站、久坐与久蹲，有便秘、腹泻、咳嗽等情况应及时处理。产后恶露逾期不止者宜用宫缩剂，促进子宫复旧，满 42 日后应行妇科检查，了解子宫复旧及有无后倾等情况，以便及时发现，及时处理。

（5）加强妇女五期保护　包括经期、孕期、哺乳期、产褥期和更年期。如产褥期提倡母乳喂养，更年期应适龄退休，加强老年人的体育锻炼（如打太极拳等）。

（6）普及卫生知识，积极防治慢性病　如培养个人卫生习惯，预防疾病。每日定时大便，及时解小便，避免直肠、膀胱经常处于充盈状态，防止子宫后倾。积极防治慢性疾病包括咳嗽、贫血和营养不良等。

（7）教会患者自放自取及如何清洁子宫托。①放托者，晨起放入，晚睡前取出，洗净后晾干次晨再用。老年人不能每天放取者，至少要2~3日取一次。初放托者，每隔1、3、6个月复查一次，以后无不适则1年复查一次。放置时间久后，盆底肌肉、筋膜张力得以恢复，托宜更换小一号。②放托前宜先解大、小便，放时注意托的位置要求。放入后屏气增加腹压，如有脱落者宜改换大一号托，如无大一号者，则附加月经带帮助固定，大小便时用手扶之，以防脱落。③放托感干涩者可沾清水或润滑油。④放托后可因托刺激而白带增多，可以每晚行高锰酸钾坐浴。有血性白带者及时就医，排除异常情况。有炎症或溃疡时，应暂停上托，局部给予消炎治疗。⑤月经期及妊娠3个月后应停止使用子宫托。⑥消毒处理。一般情况可用肥皂、清水洗净，或用1∶5000高锰酸钾溶液浸泡10分钟，不需要煮沸消毒。

第三节　生殖器官瘘

尿　瘘

一、疾病概述

【概念与特点】

尿瘘是指生殖器与泌尿系统之间形成异常通道。产伤是尿瘘的主要原因，此外妇科手术损伤，晚期癌或膀胱结核侵蚀膀胱或尿道，阴道内放置腐蚀性药物、外伤、结石、过量的腔内放射治疗，均可引起尿瘘。尿瘘可因位置的不同而分为膀胱阴道瘘、尿道阴道瘘、膀胱尿道阴道瘘、膀胱宫颈瘘、膀胱宫颈阴道瘘、输尿管阴道瘘、膀胱子宫瘘7种。

【临床特点】

（1）症状　①漏尿：为尿瘘的主要症状。患者尿液不断经阴道流出，无法控制。②外阴瘙痒及烧灼痛：严重者影响日常行动，可因尿液长期刺激所致。③闭经：在生育年龄的患者约半数有闭经症状，原因不明，可能与精神创伤有关。④精神抑郁：由于尿液淋漓、尿臭，患者多离群索居。夜间床褥潮湿，影响睡眠，以致精神不振。同时因性生活障碍也可影响患者精神状况。⑤性交困难：多因阴道瘢痕狭窄而致。⑥泌尿系统症状：如尿急、尿频、尿痛等泌尿道感染症状。

（2）体征　①一般检查：注意精神状态、有无贫血、发热。②妇科检查：嘱患者不排尿，行膀胱截石位或胸膝卧位检查。外阴因尿液浸渍，多有皮炎。用单叶阴道拉钩提拉阴道后壁，可清楚显露阴道前壁瘘孔。此时应详细检查瘘孔部位、大小、性质、数目、瘘孔周围瘢痕情况等。如瘘孔小或部位高不易被发现时，可嘱患者咳嗽或作深呼吸，往往可见尿液及气泡自瘘孔溢出，仍难辨出瘘孔者应行有关辅助检查。用探针或金属导尿管，轻柔地探查尿道是否通畅或闭锁。无闭锁者，探针可从瘘孔处伸入或用手指触及。探针检查有时可触碰到膀胱内结石。

【辅助检查】

（1）亚甲蓝试验　用稀释亚甲蓝液200ml注入膀胱，观察蓝染尿液从阴道流出的孔道。如注入亚甲蓝后从阴道流出的仍为清亮尿液，说明阴道的尿液来自膀胱以上部位，可以初步诊断为一侧输尿管阴道瘘；如蓝染尿液从宫颈外口流出，则诊断为膀胱宫颈瘘。

（2）靛胭脂试验　如亚甲蓝试验瘘孔流出的为清亮尿液，可行靛胭脂试验确定输尿管阴道瘘的存在，静脉注射靛胭脂5ml，5~7分钟后可见蓝色尿液自瘘孔流出。

（3）膀胱镜检查　可了解膀胱内的情况，明确膀胱瘘孔位置、数目、大小、瘘孔与输尿管口和尿道内口的关系等。

（4）肾盂输尿管造影　输尿管阴道瘘经上述检查仍不能确诊者，或需进一步了解双肾功能情况。可行肾盂输尿管造影。

（5）B超检查　有助于肾盂、输尿管积水的诊断。

【治疗原则】

需要手术治疗，但是对于结核、癌肿所致者，应该先针对病因进行治疗。

二、主要护理问题

（1）自我形象紊乱　与尿液不断漏出，裤子潮湿，尿味影响和周围人的接近使患者在感知自己身体形象方面陷入混乱有关。

（2）睡眠形态紊乱　与尿液不断漏出，夜间床褥潮湿影响睡眠有关。

（3）有感染的危险　与尿瘘引起的泌尿系统感染的危险和外阴皮肤感染有关。

（4）社交孤立　与尿液淋漓、尿臭而离群索居有关。

（5）有皮肤完整性受损的危险　与长期尿液浸渍有关。

三、护理措施

1. 常规护理　指导患者保持外阴部清洁、干燥，鼓励患者多饮水。由于尿漏，很多患者为了减少排尿，往往自己限制饮水量，造成对皮肤刺激更大的酸性尿液，而多饮水可达到稀释尿液，减少对皮肤的刺激作用，还能起到自身冲洗膀胱的目的。护理人员应向患者解释限制饮水的危害，指导患者每日饮水不少于3000ml。

2. 专科护理

（1）心理护理　关心体贴患者，理解患者因疾病所导致的不良心理反应和痛苦，耐心讲解尿瘘相关知识，回答患者所提出的各种问题，消除其思想顾虑。

（2）治疗护理　术前护理除按外阴、阴道手术术前常规准备外，有外阴湿疹、溃疡者，需治疗，待痊愈后再行手术。老年妇女或闭经者，术前1周给予雌激素口服，促使阴道上皮增生，有利于术后伤口的愈合。有尿路感染者应先遵医嘱控制感染后，再行手术。

（3）术后护理　术后护理是手术能否成功的关键，除按外阴、阴道手术术后常规护理外，还应注意以下几方面。术后体位：应根据患者瘘孔位置决定，原则上是使瘘孔处于高位，减少尿液浸渍感染。瘘孔在侧面者可采取健侧卧位；膀胱阴道瘘若瘘孔在后底部，应采取俯卧位；由于患者手术后俯卧位会压迫伤口，而又难以保持一种姿势时，多采用侧卧位与平卧位交替进行。尿管护理：术后保留尿管或耻骨上膀胱造瘘 10~14 日，注意固定尿管，保持引流通畅，发现阻塞及时处理。尿管拔除后协助患者每1~2小时排尿 1 次，以后逐步延长排尿时间。术后遵医嘱给予抗生素，每日补液 2500~3000ml，鼓励患者多饮水，稀释尿液，防止发生血尿或尿液浓缩沉积过多形成结石。术后加强盆底肌锻炼，注意预防咳嗽和便秘等使腹压增加的因素。

3. 病情观察　观察患者尿液流出位置，漏尿时的伴随症状，对已手术的患者，注意观察术后的愈合情况。

4. 健康指导

（1）做好宣传，教会患者外阴清洁的方法，并定期检查。

（2）出院时应观察有无尿失禁、尿潴留等异常情况，一般不做阴道检查。

（3）术后 3 个月内禁止性生活，以免引起缝合口裂开和感染。

（4）如再次妊娠，应加强妊娠期保健，嘱临产前住院，及早行剖宫产结束分娩。

（5）术前口服雌激素药物者，术后遵医嘱继续口服 1 个月。

粪　瘘

一、疾病概述

【概念与特点】

粪瘘指生殖道与肠道间的异常通道，常见为直肠阴道瘘。产伤为本病最主要原因，其次会阴手术损伤、异物的直接穿透伤及晚期生殖道癌瘤浸润均可造成本病的发生。根据瘘孔在阴道位置，将其分为低位、中位和高位瘘。

【临床特点】

（1）症状　①大便及气体不自主地由阴道排出，腹泻时尤甚。②若瘘孔小且部位高时，大便可积于阴道中。③外阴皮炎。

（2）体征　妇科检查见大的瘘孔可在阴道窥诊时见到或触诊时证实。小的瘘孔往往在阴道后壁见到一鲜肉芽组织，插入子宫探针，另一手手指伸入肛门，手指与探针相遇。

【辅助检查】

亚甲蓝试验：瘘孔较小，可用反探针检查或用无菌干纱布塞入阴道后自肛门注入稀释亚甲蓝（美蓝）溶液，纱布染成蓝色即可确诊。

【治疗原则】

需要手术治疗，但是对于结核、癌肿所致者，应该先针对病因进行治疗。

二、主要护理问题

（1）自我形象紊乱　与粪便不断漏出，裤子潮湿，污染衣裤，臭味影响和周围人员的接近使患者在感知自己身体形象方面陷入混乱有关。

（2）有感染的危险　与粪瘘引起的外阴皮肤感染有关。

（3）社交孤立　与溢便、粪臭而离群索居有关。

（4）有皮肤完整性受损的危险　与长期粪便浸渍有关。

三、护理措施

1. 常规护理　指导患者保持外阴部清洁、干燥、鼓励患者多饮水。护理人员应该积极向患者解释产生粪瘘的原因及治疗方法以解除患者的心理压力。

2. 专科护理

（1）做好心理护理（同尿瘘）。

（2）术前准备　①按妇科腹部、阴部手术前护理。②加强外阴护理：术前1周1：5 000高锰酸钾水坐浴，每日2次，每次20~30分钟，保持外阴及肛周清洁干燥。外阴及肛周有皮炎时，可上药治疗。③术前3天肠道准备，甲硝唑每日服1.0g，环丙沙星0.2g，每日3次，进无渣、半质流食3日，进食高热量、流质饮食2日，术前禁食1日。④术前1日晨番泻叶3g茶饮，晚灌肠1次，术日晨清洁灌肠及阴道冲洗1次。⑤备皮范围：外阴、肛周及大腿内下1/3处。

（3）术后护理　①同"尿瘘"。②患者取半卧位。③术后进无渣、流质饮食，排气后改无渣、半流质饮食。④保留尿管 5～7 日，保持局部清洁。敷料浸湿及时更换，每日 2 次会阴护理。术后服复方樟脑酊 2ml 或鸦片酊 1ml，每日 3 次，共 7 日，控制大便。7 日后番泻叶茶饮或液状石蜡 30ml 顿服。软化大便，术后 1～2 个月内不能有干大便。⑤给予广谱抗生素预防和控制感染。

3. 病情观察　观察患者粪便排出位置，伴随症状，对已手术的患者，注意观察术后的愈合情况。

4. 健康指导

（1）做好健康宣教，教会患者外阴清洁的方法，并定期复查。

（2）出院时观察是否有粪瘘。

（3）术后 3 个月禁止性生活，以免引起缝合口裂开和感染。

（4）再次妊娠，应加强妊娠保健，嘱患者临产前住院，及早行剖宫产结束分娩。